Praktische Orthopädie

39. Tagung des Berufsverbandes der Ärzte für Orthopädie e.V.

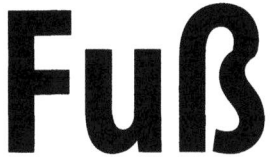

Praktische Orthopädie

39. Tagung des Berufsverbandes
der Ärzte für Orthopädie e. V.

Arnim Braun (Hrsg.)

Fuß Erkrankungen
und Verletzungen

Mit 148 Abbildungen und 14 Tabellen

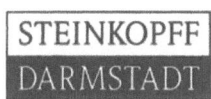

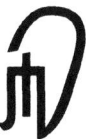

Prof. Dr. med. Arnim Braun
Ärztlicher Direktor
Vulpius Klinik GmbH
Orthopädie und orthopädische Chirurgie
74906 Bad Rappenau

ISBN 978-3-7985-1190-3

Die Deutsche Bibliothek – CIP-Einheitsaufnahme
Berufsverband der Ärzte für Orthopädie: ... Fortbildungstagung des Berufsverbandes der Ärzte für Orthopädie e.V. – Darmstadt: Steinkopff
Früher Schriftenreihe. – Bis 38 (1998) im Verl. Thieme, Stuttgart, New York
38 (1998) u.d.T.: Berufsverband der Ärzte für Orthopädie: ... Fortbildungsveranstaltung des Berufsverbandes der Ärzte für Orthopädie e.V. – 39 (1999) u.d.T.: Berufsverband der Ärzte für Orthopädie: ... Tagung des Berufsverbandes der Ärzte für Orthopädie e.V.
Fuß: Erkrankungen und Verletzungen; mit 14 Tabellen/Armin Braun (Hrsg.). – Darmstadt: Steinkopff, 1999
  (... Tagung des Berufsverbandes der Ärzte für Orthopädie e.V.; 39)
  (Praktische Orthopädie)
  ISBN 978-3-7985-1190-3   ISBN 978-3-642-58708-5 (eBook)
  DOI 10.1007/978-3-642-58708-5

Dieses Werk ist urheberrechtlich geschützt. Die dadurch begründeten Rechte, insbesondere die der Übersetzung, des Nachdrucks, des Vortrags, der Entnahme von Abbildungen und Tabellen, der Funksendung, der Mikroverfilmung oder der Vervielfältigung auf anderen Wegen und der Speicherung in Datenverarbeitungsanlagen, bleiben, auch bei nur auszugsweiser Verwertung, vorbehalten. Eine Vervielfältigung dieses Werkes oder von Teilen dieses Werkes ist auch im Einzelfall nur in den Grenzen der gesetzlichen Bestimmungen des Urheberrechtsgesetzes der Bundesrepublik Deutschland vom 9. September 1965 in der jeweils geltenden Fassung zulässig. Sie ist grundsätzlich vergütungspflichtig. Zuwiderhandlungen unterliegen den Strafbestimmungen des Urheberrechtsgesetzes.

© Springer-Verlag Berlin Heidelberg 1999
Ursprünglich erschienen bei Steinkopff-Verlag, Darmstadt 1999

Die Wiedergabe von Gebrauchsnamen, Handelsnamen, Warenbezeichnungen usw. in diesem Werk berechtigt auch ohne besondere Kennzeichnung nicht zu der Annahme, daß solche Namen im Sinne der Warenzeichen- und Markenschutz-Gesetzgebung als frei zu betrachten wären und daher von jedermann benutzt werden dürften.

Produkthaftung: Für Angaben über Dosierungsanweisungen und Applikationsformen kann vom Verlag keine Gewähr übernommen werden. Derartige Angaben müssen vom jeweiligen Anwender im Einzelfall anhand anderer Literaturstellen auf ihre Richtigkeit überprüft werden.

Umschlaggestaltung: Erich Kirchner, Heidelberg
Herstellung: Klemens Schwind
Satz: K+V Fotosatz GmbH, Beerfelden

Vorwort

Die 39. Tagung des Berufsverbandes der Ärzte für Orthopädie e.V., anläßlich des Deutschen Orthopädenkongresses in Wiesbaden vom 15. bis 18. Oktober 1998, hatte den „Fuß - Erkrankungen und Verletzungen" zum Thema. Dabei konnten, dem zeitlichen Rahmen entsprechend, nur einige Schwerpunkte gesetzt werden, so daß das Thema „Fuß" keinesfalls Anspruch auf Vollständigkeit hat. Bevorzugt wurden aktuelle, praxisbezogene Themen ausgewählt, die von den Referenten teilweise sehr umfangreich und wissenschaftlich begründet dargestellt werden.
Neben den klinischen Untersuchungstechniken und der bildgebenden Diagnostik kommt der Schmerztherapie und der Behandlung des neuroangiopathischen Fußes besondere Bedeutung zu. Der diabetische Fuß mit seinem Spektrum an konservativer, orthopädieschuhtechnischer und operativer Therapie soll dabei wieder in das Bewußtsein der Orthopäden rücken.
Pathologische Veränderungen des Vorfußes (Hallux, Kleinzehendeformitäten und Metatarsalgie) sowie der rheumatische Fuß, Nervenkompressionssyndrome und die Differentialdiagnose des Fersenschmerzes stellen weitere Themenkomplexe dar.
Im Rahmen der Verletzungen werden nur die akuten und chronischen Weichteilverletzungen am oberen Sprunggelenk, die operative und/oder konservative Behandlung der Achillessehnenruptur sowie die funktionellen Verbände besprochen.
Arthroskopie, Diagnose und Therapie der Osteochondrosis dissecans tali sowie der für Praxis und Klinik relevante Fußblock als regionales Anästhesieverfahren runden das Thema ab.
Mein Dank gilt allen Referenten und Autoren sowie dem Steinkopff Verlag, Darmstadt, der unter der Regie von Frau Dr. G. Volkert erstmalig und zukünftig die „Praktische Orthopädie" als Zusammenfassung der wissenschaftlichen Tagung des Berufsverbandes herausgeben wird.

Bad Rappenau im August 1999   Arnim Braun

Inhaltsverzeichnis

1. Klinische Untersuchungstechniken am Fuß 1
   D. Niezold, R.M. Ferdini

2. Bildgebende Diagnostik am Fuß (Röntgen/CT/MRT) 10
   J. Hamel

3. Pedobarographie in der orthopädischen Praxis 23
   D. Rosenbaum

4. Diagnose und Therapie der Metatarsalgie
   H.H. Küster, H. Kuhn 30

5. Fersenschmerz – Diagnostik und Therapie 36
   D.-W. Haesen

6. Orthopädische Schmerztherapie am Fuß unter
   besonderer Berücksichtigung der lokalen Injektionstechniken   45
   H. Locher

7. Der Fußblock 70
   W. Hoerster

8. Kapselbandverletzungen des oberen Sprunggelenkes 81
   J. Jerosch

9. Chronische Instabilität des oberen Sprunggelenkes
   einschließlich Peronealsehnenluxation 103
   C.J. Wirth

10. Achillessehnenruptur: Konservativ-funktionelle Behandlung . . 110
    H. Thermann

11. Achillessehnenruptur – operative Behandlung 118
    K. Steinbrück

12. Funktionelle Verbände am Fuß 122
    H. Lohrer, W. Alt, A. Gollhofer

13. Hallux valgus – Hallux rigidus –
    Konservative und operative Therapie 131
    N. Wülker

14. Tarsaltunnel-Syndrom 146
    B. Hermann

15. Podalgia paraesthetica 150
    M. P. Heuser

16. Arthroskopie des oberen Sprunggelenkes 157
    D. Kohn, M. Dienst

17. Osteochondrosis dissecans des Talus 163
    J. Bruns

18. Der Rheumatische Fuß – Konservative und operative Therapie 181
    R. M. Miehlke

19. Kleinzehendeformitäten und ihre operative Behandlung 188
    R. A. Fuhrmann, J. P. Benthien

20. Der Fuß bei Stoffwechselerkrankungen 199
    B. Greitemann

21. Der Fuß des Diabetikers in der orthopädischen Praxis 229
    C. Wyss

22. Operationsverfahren am diabetischen Fuß 234
    H. H. Wetz, A. Koller

23. Orthopädieschuhtechnische und Orthesenversorgung
    des neuroangiopathischen Fußes 260
    J. Eltze

Sachverzeichnis 271

Autorenverzeichnis

Dr. phil. W. Alt
Institut für Sportwissenschaft
Universität Stuttgart
Allmandring 28, 70569 Stuttgart

Dr. med. J.P. Benthien
Orthopädische Abteilung
Rudolf-Elle-Krankenhaus
Klosterlausnitzer Str. 81,
07607 Eisenberg

Prof. Dr. med. A. Braun
Vulpius Klinik GmbH
Orthopädie
und orthopädische Chirurgie
Vulpiusstr. 29, 74906 Bad Rappenau

Prof. Dr. med. J. Bruns
Orthopädische Universitätsklinik
Hamburg-Eppendorf
Martinistr. 52, 20246 Hamburg

Dr. med. M. Dienst
Orthopädische Klinik und Poliklinik
Universitätskliniken des Saarlands
66421 Homburg/Saar

Dr. med. J. Eltze
Arzt für Orthopädie/Rheumatologie,
Chirotherapie, Sportmedizin,
Physikalische Therapie
Maternus Platz 10, 50996 Köln

Dr. med. R.M. Ferdini
Auf der Heide 10
41462 Neuss

Dr. med. R.A. Fuhrmann
Klinik für Orthopädie
Rudolf-Elle-Krankenhaus
Klosterlausnitzer Str. 81,
07607 Eisenberg

Prof. Dr. med. A. Gollhofer
Institut für Sportwissenschaft
Universität Stuttgart
Allmandring 28, 70569 Stuttgart

PD Dr. med. B. Greitemann
Klinik Münsterland
Klinik für orthopädisch-
rheumatologische Erkrankungen
Auf der Stöwwe 11,
49214 Bad Rothenfelde

Dr. med. D.-W. Haesen
Orthopädische Abteilung
Klinik Fleetinsel
Admiralitätsstr. 3, 20459 Hamburg

Prof. Dr. med. J. Hamel
Orthopädische Klinik Volmarstein
Universität Witten/Herdecke
Hartmannstr. 24, 58300 Wetter/Ruhr

Prof. Dr. med. M.P. Heuser
Neurologe, Psychiater
Theatinerstr. 45/V, 80333 München

PD Dr. med. B. Hermann
Gänsemarkt 44, 20654 Hamburg

Dr. med. W. Hoerster
Abteilung für Anaesthesiologie
und Schmerztherapie
Krankenhaus
der Balserischen Stiftung
Wilhelmstr. 14, 35392 Gießen

Prof. Dr. med. J. Jerosch
Orthopädische Abteilung
Johanna-Etienne-Krankenhaus
Am Hasenberg 46, 41462 Neuss

Prof. Dr. med. D. Kohn
Orthopädische Klinik und Poliklinik
Universitätskliniken des Saarlandes
66421 Homburg/Saar

Dr. med. A. Koller
Klinik und Poliklinik
für Technische Orthopädie
Robert-Koch-Str. 30, 48149 Münster

Prof. Dr. med. H.H. Küster
St.-Elisabeth-Hospital
Orthopädische Klinik
Stadtring Kattenstroth 130,
33332 Gütersloh

Dr. med. H. Kuhn
St. Elisabeth Hospital
Orthopädische Klinik
Stadtring Kattenstroth 130,
33332 Gütersloh

Dr. med. H. Locher
Lindauer Str. 16, 88069 Tettnang

Dr. med. H. Lohrer
Sportmedizinisches Institut
Frankfurt e.V.
Otto-Fleck-Schneise 10,
60528 Frankfurt

Prof. Dr. med. R.K. Miehlke
St.-Josef-Stift Sendenhorst
Nordwestdeutsches Rheumazentrum
Abt. für Rheumaorthopädie
Westtor 7, 48324 Sendenhorst

Dr. med. D. Niezold
Klinik für Orthopädie
und Orthopädische Chirurgie
Johanna-Etienne-Krankenhaus
Am Hasenberg 46, 41462 Neuss

Dr. med. D. Rosenbaum
Klinik und Poliklinik
für Allg. Orthopädie
Abt. für Orthopädische Physiologie
Albert-Schweitzer-Str. 33,
48129 Münster

Prof. Dr. med. K. Steinbrück
Sportklinik Stuttgart
Klinik für Orthopädische Chirurgie
und Sportmedizin
Taubenheimstr. 8, 70372 Stuttgart

Prof. Dr. med. H. Thermann
ATOS Praxisklinik
Zentrum für Knie- und Fußchirurgie
Bismarkstr. 9-15, 69115 Heidelberg

Prof. Dr. med. H.H. Wetz
Klinik und Poliklinik
für Technische Orthopädie
Robert-Koch-Str. 30, 48149 Münster

Prof. Dr. med. C.J. Wirth
Orthopädische Klinik
Klinik II im Annastift e.V.
Heimchenstr. 1-7, 30625 Hannover

Prof. Dr. med. N. Wülker
Orthopädische Klinik
Klinik II im Annastift e.V.
Heimchenstr. 1-7, 30625 Hannover

Dr. med. C. Wyss
Praxis für Ganganalyse
und Orthopädie
Mellingerstr. 1, CH-5400 Baden

1 Klinische Untersuchungstechniken am Fuß

D. Niezold, R. M. Ferdini

Einleitung

Eine exakte und umfassende klinische Untersuchung des Fußes bedeutet die Weichenstellung für eine sichere Diagnose bedeutet.

Ziel des Beitrages ist es, eine systematische Vorgehensweise für die Fußuntersuchung darzulegen sowie Besonderheiten der Untersuchung bei bestimmten, häufig vorkommenden Krankheitsbildern des Fußes aufzuzeigen.

Natürlich ist jeder Untersuchung eine genaue Anamneseerhebung voranzustellen. Der Patient als Laie ist oft nicht in der Lage, eine wesentliche Hilfestellung zu leisten. Hier hat es sich bewährt, die Schmerzlokalisation durch den Patienten selbst mit einem Kugelschreiber auf der Fußoberfläche markieren zu lassen. Stellt man Fragen, ist die Untersuchung oft qualitativ nicht zu verbessern. Sie wird zeitaufwendiger, da oft nicht zu verhindern ist, daß Großmütter und Tanten zitiert werden.

Allgemeine Fußuntersuchung

Zur Untersuchung ist es unzureichend, wenn der Patient nur den betroffenen schmerzhaften Fuß freimacht. In praxi wird oft auch nur das Hosenbein bis knapp oberhalb der Knöchelgabel hochgekrempelt. Aus Vergleichsgründen werden selbstverständlich beide Füße untersucht, auch wenn der Patient darauf nicht immer vorbereitet ist. Die Beine werden obligatorisch bis zur Hüfte zur Darstellung gebracht. Nur so können bestehende Achsverhältnisse in den Beinetagen, Beinlängendifferenzen, Muskelunterschiede, Narben, Varizen, lymphatische Weichteilschwellungen o. a. erkannt und beurteilt werden.

Die Untersuchung beginnt im Stehen mit der Inspektion der belasteten Füße von vorne und von der Seite. Es werden der Zustand des Fußlängsgewölbes, der Weichteilmantel des Fußrückens, die Vorfuß- und Zehenstellung sowie das Digitalmuster beurteilt. Anschließend dreht sich der Patient um zur Beurteilung der Knöchelgabelkonfiguration, der Rückfußachse sowie der Wadenmuskulatur.

Danach wird der Patient beim natürlichen Barfußgehen beobachtet und die Ablaufsequenz mit Aufsetzen der Ferse, Fußsohlenbelastung, Abheben der Ferse und Abrollen des Fußes bewertet. Eine digitale Druckverteilungsmessung ist dafür nicht obligat. Das gute alte Spiegelpodometer zur direkten Beobachtung des Fußsohlendruckbildes bietet bei Bedarf dem Routinier genug Aussagen. Das wichtigste ist aber: „Wir nehmen Ihren Fuß in unsere Hände." Wir bekommen oft die spontane Patientenäußerung zu hören: „Meine Ärzte haben meine Füße noch nie in ihre Hände genommen."

Jedes Schonhinken und jede Verkürzung der Schrittlänge werden registriert, ebenfalls jede Neigung zur Innen- oder Außenrotationsstellung des Fußes. Erstere ist oft mit einer internen Torsion der Tibia oder einer vermehrten Antetorsion des Schenkelhalses verbunden, letztere mit einer Außenrotationskontraktur der Hüfte bei Coxarthrose. Gleichzeitig kann jede Fußlähmung prima vista erkannt werden.

An diesem Punkt der Untersuchung wird der Patient zum Zehenspitzen- und Hackengang aufgefordert sowie zum Gehen auf dem Fußinnen- und Fußaußenrand. Hierdurch können grob – aber durchaus effektiv – die auf die Knöchelgabel und den Fuß einwirkenden Muskelkräfte sowie die Bewegungsausmaße in den Sprunggelenken bestimmt werden.

Es schließt sich die Untersuchung der Füße am hängenden Unterschenkel an. Der Untersucher sitzt vor dem Patienten auf einem niedrigen Drehhocker. Normalerweise hängen die Füße spontan in milder Plantarflexion und Inversion herunter. Ein spastischer Pes planus z.B. wird hingegen unfreiwillig in Dorsalextension und Eversion gehalten, ein lockerer Pes cavus in Ballenspitzfußposition mit Adduktionskomponente.

Im Sitzen wird die Haut von Fußrücken und Fußsohle nach trophischen Veränderungen, Infektionszeichen sowie Mehr- oder Minderbeschwielungen untersucht. Die Pulse der A. dorsalis pedis und A. tibialis posterior werden palpiert. Sind die Pulse signifikant abgeschwächt oder fehlen sie vollständig, ist eine instrumentelle Gefäßuntersuchung unerläßlich, insbesondere dann, wenn elektive fußchirurgische Eingriffe geplant sind.

Eine orientierende neurologische Untersuchung umfaßt einen Vergleich der Bein- und Armeigenreflexe. Eine Untersuchung des Babinski-Reflexes sowie eine Überprüfung der Pallästhesie zur Erkennung häufiger Polyneuropathien sollte inbegriffen sein. Es folgt die Prüfung der Kraft der intrinsischen Fußmuskeln einschließlich der Mobilität und Spreizung sämtlicher Kleinzehen.

Die Sensibilitätsüberprüfung erfolgt unter Berücksichtigung der Vibrationsempfindung. Diese sollte vergleichend mit einer 128er Stimmgabel dorsal über dem 1. Mittelfußköpfchen und im Bereich der Knie- bzw. Oberschenkelvorderseite untersucht werden.

Falls bei den differenzierten Gangarten eine muskuläre Schwäche aufgefallen ist, sind die verschiedenen Muskeln individuell zu prüfen. Viele subjektive nicht im Bewußtsein verankerte neurologische Krankheitsbilder wie periphere Polyneuropathien, Charcot-Marie-Tooth, Friedreich'sche Ataxie, Zerebralparesen (spastischer Pes planus), schlaffe Paresen nach Poliomyelitis u.a. werden oft erstmalig durch eine genaue Fußuntersuchung als leidensführend festgestellt.

Spezielle Fußuntersuchung

Nach einer orientierenden Erstuntersuchung werden nunmehr die einzelnen Fußabschnitte (Vor-, Mittel- und Rückfuß) sukzessive auf pathologische Veränderungen untersucht – in Einklang mit den anamnestisch erhobenen subjektiven Beschwerden.

Malleolargabel. Die Untersuchung der Knöchelgabelkontur ist zunächst inspektorisch zur Feststellung eines möglichen Schwellungszustandes. Periartikuläre Weichteilschwellungen im Sinne von Fettpolstern finden sich häufig bei übergewichtigen Frauen und sind gegen eine pathologische synoviale Kapselverdickung abzugrenzen. Die beidseitigen Achillessehnengrübchen im Bereich der dorsalen OSG-Begrenzung zeichnen sich normalerweise als profiliert ab.

Schmerzhafte Bereiche in der Knöchelregion werden sorgfältig abgetastet und evtl. krankhaften Veränderungen zugeordnet.

Die Stabilitätsprüfung der fibularen Seitenbänder erfolgt im Seitenvergleich mit dem vorderen Schubladentest in 10° Plantarflexion des Fußes. In dieser Stellung ist die mechanische Führung des Talus am größten, da die Trochlea tali im ventralen Bereich breiter ist als im dorsalen. Hierdurch wird sichergestellt, daß nur der Bandapparat untersucht wird. Beim vorderen Schubladentest wird mit der einen Hand der distale Unterschenkel fixiert, während die andere Hand die Ferse umfaßt und den Fuß kontrolliert nach vorne vorschiebt. Dieser Test, eventuell mit dem „Klick"-Phänomen, entbehrt jeglicher instrumentellen radiologischen Nachweise von Bandläsionen.

Die Bewegungsausmaße des oberen Sprunggelenkes sind beim normalen Gehen gering. Während eine verminderte Plantarflexion ohne klinische Relevanz bleibt, hat eine Einschränkung oder ein Verlust der Dorsalextension wesentliche mechanische und funktionelle Folgen. Limitierende Faktoren für eine Extensionseinschränkung mit Spitzfußfolge sind gewöhnlich ein vorderes knöchernes Impingement, eine arthrotische oder entzündliche Gelenkaffektion mit verkürzender Schrumpfung der dorsalen Gelenkkapsel sowie ein verkürzter und kontrakter Achillessehnenapparat.

Bei einer kontrakten Achillessehne kann durch das sog. Transmissionsphänomen bei gebeugtem Kniegelenk differenziert werden, ob die ganze Trizepsmuskulatur oder nur der Gastrocnemiusanteil an der Kontraktur beteiligt ist. Normalerweise sollte bei gestrecktem Kniegelenk passiv mindestens eine Dorsalextension im OSG bis knapp über die 0°-Stellung möglich sein. Ist bei gebeugtem Kniegelenk eine signifikante Zunahme der Dorsalextension feststellbar, so besteht nur eine Verkürzung der Gastrocnemiussehne, weil der M. gastrocnemius im Gegensatz zum M. soleus das Kniegelenk überspringt. Folglich wird bei Kniebeugung der kontrakte M. gastrocnemius entspannt, so daß eine größere Dorsalextensionsmöglichkeit im OSG resultiert (positives Transmissionsphänomen). Bei negativem Transmissionsphänomen bleibt der Extensionszugewinn aus (Abb. 1). Diese Befunde bestimmen z.B. die operative Therapie bei Zerebralparetikern.

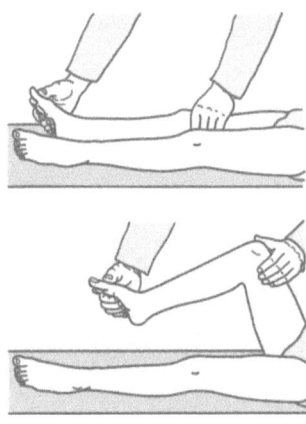

Abb. 1. Negatives Transmissionsphänomen

Ferse und Achillessehne. Die Anfangsbeurteilung der Ferse beginnt mit einer Inspektion der Ausrichtung im Stand. Physiologisch ist ein 0- bis 5°-Valgusstellung des Rückfußes in Relation zur Längsachse der Tibia. Besteht ein Pes valgus oder Pes varus, so wird die Spontankorrektur der Fersenbeinachse im Zehenspitzenstand überprüft.

Bei sitzendem Patienten schließt sich dann eine systematische Palpation der Fersenregion und des plantaren Fersenpolsters an zum Nachweis von lokalen Druckdolenzen und strukturellen Irregularitäten. Zu differenzieren sind hier z. B. die verschiedenen Formen eines sog. Heel pain-Syndroms.

Die Palpation der Achillessehne erfolgt vorzugsweise in Bauchlage, wobei die Füße das Ende der Untersuchungsliege überragen. Von proximal beginnend wird die Achillessehne bis zu ihrem Ansatz untersucht.

Die Funktion einer intakten Achillessehne wird – abgesehen vom Zehenspitzengang – mit dem sog. Thompson-Test überprüft. Hierbei wird durch das Zusammenkneifen der betreffenden Wadenmuskulatur eine schnelle passive Plantarflexion des Fußes ausgelöst.

Subtalar- und Chopart-Gelenk. Die Untersuchung des Subtalargelenkes ist schwierig. Die Beurteilung der subtalaren Gelenkbewegung erfolgt am besten und genauesten in Bauchlage des Patienten, Neutralstellung des oberen Sprunggelenkes und gleichzeitiger Kniebeugung von ca. 135°. In dieser Position verläuft die subtalare Gelenkachse parallel zur Ebene des Untersuchungstisches. Der Untersucher umfaßt den Calcaneus von plantar mit der einen und stabilisiert den distalen Unterschenkel vor dorsal mit der anderen Hand. Der Untersucher kann dann Inversion und Eversion des Calcaneus im Verhältnis zur Mittelachse der Waden beurteilen. Gewöhnlich ist das Ausmaß der Inversion doppelt so groß wie jenes der Eversion. In dieser Position ist die beste Entspannung des Patienten zu erreichen.

Eine andere, oft angewandte Untersuchungsmethode wird in sitzender Position des Patienten durchgeführt, wobei gleichzeitig auch die Chopart-Gelenklinie mitbeurteilt wird. Während die eine Hand den Calcaneus umfaßt und ihn in Neutralstellung, d. h. in einer Linie zur Längsachse der Tibia fixiert, umschließt die andere Hand den Vorfuß unmittelbar distal der Chopart-Gelenklinie und führt eine Vorfußverwringung im Sinne einer Inversion und Eversion aus. Dabei ist nicht nur auf das Bewegungsausmaß allein zu achten, sondern gleichzeitig auch auf die Bewegungsebene. So können z. B. Patienten mit einem erworbenen Knick-Senkfuß infolge einer Tibialis posterior-Sehnenruptur ein volles Bewegungsausmaß aufweisen, jedoch ist dabei die Bewegungsebene oft zur Eversion verschoben, sodaß keine Inversion mehr möglich ist. Das Vorliegen einer normalen Inversion des Fußes ist jedoch z. B. Voraussetzung für eine geplante Sehnenrekonstruktion.

Fußalignement in der Frontalebene. Außerordentlich wichtig ist es, die Ausrichtung des Vorfußes zum Rückfuß zu ermitteln. Hier kann häufig die zugrunde liegende Ursache für eine klinische Fußpathologie gefunden werden. Am zweckmäßigsten erfolgt die Beurteilung des frontalen Fußalignements am sitzenden Patienten und lose herunterhängenden Füßen.

Bei der Untersuchung des rechten Fußes wird die Ferse mit der rechten Hand in der Weise umfaßt, daß der Daumen über dem Talonaviculargelenk plaziert wird. Die linke Hand umfaßt nunmehr den Vorfuß in Höhe des 5. Mittelfußköpfchens und bewegt den Vorfuß mehrfach in Adduktions- und Abduktionsrichtung, bis unter dem palpierenden Daumen der Taluskopf und die Tuberositas ossis naviculare aneinander angeglichen sind. In dieser Neutralstellung wird visuell die Ebene des Vorfußes in Höhe der Mittelfußköpfchen relativ zur Ebene des Rückfußes – senkrecht zur Calcaneuslängsachse – beurteilt.

Physiologisch ist eine neutrale Position des Vorfußes, d. h. Vorfuß- und Rückfußebenen stehen parallel zueinander (Abb. 2). Neben der Beurteilung einer Vorfußvarus- oder Vorfußvalgusabweichung ist es wichtig festzuhalten, ob es sich einerseits um eine flexible oder kontrakte Vorfußabweichung handelt, und ob andererseits bereits eine Kompensation der Rückfußstellung eingetreten ist (Abb. 3). Beide Punkte sind relevant für eine einzuschlagende chirurgische Therapie, um einen plantigraden Fuß wiederherzustellen. Als Beispiel kann hier der relativ unbekannte Pes supinatus stehen.

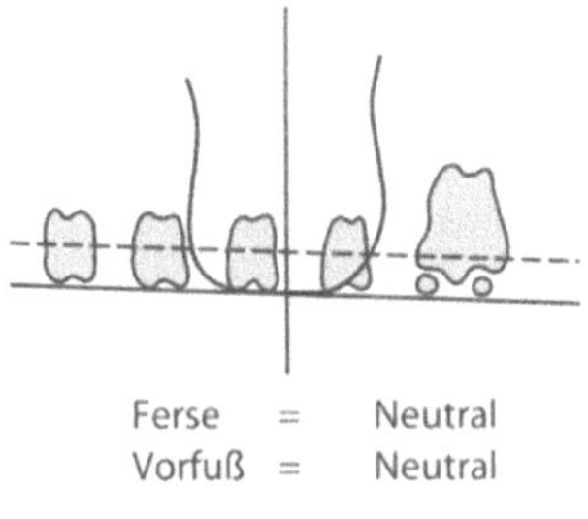

Abb. 2. Physiologisches Rück- und Vorfußalignement in der Frontalebene

Ferse = Neutral
Vorfuß = Neutral

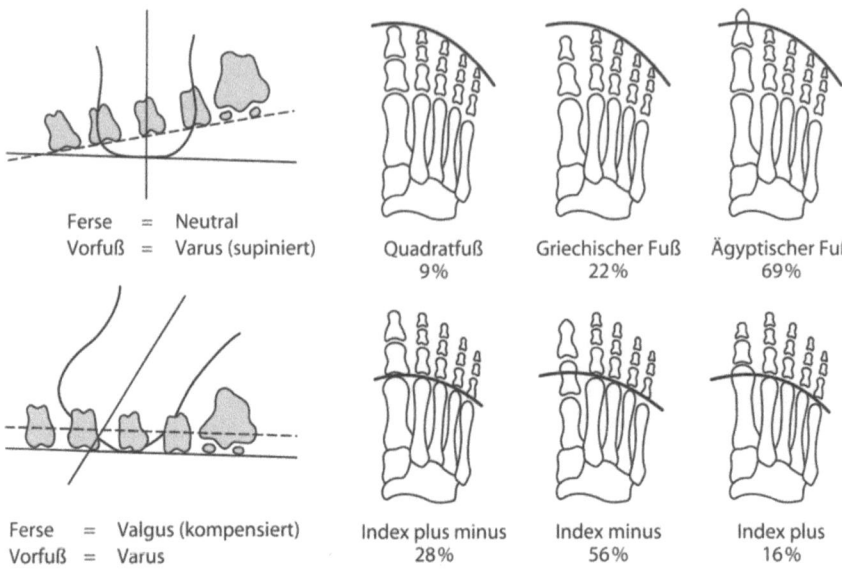

Abb. 3. Pes supinatus

Abb. 4. Digital- und Retarsalindex

- **Vorfuß (Hallux und Kleinzehen).** Die klinische Untersuchung des Vorfußes ist allgemein wesentlich geläufiger und einfacher als jene des Rückenfußes.

Inspektorisch interessieren in der Transversalebene die entsprechende Länge der Zehen, der sog. Digitalindex, sowie die Länge der Mittelfußknochen, der sog. Metatarsalindex (Abb. 4).

In der Frontalebene kann z. B. mit dem Podometer die Vorfußbelastung unter den Metatarsalia bestimmt werden. Beim Ideal- oder Normfuß berühren alle Metatarsalköpfchen bei Belastung in der Standphase den Boden, d.h. alle Mittelfußköpfchen tragen das Körpergewicht. Die anatomische Theorie eines Fußquergewölbes existiert nur bei einer unbelasteten lockeren Metatarsalköpfchenreihe.

In der Sagittalebene wird die Beweglichkeit des 1. Strahles zunächst im 1. Metatarsocuneiforme-Gelenk beurteilt (Abb. 5). Im Normalfall sollte die dorsale und plantare Verlagerung ungefähr gleich sein. Eine Hypermobilität des 1. Strahls im TMT-Gelenk führt häufig zu einem Insuffizienzsyndrom mit Transfermetatarsalgie des 2. Strahls, sodaß gewöhnlich eine druckschmerzhafte Mehrbeschwielung unter dem 2. MFK-Köpfchen vorgefunden wird. Dies wird auch als „Overload-Syndrom" bezeichnet. Auch bei der operativen Behandlung des Hallux valgus ist die Mehrbeweglichkeit des 1. Strahls zu berücksichtigen.

Der Hallux valgus ist die sekundäre Schuhkonfliktfolge eines Metatarsus primus varus (meist atavistischer Genese). Das Krankheitsbild sollte daher nach der Ursache – also Metatarsus primus varus – benannt werden.

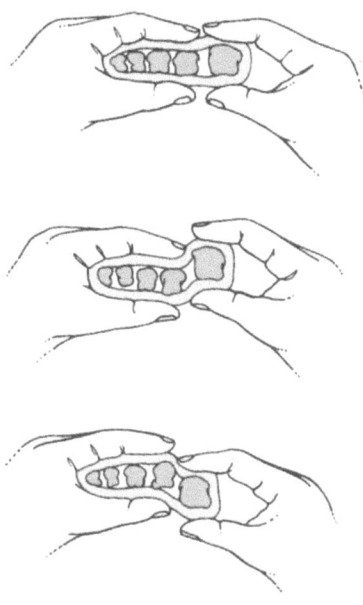

Abb. 5. Mobilitätsprüfung des 1. Strahls in Sagittalebene

Bei der Untersuchung des Hallux sollte das Ausmaß der Großzehenabweichung nach lateral, ein evtl. gleichzeitiger oder manchmal auch allein bestehender Hallux valgus interphalangeus, die Größe der medialen Pseudoexostose, die aktive und passive Beweglichkeit des Großzehengrundgelenkes, assoziierte dorsale Exophytenbildungen, die Spannung bzw. das Kontrakturausmaß der langen Großzehenstrecksehne sowie die Abweichung des Metatarsale in die Varusstellung berücksichtigt werden. Der Metatarsus primus varus kann klinisch im Stand bei Vollbelastung annäherungsweise bestimmt werden, indem der Untersucher seinen Zeigefinger zwischen den distalen Schaftanteilen von MFK I und MFK II plaziert.

Beim Hallux rigidus sind im Hinblick auf einzuschlagende operative Therapiemaßnahmen folgende Untersuchungsbefunde relevant: Der Grad der Bewegungseinschränkung im Grundgelenk – insbesondere bezüglich der für den Abrollvorgang notwendigen Dorsalextension, das Fehlen oder Vorhandensein eines passiven Stauchungs- und Bewegungsschmerzes im MTP-Gelenk, die Beweglichkeit des Interphalangealgelenkes, die Größe der Exophyten dorsal und fibular sowie die Länge der Großzehe.

Schließlich gehört zur Untersuchung des Hallux eine sorgfältige Palpation beider Sesambeine. Trotz einer relativen Dicke des plantaren Fettpolsters ist meist eine genaue Lokalisation der Schmerzursache bei Affektionen an den Sesambeinen möglich. Bevorzugt von arthrotischen Veränderungen ist das mediale Sesambein betroffen. Bei teils ziehenden, teils elektrisierenden Schmerzen an der Plantarseite der medialen Großzehenhälfte – besonders nach vorausgegangener Hallux-Operation – ist immer an eine Irritation des N. hallucis proprius zu denken. Dieser Endast des N. plantaris medialis zieht medial am medialen Sesambein vorbei. Pathognomonischer Untersuchungsbefund ist ein extremer lokaler Druckschmerz unmittelbar proximal des medialen Sesambeins mit Auslösen distaler Kribbelparästhesien im Versorgungsbereich.

Die Untersuchung der Kleinzehen erfolgt regelhaft vergleichend im Stand bei Belastung und im Sitzen ohne Belastung und mit manueller Belastung.

Das auslösende Moment für die Pathogenese der degenerativen Kleinzehendeformitäten ist eine Insuffizienz der sog. Intrinsic-Muskeln (Mm. interossei et lumbricales). Hierdurch kommt es zu einem Ausfall der Beugekräfte am Zehengrundgelenk, da dieses nur von den Intrinsicmuskeln funktionell versorgt wird mit der Folge des Übergewichtes der Zehenstrekker, sodaß die MTP-Gelenke in eine Hyperextensionsstellung gelangen. Die nachgeordneten PIP- und DIP-Gelenke werden konsekutiv in Fehlstellung gedrängt. Ferdini hat dies als „Intrinsic-Minus-Deformität" bezeichnet.

Da die verschiedenen degenerativen Kleinzehendeformitäten einheitlicher Ursache uneinheitlich und mißverständlich bezeichnet werden, hat Ferdini vorgeschlagen, für alle degenerativen Fehlstellungen an den MTP-, PIP- und DIP-Gelenken einheitlich den übergeordneten Ausdruck „Hammerzehenfehlstellung" mit definierter Graduierung einzuführen.

Bei der klinischen Untersuchung der Kleinzehen sind demzufolge sämtliche Gelenke auf lokalen Kapseldruckschmerz, Synovialitiszeichen, Beweglichkeit und Instabilität zu untersuchen. Besondere Aufmerksamkeit kommt dabei den Zehengrundgelenken zu, da jegliche degenerative Hammerzehenfehlstellung hier ihr Schlüsselgelenk hat und infolgedessen auch die operative Therapie an den Zehengrundgelenken ansetzen muß.

Wichtige klinische Tests für die MTP-Gelenke sind die forcierte passive Beugung zur Diagnose einer schmerzhaften, synovialitischen Kapselverdikkung, der Translations- oder Zehenverschiebungstest zur Feststellung einer Gelenkinstabilität in der Sagittalebene sowie der sog. Push up-Test (Abb. 6) zur Feststellung, ob eine Hyperextension im MTP-Gelenk und eine gleichzeitig bestehende Hyperflexion im PIP-Gelenk passiv noch ausgleichbar sind.

Auch bei den PIP- und DIP-Gelenken ist zu prüfen, ob eine definierte Fehlstellung manuell ausgleichbar oder kontrakt ist. Ferner ist bei jeder Zehe der Spannungszustand der Extensoren- und Flexorensehnen zu beurteilen. Kontrakte Extensorensehnen sind am deutlichsten über den MTP-Gelenken und in leichter Beugestellung der Zehen zu tasten.

Schließlich ist bei jedem MTP-Gelenk plantar das Mittelfußköpfchen zu palpieren und auf eine plantare Mehrbeschwielung evtl. als Folge einer Transfermetatarsalgie zu achten. Die oft erhebliche lokale Druckdolenz der Mittelfußköpfchen im Rahmen einer Metatarsalgie, erklärt sich durch die Synovitis chondrodetritica mit plantarer Bursitis.

Nie sollten bei der klinischen Vorfußuntersuchung die Zehenzwischenräume vergessen werden, um ein evtl. vorliegendes interdigitales Neurom aufzudecken. Häufig ist ein unerkanntes Neurom die Hauptursache für eine

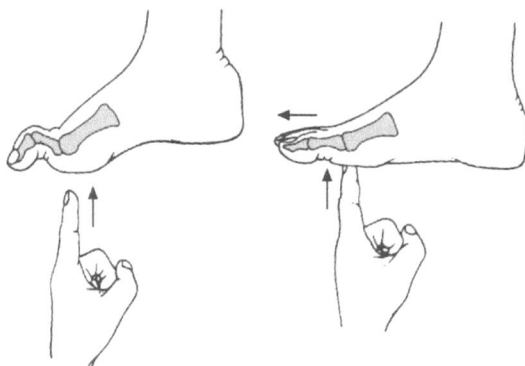

Abb. 6. Push up-Test

Vorfußsymptomatik und nicht die sichtbare Kleinzehendeformität oder eine auffällige Metatarsalgie.

Pathognomonische klinische Befunde für ein interdigitales Neurom sind ein umschriebener intermetatarsaler Druckschmerz, ein querer Vorfußkompressionsschmerz, ein sog. Zehen-Lasègue, ein sog. plantares Klingelknopfzeichen, exakt zwischen und vor den MTP-Gelenken sowie eine halbseitige oder vollständige interdigitale Hypästhesie.

Zusammenfassung

Als Quintessenz sollte hervorgehoben werden, daß die manuell-ärztliche Untersuchung des Fußes mit großer Sorgfalt und Gewissenhaftigkeit erfolgen muß. Nehmen Sie dazu die Patientenfüße in Ihre Hände!

Literatur

Alexander IJ (1990) The Foot. Examination and Diagnosis. Churchill Livingstone Inc
Ferdini RM (1997) Degenerative Kleinzehendeformitäten. Entstehung – Einteilung – Therapiegrundlagen. Vortrag, Fortbildungsseminar der Österreichischen Gesellschaft für Orthopädische Fußchirurgie (ÖGOF) 17.–18. Oktober St. Pölten (A)
Frisch H (1983) Programmierte Untersuchung des Bewegungsapparates. Springer, Berlin Heidelberg New York Tokyo
Jahss MH (1991) Disorders of the Foot and Ankle. Medical and Surgical Management. Second Edition, Volume 1, WB Saunders Company Philadelphia London Toronto
Mann RA, Coughlin MJ (1995) Surgery of the Foot and Ankle. Sixth Edition, Volume 1, Mosby St. Louis Baltimore Boston Chicago

2 Bildgebende Diagnostik am Fuß (Röntgen/CT/MRT)

J. Hamel

Die bildgebende Diagnostik am Fuß dient der Beurteilung *struktureller Störungen* und läßt teilweise Rückschlüsse auf ihre *funktionellen Auswirkungen* zu. Wie an anderen Körperregionen ist sie der differenzierten Anamnese und klinischen Diagnostik grundsätzlich nachgeordnet und nur im engen Verbund mit beiden sinnvoll einzusetzen. Die Basis bildet hierbei nach wie vor das - sorgfältig indizierte - Röntgenbild; die modernen Schnittbild-Verfahren werden nachfolgend unter Abwägung der Kosten-Nutzen-Relation im Sinne der erweiterten Diagnostik eingesetzt, wenn eine Mehrinformation mit therapeutischer Konsequenz erwartet werden kann. Weitere bildgebende Techniken (Röntgentomographie, Sonographie, Szintigraphie u.a.) finden in diesem Überblick jeweils als Alternativ- oder Komplementärverfahren kurze Erwähnung.

▪ Röntgendiagnostik

Die Röntgendiagnostik stellt ein in hohem Maße verfügbares, kostengünstiges Verfahren zur Darstellung ossifizierten und verkalkten Gewebes und in Grenzen auch der Weichteile dar, mit dem im Gegensatz zu manchen neueren bildgebenden Techniken eine große Erfahrung in der Bildinterpretation allgemein vorausgesetzt werden kann, ein unschätzbarer Vorteil. Es kann in seiner Aussage nur bei Beachtung wichtiger Grundregeln und guter Aufnahmetechnik voll ausgeschöpft werden. Das methodische Grundproblem stellt die Tatsache dar, daß es sich um ein zweidimensionales Summationsbild eines im Fall des Fußes besonders komplexen dreidimensionalen Gebildes handelt.

Ebenso banal wie in der Praxis immer noch häufig übersehen ist der Umstand, daß ein Röntgenbild, welches am unbelasteten Fuß aufgenommen wurde, ausschließlich eine Analyse von *Struktur und Form* zuläßt; dagegen ist eine orthopädisch-relevante *Röntgen-Stellungsdiagnostik* mit Anspruch auf funktionsnahe, quantitative Auswertbarkeit nur an standardisierten Aufnahmen unter Gewichtsbelastung des Fußes möglich.

Struktur- und Formanalyse

Degenerative und entzündliche Gelenkveränderungen, Verkalkungen und Weichteilossifikationen, metabolisch-bedingte Veränderungen der Knochendichte, entzündliche Knochenveränderungen, angeborene Skelett-Variationen und Entwicklungsanomalien (Abb. 1), Tumoren sowie knöcherne Verletzungen, posttraumatische Veränderungen und Ermüdungsbrüche können mit den üblichen Röntgenprojektionen (Tabelle 1) - grundsätzlich in zwei Ebenen - am unbelasteten Fuß beurteilt werden. Hierbei sind der Röntgen-Übersichtsaufnahme hinsichtlich des Auflösungsvermögens, der lokalisatorischen Zuordnung und der Sensitivität auch bei skelettären Veränderungen Grenzen gesetzt. So wird - um nur ein Beispiel zu nennen - angenommen, daß bei der symptomatischen knöchernen Streßreaktion (vergl. Abb. 10) der Röntgenbefund bei etwa 2/3 der Patienten zum Zeitpunkt der ersten Symptome und bei 1/3 sogar während der gesamten Erkrankung stumm bleibt (Fredericson et al. 1997).

Funktionsaufnahmen und dynamische Untersuchungen mittels Bildwandler dienen der Dokumentation von Gelenkbeweglichkeit und akuter oder chronischer Instabilität, z. B. der Taluskippung in der Frontalebene oder dem Talusvorschub in der Sagittalebene bei Verdacht auf anterolaterale Rotationsinstabilität des oberen Sprunggelenkes (Shereff 1991). Arthrographi-

Tabelle 1. Die wichtigsten Röntgeneinstellungen am Fuß

OSG ap und 25° innenrotiert („mortise view")	Ganzer Fuß schräg (lateromedial)
	Calcaneus axial
OSG seitlich	Harris-view (med. Subtalar-Facette)
Ganzer Fuß seitlich	Vorfuß ap
Ganzer Fuß dorsoplantar („Chopart" und „Mittel/Vorfuß")	Vorfuß schräg
	Vorfuß tangential (Sesambeinaufnahme)

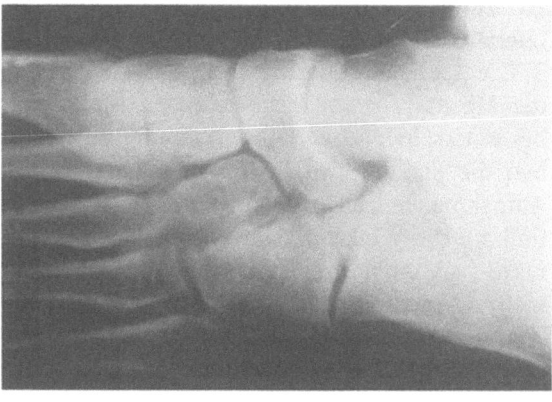

Abb. 1. Inkomplette Coalitio calcaneonavicularis in der Fußwurzel-Schrägaufnahme als Beispiel einer skelettären Entwicklungsstörung mit tarsaler Schmerzsymptomatik

sche Techniken etwa zur Verifizierung der frischen Außenbandruptur sind demgegenüber in den Hintergrund getreten. Problematisch bleibt die röntgenologische Darstellung und Interpretation der subtalaren Instabilität.

Röntgenschichtaufnahmen dienen der genaueren räumlichen Erfassung und Zuordnung von knöchernen Prozessen, z. B. Osteolysen oder der Osteochondrosis dissecans. Prinzipiell sind sie der Computertomographie hinsichtlich des Auflösungsvermögens unterlegen (Abb. 4); wegen der noch eingeschränkten Verfügbarkeit des CTs hat die Röntgentomographie trotzdem weiterhin ihre Berechtigung.

Orthopädische Röntgenstellungsdiagnostik

Eine standardisierte radiologische Stellungsdiagnostik unter Belastung des Fußes ist immer indiziert und sollte aus Gründen des Strahlenschutzes primär durchgeführt werden, wenn es um die Erfassung von Fehlstellungen oder Instabilitäten geht oder um eine Beurteilung des Fußes unter spezifisch-funktionellen Gesichtspunkten. Die Diagnostik von knöcherner Form und Struktur ist hierin immer mit beinhaltet, wenngleich manchmal bewußt gewisse Defizite der Darstellungsqualität in Kauf genommen werden um der funktionsnahen Gesamtanalyse willen. Die Röntgentechnik ist das einzige unter den bildgebenden Verfahren, das auf einfache Weise unter Belastung des Fußes durchzuführen ist, bei Kleinkindern und Säuglingen oder bei Stehunfähigkeit alternativ standardisiert unter „Belastungs-Simulation" (Simons 1978). Es liefert damit zumindest ein *statisch-funktionelles Bild*, das allerdings in seinem Informationsgehalt von den äußerst dynamischen Vorgängen des komplexen Gebildes „Fuß" noch weit entfernt ist. Die Aussagekraft hängt von der exakten Aufnahmetechnik, der quantitativen Bildauswertung und einer kritischen Würdigung der erhobenen Befunde ab. Im folgenden werden einige praktisch-wichtige Hinweise hierzu gegeben; im einzelnen ist auf die umfangreiche Literatur zu verweisen.

Die Erfassung der Transversalebene (dorsoplantare Aufnahme). Von großer Bedeutung für die *Aufnahmetechnik* ist zunächst die Röhrenkippung, die 15° zur Vertikalen betragen sollte (Schlefmann 1992, Shereff 1991), in der Literatur allerdings durchaus unterschiedlich (bis zu 30°) angegeben wird. Z. T. erhebliche Differenzen z. B. in den abgebildeten Längenverhältnissen der Metatarsalia mit Konsequenzen für komplexe Vorfußkorrekturen sind bei unterschiedlicher Röhrenkippung zu beobachten. Im Tarsalbereich haben die Stellung des OSG z. B. bei der belastungssimulierten Klumpfuß-Aufnahme und auch die Unterschenkel-Rotationsstellung erheblichen Einfluß auf die Winkelmessungen. Aus Gründen optimaler Belichtungsverhältnisse (vgl. Abb. 2) hat sich die Abgrenzung einer „Mittel-Vorfuß-Aufnahme" mit Zentralstrahlausrichtung auf dem Metatarsale-III-Hals von einer „Chopart-Aufnahme" mit Zentrierung auf den Taluskopf je nach Fragestellung bewährt. Die Verwendung eines Gradientenkeiles ist hilfreich.

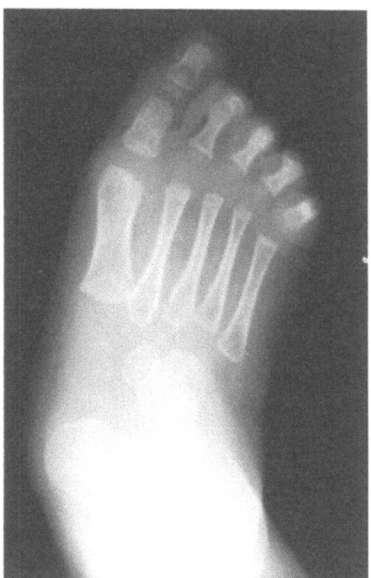

Abb. 2. Dorsoplantare Aufnahme unter Belastung bei schwerem, kindlichen Pes planoabductovalgus. Die hochgradige Fehlstellung zwischen Talus und (noch nicht ossifiziertem) Naviculare ist z.B. mit Hilfe der talometatarsalen Stellungsbeziehung zu erfassen. Eine Aufnahme ohne Gewichtsbelastung kann diese nichtkontrakte Fehlstellung nicht in gleicher Weise abbilden. Ein technisches Problem stellen die unterschiedlichen Belichtungsverhältnisse an Rück- und Vorfuß dar (s. Text)

Zur *quantitativen Bildbefundung* existiert eine Fülle beschriebener Parameter (Überblick z.B. in: Berquist 1989, Gould 1982, Hamel 1994, Oesterreich 1990, Shereff 1991, Traughber 1993) mit z.T. eher wissenschaftlicher Bedeutung. Für die Praxis reicht eine Beschränkung auf einige wenige Maße, deren Schwankungsbreite und Aussagekraft aber *kritisch zu berücksichtigen* sind. So ist z.B. der häufig herangezogene Talocalcaneal-Winkel im dorsoplantaren Strahlengang mit einer besonders großen und altersabhängigen Normwertbreite und einem erheblichen Bestimmungsfehler (Saltzman et al. 1994) behaftet und zeigt eine hohe Anfälligkeit bereits bei kleinen Einstellfehlern (Cobey u. Sella 1981, Simons 1978). Als Maß tarsaler Stellungsbeziehungen in der Transversalebene sind etwa das Talonavicular-Alignment (Gould 1982) oder die Talus-Metatarsale-I-Stellungsbeziehung (Oesterreich 1990, vgl. auch Abb. 2) wesentlich geeigneter. Im Vorfußbereich sind der Intermetatarsal-Winkel I/II, Morphologie und Abweichungen im Tarsometatarsale-I-Gelenk sowie Winkelverhältnisse im Metatarsophalangeale-I-Gelenk von besonderer Bedeutung (Wülker 1997). Die wichtige Stellungsbeziehung der Sesambeine und beginnende Grundgelenksluxationsstellungen der MTP-Gelenke II/III sollten ebenfalls nur in der Aufnahme unter Belastung des Fußes quantitativ beurteilt werden.

Die Erfassung der Sagittalebene (Fuß seitlich im Stand). Der mediale Fußrand liegt der Platte an, der Zentralstrahl ist auf die Gegend des Naviculare zentriert (Shereff 1991). Die *Aufnahmetechnik* ist insgesamt weniger anfällig als bei der Darstellung in der Transversalebene. Wesentlich ist die korrekte Rotationsstellung der Malleolengabel mit streng seitlicher Projektion des OSG (Abb. 3). Gegebenenfalls sind bei höhergradigen Fehlstellungen (z. B. neurogener Klumpfuß) zwei getrennte Einstellungen für Rück- und Vorfuß erforderlich.

In der *Auswertung* ist der seitliche Talocalcaneal-Winkel wiederum von eher geringer Aussagekraft bzw. Genauigkeit (Saltzman et. al. 1994). Im klinischen Alltag bewährt sich nach eigener Erfahrung besonders die „Talus-Metatarsale-V-Basis-Relation", gebildet aus der Distanz der Metatarsale-V-Basis zur Talus-Längsachse. Ein stabiler Parameter für den Gesamt-Fußtyp ist grundsätzlich der Talus-Metatarsale-I-Winkel (Gould 1982, vgl. auch Abb. 3), der an nicht-deformierten Füßen nur gering von 0° abweicht. Von praktischer Bedeutung sind weiterhin z. B. der Calcaneus-Bodenwinkel sowie der Calcaneus-Metatarsale-I/II-Winkel in der Quantifizierung der Cavus-Komponente.

Die Beurteilung der Frontalebene. In manchen Fällen insbesondere beim Knicksenkfuß sollte auch die OSG-ap-Aufnahme im Stand gefertigt werden, um supramalleoläre Valgusfehlstellungen korrekt beurteilen zu können. Die Rückfußstellung ist mit der Aufnahmetechnik nach Buck et al. (1987) im posteroplantaren Strahlengang zu erfassen. Die wichtige, oft sekundär gestörte Stellungsbeziehung von Rückfuß und Vorfuß zueinander (z.b. sekundäre Vorfuß-Pronation bei Cavovarus-Deformitäten) kann indirekt unter Verwendung des Blocktestes nach Coleman (1983) im seitlichen Bild abgeschätzt werden, ansonsten ist sie besser klinisch zu erfassen.

Computertomographie (CT)

Die Darstellung in der Computertomographie erlaubt unter Ausnutzung von Knochen- und Weichteilfenster prinzipiell eine Beurteilung skelettärer und weichteiliger Strukturen mit hohem räumlichen Auflösungsvermögen. Die Erfassung von Knochenmarkprozessen und Weichteil-Veränderungen ist allerdings mittlerweile eine Domäne der Kernspintomographie, insbesondere wegen der hier günstigen Kontrastauflösung. Sie hat die Computertomographie weitgehend abgelöst bei der Beurteilung von Sehnenpathologie, Tumo-

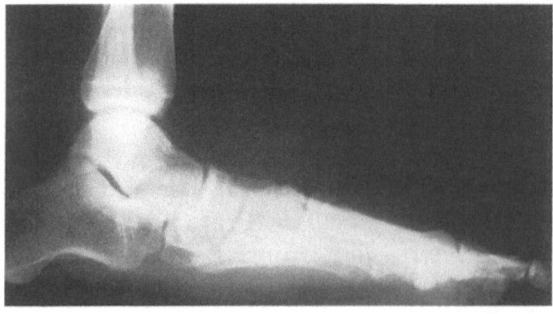

Abb. 3. Seitliche Aufnahme im Stand bei jugendlichem Knicksenkfuß. Calcaneus-Boden-Winkel, Talus-Metatarsale-I-Winkel und die Überlagerung der Metatarsalia sind einige der zur quantitativen Erfassung geeigneten Maße

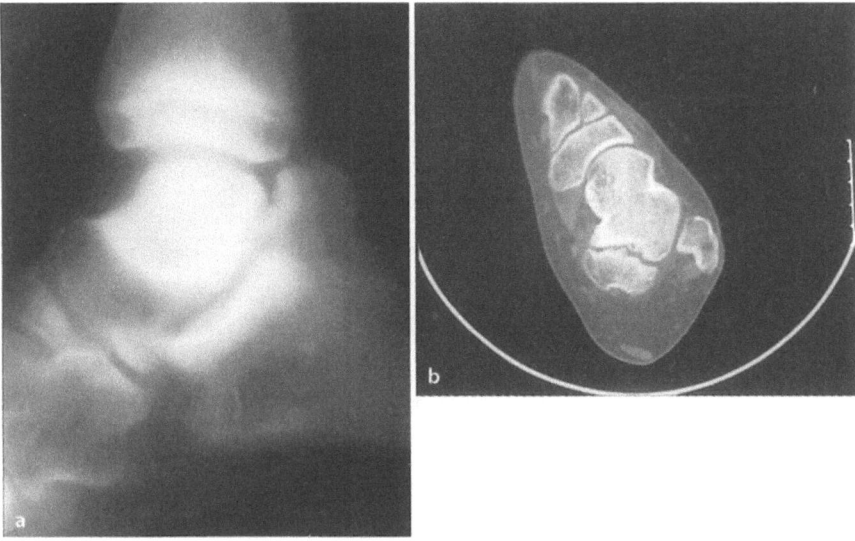

Abb. 4a, b. Röntgen-Schichtaufnahme und CT bei Talus bipartitus

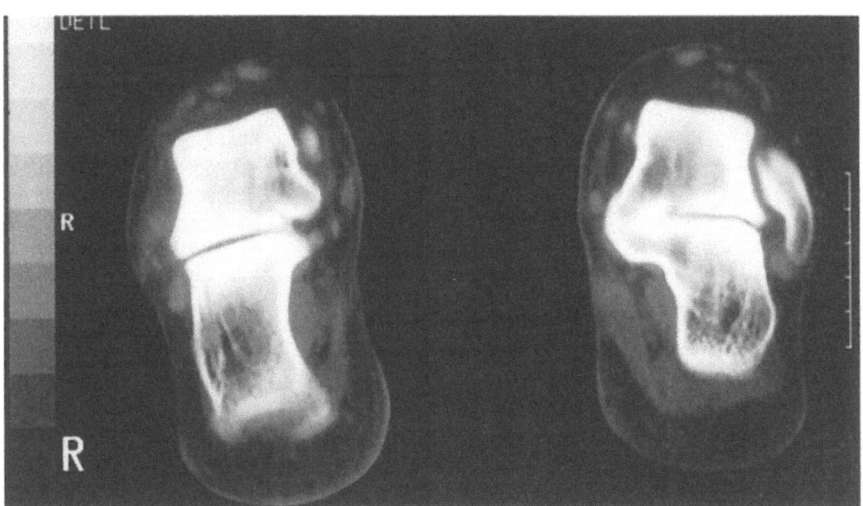

Abb. 5. Coalitio talocalcanealis im Bereich der medialen Gelenkfacette. Das CT in Frontalschnitt-Technik ist das bildgebende Verfahren der Wahl bei diesen im Röntgenbild oft schwer nachweisbaren Differenzierungsstörungen

ren, Infektionen und osteochondralen Läsionen, außer in den Fällen, in denen es im Besonderen allein um die knöcherne Destruktion geht (vgl. Abb. 8). Das CT kann prinzipiell ersetzt werden durch die Röntgentomographie-Technik, die allerdings in ihrem Auflösungsvermögen und damit der Darstellung der Knochenfeinstruktur deutlich unterlegen ist (Abb. 4).

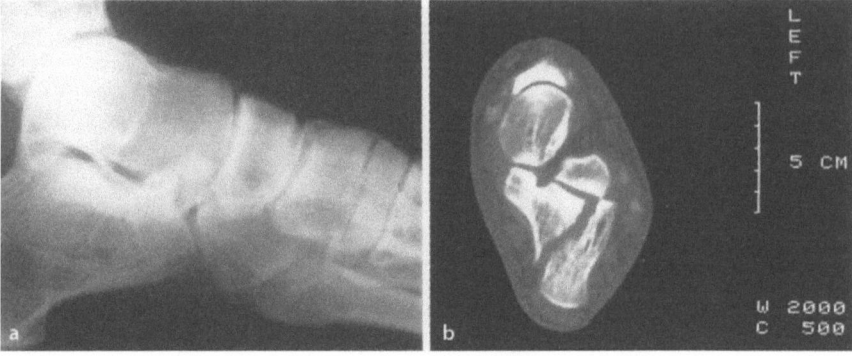

Abb. 6a, b. Seitliches Röntgenbild und transversales CT bei frischer Calcaneus-Trümmer-Fraktur mit Beteiligung des Calcaneocuboid-Gelenkes. Das CT ist der Röntgen-Nativaufnahme im Informationsgehalt derart überlegen, daß es zur präoperativen Planung in vielen Fällen heranzuziehen ist

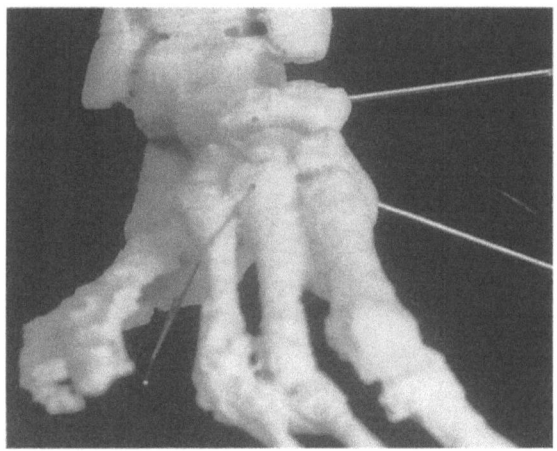

Abb. 7. Nach CT gefertigtes Fußmodell zur präoperativen Simulation der Korrektur bei komplexer Fußdeformität. Eine derartige Erstellung eines Modells sollte schon aus Kostengründen differenzierten Spezialfällen vorbehalten bleiben

Eine *Indikation* ist insbesondere im Bereich der Sprunggelenke gegeben, so z. B. bei Frakturen der Tibiabasis (auch im Wachstumsalter, Übergangsfrakturen) und tarsalen Frakturen (Abb. 6) besonders zur Therapieplanung, Verlötungen der distalen Tibiawachstumsfuge, Verdacht auf tarsale Coalitio (Smith u. Staple 1983; vergl. Abb. 5), Kontrolle nach Arthrodesen und zur Erfassung arthritischer Destruktion.

Wichtige technische Details für den Einsatz am Fuß sind die Patientenpositionierung, die Darstellungsebene (meist Frontalebene und Transversalebene), die Gantry-Kippung, die im Frontalschnitt der Fußwurzel ähnlich der Röntgen-ap-Aufnahme leicht zur Senkrechten abgewinkelt gewählt werden sollte, sowie die Schichtdicke (je nach Fragestellung z. T. dünner als 2 mm) mit dem Überlappungsanteil. Jede Schicht entspricht hinsichtlich der Strahlenbelastung etwa einer Röntgenaufnahme (Schlefman 1992). Eine

3-D-Rekonstruktion oder auch die Fertigung eines Modelles (Abb. 7) ist im Einzelfall möglich.

Kernspintomographie

Das MRT hat heute auch am Fuß eine hervorgehobene Bedeutung in der erweiterten bildgebenden Diagnostik. Erhebliche qualitative Verbesserungen z. B. durch Einführung von ringförmigen, teils auch flexiblen Oberflächenspulen mit optimiertem Auflösungsvermögen gegenüber früher und die mittlerweile weite Verbreitung haben dazu beigetragen, daß in einer klinischen Fußsprechstunde bei komplexeren Fällen in der Regel bereits bei der Erstvorstellung umfangreiches Kernspintomographie-Bildmaterial vorgelegt wird. Neben den herkömmlichen Spinecho-Sequenzen haben Turbospinecho-Sequenzen, Gradientenecho-Sequenzen und die Fettsuppressionstechniken (z. B. STIR) sowie die Verwendung von Kontrastmitteln heute große Bedeutung. Ultraschnelle MRT-Sequenzen eröffnen neue Möglichkeiten dynamischer Untersuchung. Auf die Fachliteratur wird verwiesen (z. B. Steinborn und Vahlensieck 1997, Vahlensieck et al. 1997).

Die unbestrittenen *Vorteile* sind: gleichermaßen gute Knochen- (-mark) und Weichteildarstellung ohne Strahlenbelastung, multiplanare Darstellungsmöglichkeiten mit freier Wahl der Abbildungsebene, verschiedene komplementäre Darstellungs-Modalitäten, die Aussagen über gewebsphysiologische Zustände zulassen (z. B. Kontrastmittelgabe zur Unterscheidung durchbluteter von weniger durchbluteten Gewebsarealen, vgl. Abb. 8).

Nachteilig wirkt sich neben den hohen Kosten die auch heute noch nicht unbeträchtliche Rate an Fehlinterpretationen aus. In einer Arbeit von Hodler et al. (1990) zur MRT am Fuß lag die Spezifität bei nur 62,5%. Auch im eigenen Krankengut finden sich Fälle von unnötig durchgeführten Probeentnahmen oder Revisionseingriffen, die aufgrund retrospektiv betrachtet fehlinterpretierter Kernspintomogramme indiziert wurden. So sind z. B. Streßreaktionen des Skelettes auch kernspintomographisch gelegentlich schwer von tumorösen Veränderungen abzugrenzen (Romero et al. 1991) und auch Osteomyelitiden werden nicht selten „überdiagnostiziert". Auf das juristische Problem eines kernspintomographisch befundeten „Tumorverdachtes" ist hier besonders hinzuweisen. Dieser Problematik kann nur begegnet werden durch bessere MRT-Detailkenntnisse des Orthopäden und engen Kontakt zum Radiologen, der mit der Untersuchung der Bewegungsorgane besonders vertraut sein sollte, und in unklaren Fällen vor und nach der Untersuchung sowie bei Behandlungsabschluß zur retrospektiven kritischen Betrachtung der kernspintomographisch abgeleiteten Ausgangsdiagnose zu konsultieren ist.

Die Kernspintomographie ist am Fuß heute das *bildgebende Verfahren der Wahl* bei folgenden Erkrankungen oder Verdachtsdiagnosen: *Weichteil- und Knochentumoren* erfordern heute zwingend eine MRT-Untersuchung vor der Probeentnahme im Sinne eines Ausgangsbefundes. *Muskel- und*

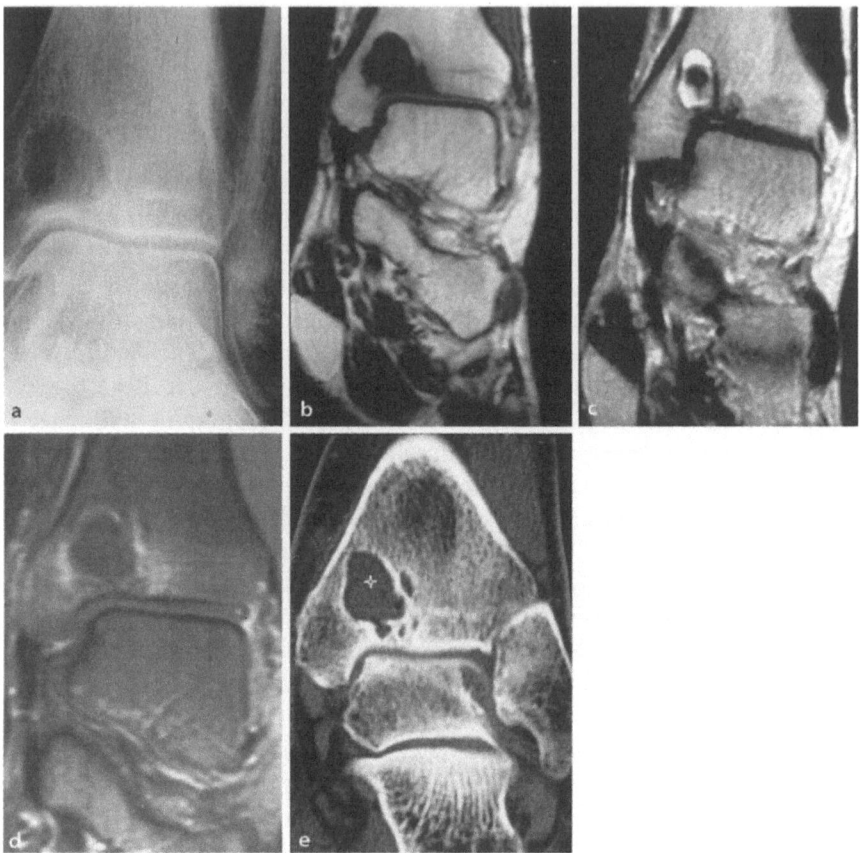

Abb. 8a–e. Große Arthrosezyste im Röntgenübersichtsbild (**a**), im T1- (**b**) und T2- (**c**) gewichteten MRT, in **d** mit Kontrastmittel-Gabe und im CT (**e**). Während die Kernspintomographie insbesondere Aufschluß über Zysteninhalt und knöcherne Grenzzone erlaubt, ist im CT insbesondere das Ausmaß der knöchernen Destruktion sowie auch der gelenknahe Grenzbereich in seiner knöchernen Feinstruktur zu beurteilen

Sehnenaffektionen, insbesondere intratendinöse Veränderungen und Partialrupturen im Bereich von Achillessehen (Abb. 9) oder auch Tibialis-posterior-Sehne werden mit hohem diagnostischen Wert kernspintomographisch erfaßt, wenn auch Gesamtstellenwert und jeweilige therapeutische Konsequenz noch unterschiedlich betrachtet werden (Jung u. Hodler 1993). *Osteochondrale Läsionen* und *avaskuläre Nekrosen*, bzw. *transitorische Knochenmark-Ödeme* sind eine Domäne der MRT, die die Aussagekraft etwa von CT oder Szintigraphie deutlich übersteigt. Durch die Fettsuppressionstechnik läßt sich z.B. auch die Integrität des Knorpels im Bereich osteochondraler Läsionen untersuchen. Bei *persistierenden posttraumatischen Schmerzzuständen* kann die Kernspintomographie kleinere knöcherne Aus-

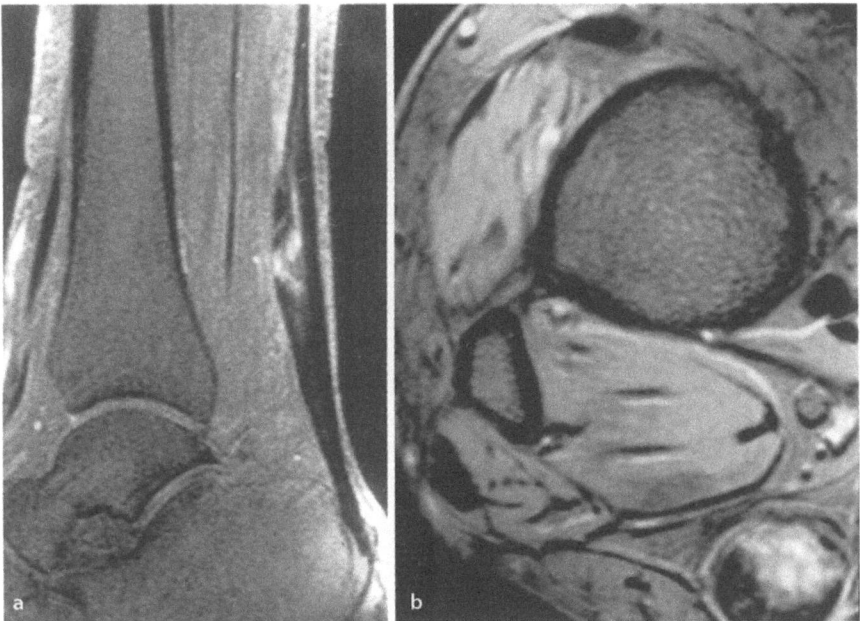

Abb. 9a, b. Degenerativ veränderte Achillessehne im T1-Bild mit Fettsuppression und Kontrastmittelgabe im Saggital- (**a**) und im Transversalschnitt – rechte untere Bildecke (**b**)

risse oder diagnostisch sonst kaum erfaßbare knöcherne Traumatisierungen („bone bruise") als Ursache protrahierter Verläufe abdecken.

Weitere Krankheitsbilder des Fußes können *im Ausnahmefall* über MRT abgeklärt werden: z.B. Tarsaltunnelsyndrom, Morton-Neurinom, frische Kapsel-Band-Läsionen, Fersenschmerz. – Bei einigen Krankheitsgruppen kann die erweiterte bildgebende Diagnostik über *MRT oder Szintigraphie* erfolgen. Die Dreiphasen-Knochenszintigraphie stellt ein sehr sensitives aber prinzipiell unspezifisches Verfahren dar. Häufig ist der diagnostische Wert beider Verfahren als komplementär anzusehen. *Dystrophische Zustände* (M. Sudeck) können in ihrem Akuitätsgrad oft besser szintigraphisch erfaßt werden. Das *Osteoidosteom* ist kernspintomographisch meist gut darstellbar (Abb. 11), hat mit einer punktförmig starken szintigraphischen Anreicherung aber ein ebenfalls diagnostisch gut verwertbares Korrelat. *Osteomyelitiden und Arthritiden* sind nach Ausdehnung oder auch Befallsmuster in manchen Fällen szintigraphisch besser zu erfassen. Gleiches gilt für die *knöchernen Streßreaktionen* (Abb. 10), die im sporttraumatologischen Bereich heute allerdings bevorzugt mit der MRT (STIR-Sequenz) verlaufskontrolliert werden, ebenso wie z.B. die Plantarfasziitis als Weichteil-Überlastungs-Phänomen. Auch bei *okkulten Frakturen,* z.B. knöchernen Bandausrissen und ätiologisch *unklaren Schmerzzuständen* (Maurice et al. 1987), werden beide Verfahren als Such- oder auch Ausschlußdiagnostik eingesetzt.

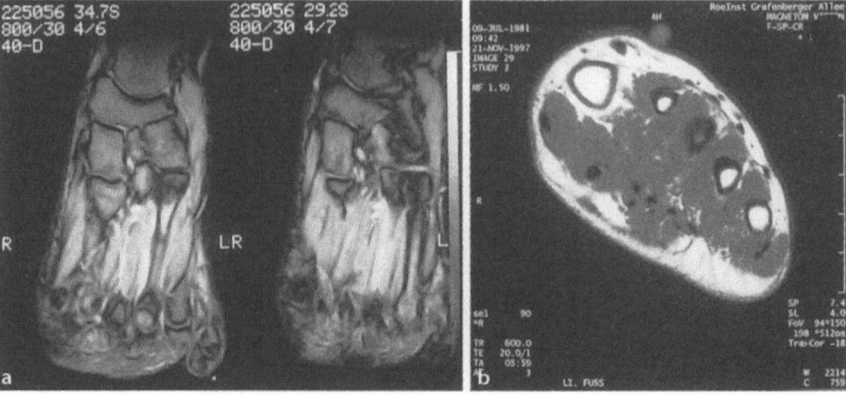

Abb. 10a, b. Streßreaktion des Metatarsale III bei einer Läuferin. Das Röntgenbild hatte hier auch im Verlauf einiger Wochen eine sichere Diagnose zunächst nicht erlaubt

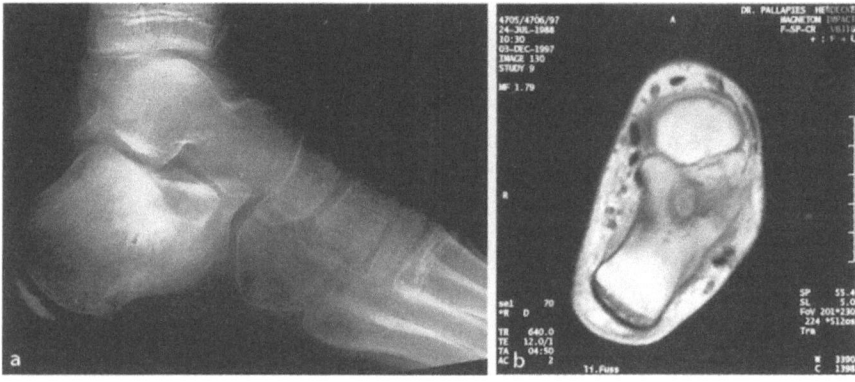

Abb. 11a, b. Chronisches tarsales Schmerzsyndrom. Röntgen-Nativaufnahme und transversaler MRT-Schnitt, zunächst als sequestrierende Osteomyelitis fehldiagnostiziert. Histologisch bestätigtes Osteoidosteom

Ähnliche Indikations-Überlappungen bestehen z. T. auch zwischen *MRT und Sonographie*, die prinzipiell zusätzlich den Vorteil dynamischer Untersuchung bietet. Hier sind z. B. die Darstellung von *Muskeln, Sehnen und Bändern* mit hochfrequenten (10 MHz und höher) Schallköpfen zu nenen (Thermann et al. 1992); weitere Möglichkeiten sind die *Gelenkerguß-Diagnostik*, Darstellung von *Weichteiltumoren, Ganglien, Abszessen, Hämatomen, Morton-Neurinomen und nichtmetallischen Fremdkörpern*. Auch die Erfassung *knorpeliger Strukturen* am kindlichen Fuß ist mit beiden Verfahren möglich (Downey et al. 1992, Hamel 1994, Hubbard et al. 1996). In Einzelfällen konnten *Coalitiones* sonographisch diagnostiziert werden (Hamel et al. 1995).

Schlußbemerkung

Gerade bei den Erkrankungen und Verletzungen des Fußes bedarf der rationale, gezielte Einsatz der bildgebenden Verfahren oft besonderer Überlegungen. Die persönliche Erfahrung mit dem jeweiligen Krankheitsbild und mit den in hoher Qualität der Durchführung und Beurteilung zur Verfügung stehenden bildgebenden Verfahren und seinen Normvarianten sind entscheidend. Dies gilt z.B. für die Röntgenstellungsdiagnostik und insbesondere für die Kernspintomographie als dem Verfahren mit dem derzeit größten Indikationsspektrum. Unsere noch geringen Kenntnisse insbesondere auch zu Erkrankungsverläufen und Abheilungsvorgängen bedürfen noch weiterer Untersuchungen. Es ist auch damit zu rechnen, daß die Kernspintomographie die Abgrenzung noch weiterer, bisher so nicht zu erfassender Entitäten ermöglichen wird, wie etwa kürzlich im Fall des transitorischen Knochenmark-Ödem des Talus (Krause et al. 1997). Die praktische Erfahrung zeigt allerdings, daß sich noch längst nicht jeder unklare Schmerzbefund mit Hilfe auch ausgefeiltester bildgebender Diagnostik vollständig aufklären läßt; als ein Beispiel sei das Meniscoid-Syndrom des oberen Sprunggelenkes angeführt, das nur arthroskopisch verifiziert werden kann. Die Rolle des Orthopäden bleibt es, Anamnese, Klinik und Ergebnisse der bildgebenden Verfahren in der Zusammenschau zu ordnen. Wo dieser Schritt nicht geleistet wird, kann weiterer Fortschritt einzelner Techniken nicht mit vertretbarem Aufwand zum Wohle des Patienten genutzt werden.

Zusammenfassung

In einem Überblick wird die diagnostische Wertigkeit heutiger bildgebender Verfahren bei den Erkrankungen und Verletzungen im Bereich des Fußes dargestellt. Die Röntgendiagnostik dient insbesondere der Knochen-Struktur- und Formanalyse, als standardisierte Röntgenstellungs- und Funktionsdiagnostik aber auch der quantitativen Erfassung von Fehlstellungen und Instabilitäten. Der Indikationsschwerpunkt des CT liegt bei den osteodestruktiven Prozessen und Frakturen insbesondere im Bereich der Spunggelenke, während das MRT den breitesten Indikationsbereich in der erweiterten Diagnostik abdeckt – teils in Konkurrenz oder komplementär zur Szintigraphie und Sonographie – allerdings in der korrekten Beurteilung besondere Erfahrung voraussetzt. Essentiell für die diagnostische Aussagekraft bleibt die gewichtete Zuordnung von klinisch-anamnestischer Konstellation und kompetent bewertetem Befund der bildgebenden Diagnostik.

Anmerkung. Herrn PD Dr. Träger, Passau, danke ich für die freundliche Überlassung der Abb. 8 und 9.

Literatur

Berquist TH (1989) Radiology of the foot and ankle. Raven Press, New York
Buck P, Morrey BF, Chao EYS (1987) The optimum position of arthrodesis of the ankle. JBJS 69 A:1052–1062
Cobey SC, Sella E (1981) Standardizing methods of measurement of foot shape by including the effects of subtalar rotation. Foot & Ankle 2:30
Coleman SS (1983) Complex foot deformities in children. Lea and Febiger, Philadelphia
Downey DJ, Drennan JC, Garcia JF (1992) Magnetic Resonance Image Findings in Congenital talipes equinovarus. J Pediatr Orthop 12:224–228
Fredericson M, Bergman AG, Matheson GO (1997) Ermüdungsfrakturen bei Athleten. Orthopäde 26:961–971
Gould N (1982) Graphing the adult foot and ankle. Foot & Ankle 2:213–219
Hamel J (1994) Sonographische Stellungsdiagnostik am kindlichen Tarsus. Habilitations-Schrift, Universität Witten-Herdecke
Hamel J, Grossmann P, Schramm J, Becker W (1995) Sonographische Diagnostik am kindlichen Tarsus – klinische Einsatzmöglichkeiten anhand von Beispielen. Z Orthop 133:43–9
Hodler J, Traicarico S, Zollinger H (1990) Die Magnetresonanztomographie (MRT) des Fußes. Z Orthop 128:617–21
Hubbard AM, Davidson RS, Meyer JS, Mahboubi S (1996) Magnetic resonance imaging of skewfoot. JBJS 78-A:389–397
Jung T, Hodler J (1993) Wertigkeit und Indikation der radiologischen Techniken bei Sehnenpathologien. In: Zollinger H (Hrsg) Sehnenschädigungen am Rückfuß. Hans Huber, Bern 53–59
Krause M, Karbowski A, Reuther G (1997) Das transitorische Knochenmarksödem des Talus. Eine seltene Ursache des Fußschmerzes. Z Orthop 135:A 69
Maurice HD, Newman JH, Watt I (1987) Bone scanning of the foot for unexplained pain. JBJS 69-B:448–452
Oesterreich AE (1990) How to measure angles from foot radiographs. Springer, New York
Romero J, Exner GU, Hodler J, von Hochstetter AR (1991) Ermüdungsfraktur als tumorvortäuschende Läsion. Differentialdiagnostische Einengung durch die Kernspintomographie. Z Orthop 129:305–312
Saltzman CL, Brandser EA, Berbaum KS, DeGnore L, Holmes JR, Katcherian DA, Teasdall RD, Alexander IJ (1994) Reliability of standard foot radiographic measurements. Foot & Ankle Int 15:661–665
Schlefmann BS (1992) Radiology. In: McGlamry D, Banks AS, Downey MS (ed) Comprehensive textbook of foot surgery. Williams & Wilkins, Baltimore
Shereff MJ (1991) Radiographic analysis of the foot and ankle. In: Jahss MH (ed) Disorders of the foot and ankle. Second Edition. Saunders, Philadelphia 91–108
Simons GW (1978) A standardized method for the radiographic evaluation of clubfeet. Clin Orthop 135:107–118
Smith RW, Staple TW (1983) Computerized tomography (CT) scanning technique for the hindfoot. Clin Orthop 177:34–38
Steinborn M, Vahlensieck M (1997) Sprunggelenk und Fuß. In: Vahlensieck M, Reiser M (Hrsg) MRT des Bewegungsapparates. Georg Thieme, Stuttgart, New York
Thermann H, Hoffmann R, Zwipp H, Tscherne H (1992) The use of ultrasonography in the foot and ankle. Foot & Ankle 13:386–390
Traughber PD (1993) Imaging of the foot and ankle. In: Mann RA (ed) Surgery of the foot and ankle. Coughlin MJ. Mosby, St. Louis
Vahlensieck M, Träber F, Gieseke J (1997) Relevante MR-Techniken. In: Vahlensieck M, Reiser M (Hrsg) MRT des Bewegungsapparates. Georg Thieme, Stuttgart, New York
Wülker N (1997) Hallux valgus – Hallux rigidus. Enke, Stuttgart

3 Pedobarographie in der orthopädischen Praxis

D. ROSENBAUM

Einleitung

Der Fuß als Endglied in der zur Fortbewegung notwendigen kinematischen Kette wird einer hohen Beanspruchung ausgesetzt, die häufig zu Überlastungsschäden führt. Die Diagnose der Beschwerden stützt sich in der Regel auf Anamnese, klinische Untersuchung und eventuell eine visuelle Beurteilung der Gangbewegung. Letztere Methode kann allerdings nur grobe Abweichungen des Gangmusters von einer allgemein zu erwartenden Symmetrie feststellen, da eine umfassende Beurteilung aufgrund der Komplexität der Bewegung auch einen erfahrenen Kliniker überfordert (Saleh und Murdoch 1985, Attinger 1987). Für eine genauere Analyse der Belastungs- bzw. möglicher Fehlbelastungscharakteristika dienen in der heutigen Zeit verschiedene Systeme zur computergestützten Ganganalyse. Die Pedobarographie, bzw. die plantare Druckverteilungsmessung beim Gehen und Stehen hat in den letzen Jahren eine weite Verbreitung gefunden und wird in vielen Ganganalyselabors in der ganzen Welt eingesetzt. Sie liefert detaillierte Informationen über die örtliche Kraftverteilung und die lokale Beanspruchung der belasteten Fußfläche. Dabei stehen klinische Fragestellungen oder die Grundlagenforschung im Vordergrund. In Deutschland ist zu beobachten, daß die Meßsysteme zunehmend Einzug in die orthopädietechnischen Werkstätten gehalten haben.

Im folgenden soll nun erörtert werden, welche Einsatzmöglichkeiten und Bedeutung diese Meßmethode für die tägliche Praxis des niedergelassenen Orthopäden haben kann, um auch eine Entscheidungsfindung zwischen verschiedenen auf dem Markt erhältlichen Systemen zu erleichtern.

Meßsysteme und Sensorkonfigurationen

Zunächst sollen die verschiedenen zur Verfügung stehenden Systeme (Meßplattform, Meßsohlen, Einzelsensoren) dargestellt und in bezug auf ihre Einsatzmöglichkeiten verglichen werden. Während *Meßplattformen* primär für die Überprüfung der Fußfunktion beim Barfußgang geeignet sind, können mit Hilfe von *Meßsohlen*, die in den Schuh eingelegt werden, Auswirkungen einer Schuhzurichtung oder Einlagenversorgung überprüft werden. Mit kompletten Meßsohlen kann die gesamte Fußfläche abgetastet werden, während mit *Einzelsensoren* selektiv anatomische Strukturen erfaßt werden können.

Auf die verschiedenen *Meßprinzipien und Sensoreigenschaften* soll nur kurz eingegangen werden. Es werden *kapazitive, resistive, piezoelektrische optoelektronische oder halbleitende Aufnehmer* verwendet. Bei Einwirken einer äußeren Kraft kommt es zu einer Verformung des Sensormaterials, das mit einer Änderung des elektrischen Verhaltens reagiert. Die Ladungsverschiebungen oder Widerstandsänderungen werden in der Verstärkereinheit in eine Spannungsänderung umgewandelt, die nach Kalibrierung des Sensors in einem bekannten Verhältnis zu der physikalischen Größe Druck steht und nach Digitalisierung im Computer gespeichert werden kann.

Entscheidend ist, daß *die technischen Eigenschaften* des verwendeten Sensormaterials den bei der Bewegung auftretenden Meßgrößen entsprechen. Dazu gehört ein Meßbereich in Höhe der zu erwartenden Spitzendrücke, ein ausreichend schnelles Ansprechen der Sensoren auf Druckveränderungen, ein möglichst lineares und hystereseaarmes Verhalten zwischen Meßgröße und elektrischem Ausgangssignal, geringes Übersprechen zwischen den einzelnen Sensoren, ein hohe Meßgenauigkeit und geringe Temperaturempfindlichkeit. (Für weitere technische Hinweise siehe auch Rosenbaum und Becker, 1997).

Datenerfassung, -verarbeitung und -auswertung

Will man reliable Meßergebnisse erhalten, sind einige Voraussetzungen zu erfüllen, die auch für einen gewissen Zeitaufwand sorgen. Dazu gehört vor allem, dem Patienten eine ausreichende „Aufwärmphase" zu gewähren, damit er trotz der ungewohnten Laborumgebung ein möglichst natürliches und für ihn charakteristisches Gangbild präsentiert. Es sollte auch auf eine ausreichende Anlauf- und Auslauflänge (insgesamt mindestens 5 m freie Gehstrecke) hingewiesen werden, durch die das Erreichen einer normalen Ganggeschwindigkeit ermöglicht und ein frühzeitiges Abbremsen vermieden werden sollte. Alternativ kann man sich - insbesondere bei Patienten mit eingeschränkter Gehstrecke - für die sogenannte „first-step"-Methode entscheiden, bei der die Meßplattform mit dem ersten Schritt betreten wird. Man sollte sich allerdings über die verminderte Gangdynamik im klaren sein, die durch den fehlenden Anlauf bewirkt wird (Rodgers 1985).

Im weiteren werden die Faktoren dargestellt, die abgesehen von der zu untersuchenden Erkrankung oder Problematik einen Einfluß auf die Meßwerte haben und daher soweit wie möglich kontrolliert bzw. dokumentiert werden sollten. Hier sind insbesondere die Ganggeschwindigkeit, Schrittlänge und Schrittfrequenz zu nennen, die nicht vorgegeben, sondern nur möglichst konstant gehalten werden sollten. Entscheidend wirkt sich weiterhin die Fußform aus: Ein Hohlfuß läßt bei gleichem Körpergewicht und vergleichbarer Gangdynamik aufgrund der kleineren belasteten Fläche höhere Drücke erwarten (Henning 1990, Rosenbaum et al. 1994). Dagegen hat sich gezeigt, daß verschiedene anthropometrische Faktoren wie zum Beispiel das Körpergewicht bei Erwachsenen einen geringeren Einfluß haben (Cavanagh et al. 1991). Die Frage nach geschlechtsspezifischen Unterschieden ist noch nicht endgültig geklärt. Einzelne Studien zeigten Unterschiede zwischen Männern und Frauen z. B. im Bereich des Mittelfußes auf (Hennig und Milani 1993), diese können aber eventuell auf die zuvor erwähnten Fußformeigenschaften zurückgeführt werden.

Um der unausweichlichen Variabilität des Menschen vorzubeugen, werden in der Literatur fünf Wiederholungsmessungen empfohlen (Hughes et al. 1991), aus denen sich die individuellen Mittelwerte bestimmen lassen (Abb. 1). Dies bedarf allerdings einer weiteren Aufbereitung, Auswertung und Darstellung der Daten. Einen ersten visuellen Eindruck bekommt man direkt nach der Messung, wenn die Druckverteilungsmuster farbkodiert oder als dreidimensionale Druckgebirge dargestellt werden.

Die Auswahl der aus den Messungen abgeleiteten Parametern hängt primär von der Fragestellung ab. In der Regel werden der Verlauf der Bodenreaktionskraft, die Spitzendruckwerte und Kraft-Zeit- oder Druck-Zeit-Integrale für den gesamten Fuß sowie für selektierte Fußareale dargestellt. Dabei kann auf automatische Segmentierungsalgorithmen zurückgegriffen werden, die den Fuß in eine vorher gewählte Anzahl von Regionen unterteilen (Abb. 2). Mit Hilfe dieser lokal ermittelten Parameter kann nun dargestellt werden, ob eine bestimmte Verletzung, Operationstechnik oder Rehabilitationsmaßnahme eine Veränderung der Lastverteilung auf der Fußsohle bewirkt hat, die auf eine gute Wiederherstellung oder eine persistierende Einschränkung der Fußfunktion hindeutet.

Zusammenfassend muß festgehalten werden, daß zwar schnell eine Bildschirmdarstellung der komplexen Meßdaten präsentiert wird, aber eine quantitative Darstellung der Meßergebnisse einen gewissen Personal- und Zeitaufwand erfordert, der von der Anzahl der untersuchten Parameter abhängt. Letztlich muß eine Beurteilung der Daten mit Hinblick auf die Fragestellung erfolgen, die eines guten Grundverständnisses der vorangegangenen Meß- und Auswerteprozeduren bedarf.

Einsatzmöglichkeiten und Anwendungsbeispiele

Bei individuellen Patienten mit unilateraler Problematik bietet sich an, die nicht-betroffene Gegenseite als Vergleich heranzuziehen. Allerdings sollte man sich bewußt sein, daß der Mensch bestrebt ist, möglichst symmetrisch zu gehen und ein Hinken zu vermeiden. Daher kann es auch auf der gesunden Gegenseite zu Veränderungen des Belastungsmusters kommen. Den Heilungsverlauf eines Patienten kann man mit Hilfe von longitudinalen Wiederholungsmessungen dokumentieren. Letztendlich kann man Daten von Normalkollektiven zu Vergleichen heranziehen, wenn die Meßbedingungen bekannt und vergleichbar sind und die Kontrollgruppe nicht deutlich von der Patientengruppe abweicht.

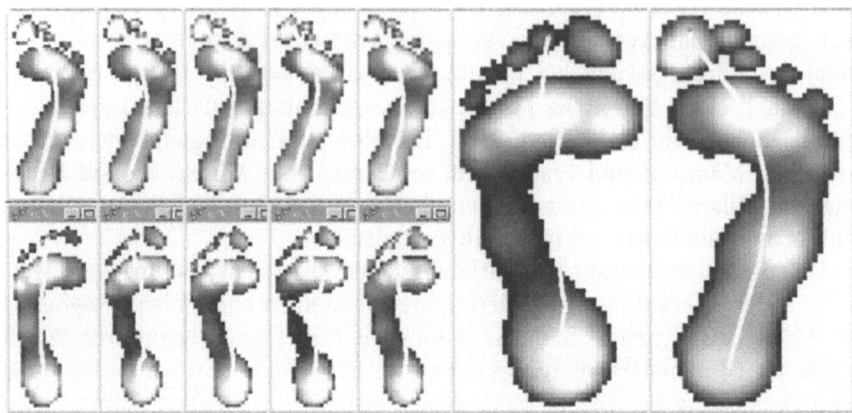

Abb. 1. Darstellung von fünf Einzelmessungen und den daraus berechneten Mittelwertsbildern eines Patienten nach Klumpfuß–Operation rechts. Das Beispiel zeigt eine gute Reproduzierbarkeit der einzelnen Messungen mit deutlichen Charakteristika trotz gradueller Abweichungen zwischen den Abdrücken. Ferner ist im links-rechts-Vergleich eine deutliche Belastungsasymmetrie mit unphysiologisch hoher Belastung in der verbreiterten Mittelfußregion und einer nach lateral ausweichenden Ganglinie zu erkennen

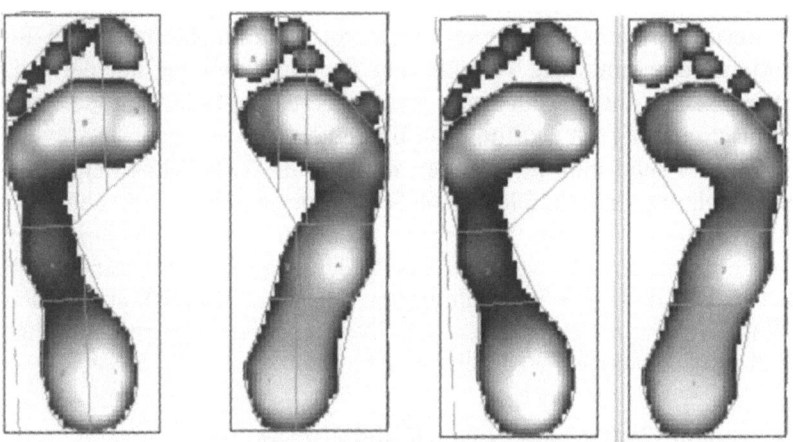

Abb. 2. Automatische „Maskierung", d.h. Unterteilung der Mittelwertsbilder in 10 Fußregionen (links) oder 4 (rechts). Für diese Regionen können nun Parameter wie Fläche, Spitzendruck, Kraft, Kontaktdauer etc. berechnet werden, um einen quantitativen Vergleich der Belastung zu ermöglichen. Die Auswahl der Regionen ist von der Fragestellung abhängig

Die zu untersuchenden klinischen Fragestellungen sollten sich möglichst aus dem Bereich der Fuß- und Sprunggelenkverletzungen und -probleme ergeben, da hier ein ausreichend direkter Zusammenhang zwischen Lokalisation der Problematik und Anwendung des Meßsystems gegeben ist. Es wurden Verletzungstypen und Operationstechniken untersucht, die sich mit dem Hallux valgus, den Metatarsalia und dem Rückfuß, sowie mit Klumpfüßen beschäftigen. Ferner wurden größere Studien bei diabetischen, rheumatischen und neurologischen Fußproblemen (siehe Abb. 3) vorgenommen. In der Regel wurden Patientengruppen nach Behandlung im Hinblick auf eine Wiederherstellung der normalen Gangfunktion und Belastungscharakteristik untersucht. Es wurde entweder ein direkter Seitenvergleich zwischen betroffener und gesunder Seite oder ein Vergleich zu einer Kontrollgruppe frei von Symptomen durchgeführt. Einlegesohlen oder Einzelsensoren wurden eingesetzt, um die Funktionsweise von Gipsverbänden und Einlagen zur Entlastung spezieller Fußstrukturen zu untersuchen.

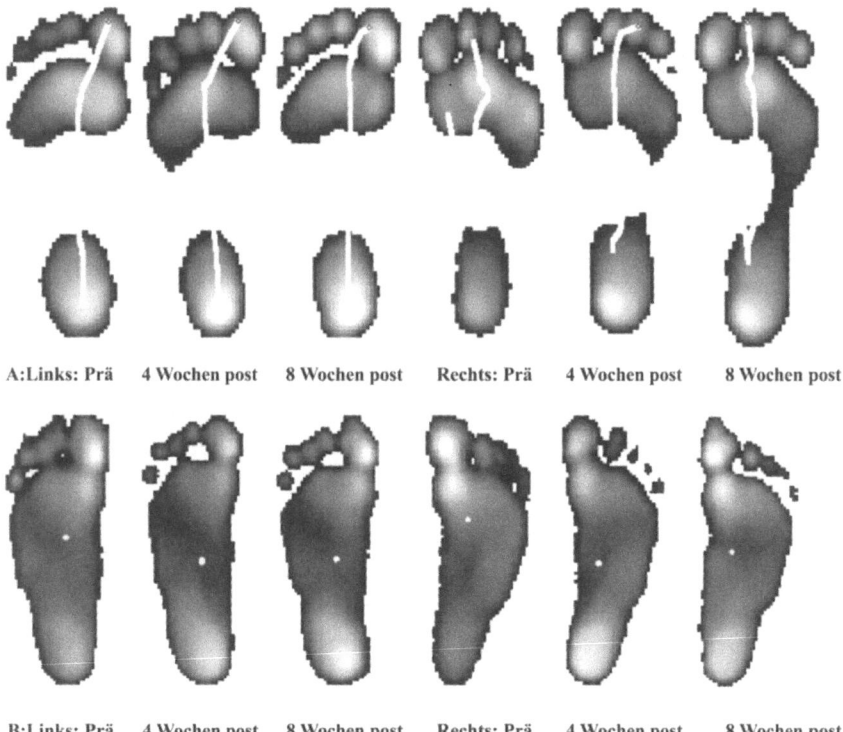

Abb. 3. Auswirkung einer Behandlung des spastischen Spitzfußes mit Botulinumtoxin-A; Messung vor Injektion in die Wadenmuskulatur sowie 4 und 8 Wochen nachher. **A**: bei einem Kind bei Hemiplegie rechts. **B**: bei einem Kind mit Diplegie. Der gewünschte Effekt eines reduzierten Muskeltonus zeigt sich unter dynamischen Belastungsbedingungen an einer veränderten Ganglinie (oben rechts) sowie einer verstärkten Belastung der Fersenregion (unten beidseits)

Die Bedeutung von plantaren Druckverteilungmessungen in der klinischen Praxis faßt Hughes folgendermaßen zusammen (Hughes 1993). Die Messungen können den Entscheidungsprozeß des behandelnden Arztes unterstützen, allerdings sollten sie nicht ohne zusätzliche klinische Daten diagnostisch eingesetzt werden. Die Ergebnisse können bei prä- und postoperativen Untersuchungen zur Überprüfung des Behandlungserfolges genutzt werden bzw. bei wiederholten Messungen der Kontrolle des Heilungsverlaufs dienen.

Somit kann diese Meßmethode durchaus auch in der Orthopädischen Praxis von Nutzen sein, allerdings sollte man sich des technischen und personellen Aufwandes bewußt sein. Auch wenn die Systeme schnell installiert und genutzt werden können, um die Messungen aufzuzeichnen, sind bis zur Auswertung und Interpretationsmöglichkeit der Daten noch entscheidende Arbeitsschritte notwendig, die von einem erfahrenen Techniker oder Wissenschaftler zu vollziehen sind. In der täglichen Praxis des Orthopäden ist diese Aufgabe wahrscheinlich nicht zu erfüllen. Um den Investitions- und Personalaufwand gering zu halten bzw. möglichst ökonomisch auszunutzen, ist daher eine Zusammenarbeit des niedergelassenen Arztes mit einem Orthopädietechnikbetrieb denkbar, der auch die eventuell notwendige Schuhzurichtung oder Einlagenversorgung leisten kann. Sind solche Möglichkeiten nicht vorhanden oder einzurichten, sollte der Kontakt zu einem Ganganalyselabor an einer nahegelegenen Universität oder einer privaten Forschungsinstitution gesucht werden, um die dort etablierten Ressourcen zu nutzen.

Zusammenfassung

Da der Fuß des Menschen in besonderem Maße Belastungen ausgesetzt ist, die zu Überlastungserscheinungen führen können, sind Untersuchungen der Lastverhältnisse beim Gehen und Laufen zu Vermeidung von Spätschäden und zur Diagnostik von Beschwerdeursachen sinnvoll. Die Pedobarographie ist eine Methode zur Darstellung der Druckverteilung unter dem Fuß. Sie kann beim Stehen, Gehen und Laufen sowie als Barfußmessung oder Messung im Schuh dazu genutzt werden, Informationen bereitzustellen, die sich der visuellen Beobachtung entziehen. Es lassen sich damit z.B. Belastungsasymmetrien, Charakteristika von Fußfehlformen und Auswirkungen von konservativen und operativen Behandlungsmaßnahmen dokumentieren.

Literatur

Attinger D (1987) Subjektive Gangbeobachtung im Vergleich zu gemessener Asymmetrie. Swiss Med 9:58–61

Cavanagh PR, Sims DS, Sanders LJ (1991) Body mass is a poor predictor of plantar pressure in diabetic men. Diabetes Care 14:750–755

Hennig EM (1990) Druckverteilungsmuster in Abhängigkeit von der Fußstruktur bei muskulär aktiven und passiven Belastungsformen. Sportverletz Sportschaden 4:109–116

Hennig EM, Milani TL (1993) Die Dreipunktunterstützung des Fußes. Eine Druckverteilungsanalyse bei statischer und dynamischer Belastung. Z Orthop 131:279–284

Hughes J (1993) The clinical use of pedobarography. Acta Orthop Belg 59:10–16

Hughes J, Pratt L, Linge K, Clark P, Klenerman L (1991) Reliability of pressure measurements: the EMED F system. Clin Biomech 6:14–18

Rodgers MM (1985) Plantar pressure distribution measurement during barefoot walking: Normal values and predictive equations [Doctoral dissertation]. The Pennsylvania State University

Rosenbaum D, Becker HP (1997) Plantar pressure distribution. Technical background and clinical applications. Foot and Ankle Surgery 3:1–14

Rosenbaum D, Hautmann S, Gold M, Claes L (1994) Effects of walking speed on pressure distribution patterns and hindfoot angular motion. Gait Posture 2:191–197

Saleh M, Murdoch G (1985) In defence of gait analysis. Observation and measurement in gait assessment. J Bone Joint Surg [Br] 67-B:237–241

4 Diagnose und Therapie der Metatarsalgie

H. H. Küster, H. Kuhn

Patienten mit Vorfußschmerzen haben oft ein hartes Schicksal. Neigt zunächst der Betroffene dazu, die ersten Zeichen einer Dysfunktion als peripheres Zipperlein zu verleugnen, so zwingt ihn zuletzt die Intensität und die Ausdauer, die diese Schmerzen charakterisieren, den Arzt zu konsultieren.

Der geschulte Kollege klassifiziert die Schmerzen auf Höhe der Metatarsaleköpfchen als Metatarsalgie, wohl wissend, daß es sich um einen Sammelbegriff verschiedener Krankheitsbilder handelt. Metatarsalgie ist demnach nicht die Diagnose, ebensowenig wie Lumbago eine Diagnose ist, sondern der schmerzhafte Ausdruck eines Symptomenkomplexes, deren Ursache, sorgfältig analysiert, dann auf die Diagnose hinweist.

Die Anamnese, die Wertung der klinischen und weiterführenden Untersuchung und die Kenntnis funktioneller Anatomie und Biomechanik können die Schmerzursache erhellen. Sie sind die Grundlage der Diagnoseerhebung und einer jeden effektiven und zielgerichteten konservativen und operativen Therapie.

Anatomisch gesehen hat jeder Mittelfußknochen eine entwicklungsgeschichtlich und funktionell differente Aufgabe. Wie Klaviertasten haben die Metatarsaleköpfchen in vertikaler Richtung durch ihre Gelenk- und Bandverbindungen eine ausreichende „Flexibilität", um Bodenunebenheiten auszugleichen. Die Köpfchen sind zur plantaren und gelenkigen Oberflächenvergrößerung aufgetrieben, das fibröse Fettpolster zwischen der Fußsohle und den Beugesehnenfächern ist aufgrund seiner kollagenen, hochelastischen Zellformation besonders geeignet, Druck- und Kompressionsbelastungen standzuhalten. So fängt dieser Feder- und Stoßdämpfermechanismus Vorfußspitzenbelastungen ab und gleicht Unebenheiten des Bodens beim Barfußgang aus.

Biomechanisch haftet die Vorfußsohle beim Abrollvorgang auf dem Boden. Die Metatarsaleköpfchen bewegen sich mit ihrer Druck- und Schubkraft über die Sohle, wie die Räder in einer Panzerkette. Beim Abrollvorgang des Fußes erfolgt die dynamische Lastverteilung harmonisch von der Ferse bis zum Vorfuß. Hierbei verteilt sich die Gewichtsbelastung auf alle fünf Metatarsaleköpfchen, das erste übernimmt jedoch hiervon doppelt so viel wie die übrigen vier zusammen. Zur günstigeren Lastverteilung und als Hypomochlion wirkt eine zusätzliche knöcherne Abrollhilfe, die den ersten Metatarsale zugeordneten Sesambeine. Unter einem funktionellen

Aspekt sind die menschlichen Füße ursprünglich für die Bewegung auf weichem Untergrund geschaffen. Ungedämpfte Schuhe, hohe Absätze und harter Boden setzen die Füße unphysiologisch hohen Belastungen aus, auf die das Gewebe mit funktionellen Einschränkungen und strukturellen Veränderungen reagiert.

Ist die Belastungsverteilung oder die Druckaufnahme gestört, kann als Symptom die Metatarsalgie auftreten. Das bekannteste Beispiel für eine Störung der Belastungsverteilung ist das Überlastungssyndrom unter dem I. Metatarsaleköpfchen beim steilgestellten Metatarsale I des Hohlfußes. Kennzeichnend sind hier Schmerz und Hyperkeratose.

Die gestörte Lastaufnahme des Metatarsalköpfchens kann angeboren und erworben sein. Eine angeborene Abweichung, das Brachimetatarsale I mit relativer Überlänge der Mittelfußknochen II – IV oder auch V führt häufig ebenso wie das iatrogene, nach Hallux valgus-Korrekturoperation verkürzte Metatarsale I zur Metatarsalgie. Nach Umstellungsosteotomie und nachfolgender metatarsaler Verkürzung des I. Mittelfußknochens wird eine überproportionale Lastverschiebung zuungunsten der lateralen Metatarsalia häufig im Überlastungssyndrom mit Metatarsalgie enden. Gleiches gibt es nach Frakturen, arthrotisch und entzündlich bedingten Veränderungen der Gelenkbeweglichkeit und Metatarsaleköpfchennekrosen.

Pathomorphologisch führen erhöhte Druck- und Scherkräfte zum „Durchtreten" der Metatarsalköpfchen und zu einer Ausdünnung und Elastizitätsminderung des fibrösen Sehnenpolsters. Betroffen sind vornehmlich ältere Menschen, Patienten nach rezidivierenden Mikrotraumen der Füße und auch die oben erwähnten Träger der relativen metatarsalen Überlänge II – IV. Eine schmerzhafte Hyperkeratose unter dem oder den Metatarsalköpfchen kennzeichnet die pathologische Fußsohlendämpfung. In Folge dessen entsteht zuletzt die Strukturveränderung des Metatarsophlangealgelenkes (MTP), das sogenannte plantare Knopflochphänomen. Es läßt sich in drei Schweregrade einteilen:

- 1. Grad: Schmerzhafte Instabilität des MTP-Gelenkes mit begleitendem Hallux valgus, radiologisch unauffällig
- 2. Grad: Nichtfixierte (Sub)Luxation des MTP mit Gelenkspaltverschmälerung und Hallux valgus über 20°, ggf. Subduktion DII
- 3. Grad: Klinisch fixierte und radiologische Luxation, Krallenzehe, schwerer Hallux valgus subduktus DII.

Strukturelle Metatarsalgien aller MTK finden sich beim Klump- und Hohlfuß, der mittleren MTK bei ägyptischem Fuß und zu kurzem MTK I, des I. MTK bei Bursitiden und Hallux rigidus, des V. MTK bei Pes cavus et varus.

Sekundäre Metatarsalgien treten bei rheumatischen und neurologischen Erkrankungen, bei Diabetes mellitus, pAVK, posttraumatisch und nach Entzündungen z. B. der Sesambeine auf. Sekundäre postoperative Metatarsalgien können nach Hallux valgus Operationen, nach allen verkürzenden Metatarsalosteotomien und Metatarsalköpfchenresektionen auftreten.

Anamnestisch haben Fragen nach Schmerzauslösung und Ausbreitung eine Schlüsselfunktion. Treten die Symptome als Einlauf- oder Belastungsschmerz auf? Bestehen sportliche oder berufliche Überbeanspruchungen? Welche orthopädischen Maßnahmen wurden angewendet?

Die klinisch statische und dynamische Ganganalyse geben wie auch die manuelle Untersuchung Auskunft über pathologische Muster. Für die Therapie ist die Frage wichtig, ob die strukturellen Veränderunge wie Gelenkinstabilitäten oder Krallenzehenfehlstellung fixiert oder nicht fixiert sind. Eine probatorische Injektion intraartikulär kann differentialdiagnostische Klärung verschaffen.

Radiologisch haben sich die a.p. und die seitliche Aufnahme im Stehen als Standart etabliert. Spezielle Fragestellungen können die Skyline View Aufnahme der Sesambeine und die Mittelfußschrägaufnahme erforderlich machen. Die Szintigrafie ist bei Tumoren und Entzündungen aussagekräftig, neurologische und dopplersonografische Untersuchungen können die Differentialdiagnostik in Spezialfällen erleichtern. Die am häufigsten übersehene Morton'sche Neuralgie wird mit dem Zangengriff erkannt, nach Infiltration eines Lokalanästhetikums verblaßt der lebhafte Schmerz im Interdigitalfach. Bei Beschwerdepersistenz ist die Exzision des Neuroms indiziert.

Auch beim Fuß gilt das generelle Prinzip, konservative Therapiemöglichkeiten vor einer Operation auszuschöpfen. Ein flexibler anatomisch normaler Fuß ist durch Krankengymnastik, Physiotherapie und orthopädietechnische Versorgung konservativ erfolgreicher zu therapieren als strukturell veränderte Füße. Der Ballenhohlfuß, die überlangen Metatarsalia II und III sollten bei Chronizität operativ korrigiert werden. Beeinflußbare ätiologische Faktoren, Übergewicht und den Vorfuß einengendes nicht stabilisierendes Schuhwerk bedürfen der kompetenten Beratung zur Verhaltensbahnung. Die Prävalenz der Metatarsalgien bei Frauen der zivilisierten Länder ist augenscheinlich.

Gerade der im Mittelfuß abgeflachte und im hochhackigen Schuh nicht fixierte Fuß neigt ohne Fußbettung mittels subcapitaler Pelotte als Quergewölbeunterstützung zum Nachvornerutschen. Über Jahre hinweg entwickeln sich durch diese dauerhaften Zwangshaltungen kontrakte Zehen- und Vorfußdeformitäten.

Die subcapitale Pelotte und die Schmetterlingsrolle fangen den Druck auf die Metatarsaleköpfchen proximal ab, sie entlasten den Spreizfuß.

Metatarsalgien bei MTP Strukturveränderungen 1.–2. Grades des flexiblen Vorfußes lassen sich ebenfalls durch Salbenverbände, intraartikuläre Injektionen und physikalische Maßnahmen behandeln. Es eignen sich hier unter anderem Ultraschall, Jontophorese und Vierzellenbad. Durch Krankengymnastik und Eigenbehandlung der Zehengrundgelenke sollten die Flexoren und die Intrinsic-Muskulatur gestärkt werden, um drohenden Kontrakturen in den MTP- und PIP-Gelenken vorzubeugen. Fußgymnastik sollte die aktive und passive Zehengelenkfunktion in Plantar- und Dorsalflexion verbessern, Barfußlaufen auf weichem Boden stärkt die aktive Zehenhaftung.

Bei chronischen Schmerzen und erfolgloser konservativer Therapie über ein Jahr ist insbesondere bei strukturellen und sekundären Metatarsalgien eine Operation zu erwägen. In Anlehnung an die Metatarsophalangeale Instabilität bietet sich auch für die Planung des Operationsverfahrens die Einteilung in 3 Grade an:

- Grad I: Dorsale Arthrotomie mit plantarer Arthrolyse, Synovialektomie, evtl. Extensorenverlängerung
- Grad II: Wie Grad I mit temporärer K-Drahtfixation des MTP-Gelenkes, Flexorsehnentransfer bei flexibler Krallenzehe, bei metatarsaler Überlänge Operation nach Weil (Abb. 1) bei normaler Länge und einem Vorfußcavus: Anhebung der Metatarsalia nach Helal oder Wolf/Uhthoff
- Grad III: Dorsale Artrolyse des MTP-Gelenkes mit plantarer Kapsellösung, Verkürzungsosteotomie nach Weil, ggf. auch der Metatarsalia II und III, Krallenzehkorrektur wie bei Grad II oder Op nach Hohmann oder Verkürzungsarthrodese im PIP-Gelenk bei kontrakter Zehe.

Das am häufigsten auslösbare Moment einer Metatarsalgie mit Krallenzehbildung II und III, Sub- oder Luxation der MTP-Gelenke ist eine progrediente Hallux valgus Deformität. Je nach Schweregrad ist diese Verformung durch Weichteileingriffe oder Umstellungsosteotomien am Metatarsale I zu korrigieren.

Bei relativer Überlänge der Metatarsalia II bis IV vor allem mit klinischen Überlastungszeichen ist immer die Arthrolyse mit metatarsaler Ver-

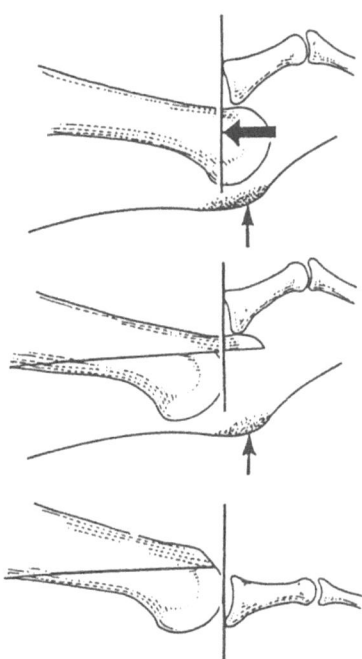

Abb. 1. Metatarsale Verkürzungsoperation nach Weil

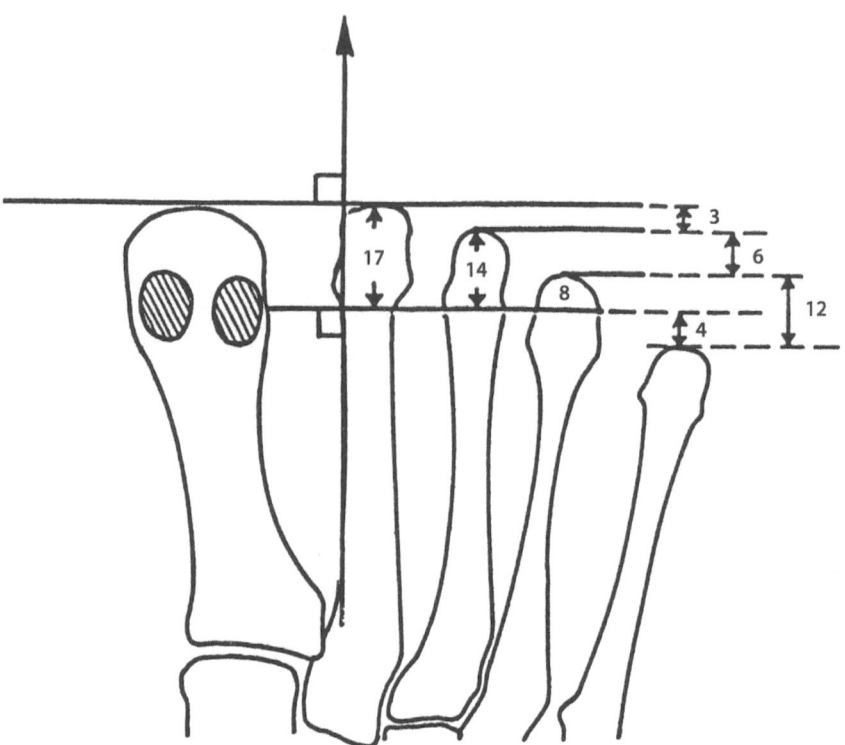

Abb. 2. Harmonische Metatarsaleköpfchenparabel nach Maestro

kürzung nach Weil angezeigt. Hiermit ist eine Harmonisierung der physiologischen Metatarsalköpfchenparabel (Abb. 2) anzustreben, wodurch die Krallenzehen in ihrer Stellung wieder ausgerichtet werden. Bei harmonischer, kontrakt plantarisierter Metatarsalkopfreihe, optisch dem Vorfußcavus mit Hyperkeratose (Schwielenbildung) entsprechend, ist die Operation nach Helal indiziert. Sie hat auch bei der MTP-Instabilität Grad 1 und 2 ihre Berechtigung.

Langzeitergebnisse der erst seit wenigen Jahren propagierten Weil'schen Arthrolyse-Verkürzungsosteotomie der Metatarsalia stehen noch aus. Das Operationsergebnis hängt im wesentlichen von der aktiven und passiven postoperativen Funktionstherapie ab. So ist der postoperative Bewegungsbefund der Gelenke wesentlich von der krankengymnastischen Nachbehandlung abhängig, eine Maxime, die sich von der Behandlung der großen Gelenke, wie Knie, Hüfte und Schultern übertragen läßt.

Zusammenfassung

Die Metatarsalgie ist der schmerzhafte Ausdruck eines Symptomenkomplexes. Die klinische und apparative Ursachenklärung führt zur Diagnose. Eine der häufigsten Ursachen ist die Drucküberlastung der Metatarsaleköpfchen (overload syndrom) mit Perforation des plantaren Sehnenpolsters, im weiteren auch mit Sub-/Luxation der Metatarsophalangealgelenke und Krallenzehbildung. Konservativ ist eine Entlastung der Metatarsaleköpfchen anzustreben. Bei Therapieresistenz und chronifiziertem Schmerz ist die fast immer begleitende Hallux valgus Fehlstellung zu korrigieren, eine harmonische Metatarsaleköpfchenparabel mit Reposition der Grundgelenke ist ebenfalls operativ wiederherzustellen.

Literatur

Barouk LS (1994) An overall view of current surgical management of fixed deformities of the forefoot. Valtin B. Cahiers déseignement de la SOFCOT. Expansion Scientifique Française, Paris

Barouk LS (1996) Die Metatarsalosteotomie nach Weil zur Behandlung der Metatarsalgie. Orthopäde, Springer 25:338–433

Gould JS (1994) Operativ Foot Surgery. W.B. Saunders Company

Helal B (1996) Surgery of Disorders of the Foot and Ankle. M. Dunitz Limited

Mann RA, Coughlin J (1986) Surgery of the Foot and Ankle. Mosby USA

Pisani G (1998) Fußchirurgie. Georg Thieme, Stuttgart

5 Fersenschmerzen – Diagnostik und Therapie

D.-W. HAESEN

Fersenschmerzen mit unterschiedlicher Lokalisation, Ausbreitung und Beeinträchtigung sind in der täglichen orthopädischen Sprechstunde nicht selten. Die Qualität des Schmerzes und die Häufigkeit seines Auftretens werden höchst unterschiedlich beschrieben; eines schildern die Betroffenen aber mehr oder weniger einheitlich: Die morgendliche Aufwachphase ist extrem schmerzhaft. Sobald die Ferse Gewicht tragen muß, steigt der Schmerz enorm. Einige Patienten meinen zunächst, daß sie dem Schmerz quasi „weglaufen" könnten. Aber auch wenn sie sich nur für einen Augenblick hingesetzt haben, kehrt der Schmerz sofort zurück, sobald sie wieder aufstehen.

Die meisten Patienten lokalisieren ihre Fersenschmerzen in der Mitte des Fersenpolsters. Die körperliche Untersuchung weist einen Druckschmerz an fast derselben Stelle oder nur leicht medial dieser Mittellinie nach. Bisweilen werden die Schmerzen aber auch – zunächst schwer zu orten – diffus in anderen Regionen der Ferse empfunden.

Die gängigen Bezeichnungen für diese Beschwerden lauten in den allermeisten Fällen „Fersensporn", oder wenn die benachbarten Knochen nicht so schmerzhaft betroffen sind, werden sie auch leichtfertig unter der großzügigen Diagnose „Achillodynie" in jeder Ausprägung zusammengefaßt. Wie bei anderen nach Beschwerden benannten Syndromen verdeutlicht dieser Begriff fehlende Kenntnisse über die Symptomursachen.

Warum kann eine anatomisch so harmlos gestaltete Region so schmerzhaft sein und manchmal so große Dauerprobleme hervorrufen? Es soll versucht werden, auf einige dieser Fragen Antworten zu geben, um zum besseren Verständnis dieses Beschwerdekomplexes beizutragen. Dazu bietet es sich an, noch einmal kurz die anatomischen Verhältnisse zu diskutieren.

Der Kalkaneus hat während des Gangablaufes einen großen Gewichtsdruck zu übernehmen. Die stabilisierenden Bänder stehen unter enormer Spannung. Bei jedem Bodenkontakt muß die Ferse ungefähr das Dreieinhalbfache des Körpergewichtes als Belastungsdruck und Schock absorbieren. Die an der Ferse ansetzende Achillessehne ist bekanntermaßen einer der wichtigsten Stabilisatoren des Fußes. Muskeln und Bänder, die von der plantaren Seite des Kalkaneus ausgehen, stabilisieren wärend des Laufvorganges den Längsgewölbebogen und die Zehen. Die Fascia plantaris nimmt ihren Ursprung am Fersenbein und inseriert über fibröse Verbindungsstränge bis an den Phalangen der Zehen. Nerven kreuzen verschiedene Weichteilstrukturen und sind nicht selten in den Komplex des Fersenschmerzes einbezogen. Das Fersenfettpolster zeigt eine spezielle zylindrische Gewebeorganisation und ist damit geeignet, die enorme Gewichts- und Schockabsorption zu übernehmen.

Die unterschiedlichen Hypothesen zur Ätiologie des Komplexes „Fersenschmerz" beinhalten bestimmte Fußtypen wie Pes cavus oder auch Pes plano valgus mit einer gestörten Biomechanik, Übergewicht und Atypien im Gangablauf.

Im Rahmen der Differentialdiagnostik sind systemische Arthritiden oder ferner gelegene Ursachen wie eine L_5/S_1-Symptomatik, ein Rotationsproblem des Schenkelhalses oder ein Drehfehler bzw. Achsenfehler im Unterschenkelabschnitt auszuschließen. Die weitergehende Diagnostik kann dann verschiedene Krankheitsbilder aufdecken, die sich zunächst unter dem Begriff „Fersenschmerzen" manifestiert haben:
- Fasciitis plantaris - bisweilen mit den röntgenologischen Zeichen eines Fersensporns
- Haglund-Exostose
- Retrokalkaneale Kalzinose
- Bursitis subachillea
- Bursitis subcalcanea
- Irritation bzw. Atrophie des Fersenfettpolsters
- Nervenengpaßsymptomatik
- Arthritis im Subtalargelenk
- Apophysitis calcanei
- Streßfraktur
- Knochentumoren
- Os trigonum.

Auch wenn die meisten Patienten mit Fersenschmerzen in die erstgenannte diagnostische Gruppe (Fasciitis plantaris - Fersensporn) fallen, dürfen wir die anderen Ursachen von Rückfußschmerzen nicht übergehen. Um pathologische Befunde nicht zu übersehen und um Fehldiagnosen zu vermeiden, ist deshalb ein systematisches Vorgehen bei der Untersuchung dieser Patienten unumgänglich.

Bei einer Läsion der zylindrischen Struktur des *Fersenfettpolsters* reagiert die Bursa unmittelbar unter der plantaren Seite des Kalkaneus mit entzündlicher Reaktion. Der Schmerz wird meistens mitten im Zentrum des Fettpolsters beschrieben. Beim Einmassieren von antiinflammatorisch wirkenden Salben läßt sich bei behutsamem Tasten zwischen Haut und dem Fersenbeinknochen eine schmale Struktur - die Bursa - tasten. Die Patienten empfinden die bei jeglicher Art von Fersenschmerzen fast routinemäßig eingesetzten Fersenkissen oder Fersenweichpolster als angenehm. Für dieses Problem ist der Einsatz eines solchen Kissens gerechtfertigt, wohingegen es bei einer Fasciitis plantaris eigentlich nicht mehr zur Anwendung kommen sollte; die Gründe werden nachher benannt.

Einengungen der Nervenbahnen, die am und um den Kalkaneus verlaufen, können neuralgische Beschwerden erzeugen. Der Schmerz wird meistens als brennend oder einschießend beschrieben. Betroffen sind der mediale Kalkaneusast, abgehend vom Nervus tibialis, der sich ganz speziell mit einer Empfindlichkeit in die Nähe der medialen Knochenkante des Kalkaneus projiziert. Eine weitere Nerveneinengungssymptomatik entsteht im Verlauf des ersten abgehenden Astes des Nervus tibialis plantaris lateralis. Dieser Nerv muß, nachdem er um den Kalkaneus scharf abknickt, zwischen der Fascia plantaris und der Faszie des Quadratus plantae tief eintauchen, um sein laterales Versorgungsgebiet zu erreichen. Ein Tinel-Zeichen ist selten. Bisweilen verstärkt manueller Druck die Symptomatik. Da der erste Ast die motorische Versorgung des Musculus abductor digiti quinti übernimmt, kann die Diagnose manchmal durch eine fehlende Abduktionsfähigkeit der Kleinzehe – immer im Vergleich zur nicht betroffenen Seite – gestützt werden.

Bei sportlichen Jugendlichen mit unvollständiger Skelettreifung ist ein Schmerz an der Fersenspitze meistens auf eine aseptische Osteonekrose der Apophyse des Kalkaneus (*Apophysitis calcanei*) zurückzuführen. Fast immer sind sportliche Betätigungen auf hartem Untergrund ohne Aufprallabsorption anzuschuldigen. Untersuchungsmerkmale können Druckschmerz an der Spitze des Kalkaneus und Beschwerden bei passivem Strecken der Achillessehne sein. Fast immer gelingt es, durch besondere Abpolsterung oder Veränderung der sportlichen Aktivität, diese Beschwerden zu lösen.

Die retrokalkaneale Bursa zwischen Achillessehne und Fersenbeinknochen darf nicht mit der oberflächlichen Achillessehnenbursa, die zwischen Haut und der Achillessehne liegt, verwechselt werden. Die Achillessehne inseriert am Kalkaneus seitlich deutlich tiefer als im Zentrum. Dazwischen liegt die Bursa, die sich in Hufeisenform um diese Insertionslinie herumlegt. Die Bursa wird häufiger entzündlich reagieren, wenn eine Zunahme im Fowler-Philip-Winkel der hinteren Kalkaneusneigung vorliegt. Dabei werden die vorderen Anteile der Achillessehne gedrückt und reagieren dann entzündlich. Statische oder dynamische Faktoren wie Pes cavus – vielleicht sogar mit einer leichten Varus-Komponente, aber in jedem Fall mit aufgehobener Dorsalextension im oberen Sprunggelenk aufgrund einer Verkürzung der Achillessehne – unterstützen diese Tendenz. Die Schuhkante tut ihr übriges. Bei lang andauernder Reizung breiten sich zunächst kleine Verkalkungszonen mit starker Vergrößerungstendenz in die retrokalkaneale Bursa und in die Achillessehne aus. Andere dynamische Faktoren wie Überbelastungen mit Spitzfußtendenz oder täglicher Laufstreß mit plantarflektiertem Fuß sind ebenfalls für die degenerativen Veränderungen mit Fibrosierungen sowie Kalzifizierungen in der Achillessehne (*retrokalkaneale Kalzinose*) mitverantwortlich. Die Röntgenbilder mit den unterschiedlich großen Kalkeinlagerungen oder knochenartigen Spornbildungen sind bekannt. Klinisch findet sich ein Schmerzödem, häufig ein Erythem und eine tastbare Erweichung um die Insertionsstruktur der Achillessehne.

Die Therapie wird zunächst rein konservativ mit physikalischen Maßnahmen, nichtsteroiden Antirheumatika, Veränderung der Laufaktivität,

Wechsel bestimmter Schuhtypen und Verbesserung der verkappten Spitzfußsituation durch Physiotherapie durchgeführt.

Erst wenn diese Maßnahmen ausgereizt sind, rückt die chirurgische Therapie in den Vordergrund. Es werden unterschiedlichste Explorationen und Möglichkeiten zur Entfernung der Verkalkungsstrukturen beschrieben. Gelegentlich muß die Achillessehne intraoperativ temporär teilweise bis total abgelöst werden. Alle diese Methoden richten sich nur auf den Kern der Verkalkung und nicht auf die eigentliche Ursache, nämlich die latente Spitzfußdeformität bzw. die nicht vorhandene Dorsalflektionsmöglichkeit im Sprunggelenk verbunden mit einer möglichen Varus-Andeutung. Verschiedene Fersenbeinosteotomien zielen in diese Korrekturrichtung. Dabei wird mit unterschiedlichem Ausmaß durch eine Keilosteotomie und auch durch eine Verkürzungsosteotomie am hinteren Aspekt des Kalkaneus der Hebelarm der Achillessehne auf das Sprunggelenk verkürzt und damit der latente Spitzfußkomplex durch leichte Entspannung vermindert. Der zweite Effekt dieser Maßnahme dient der Verminderung der direkten strukturellen Irritation durch das knöcherne Impingement an den Entzündungszonen.

Ermüdungsfrakturen im Kalkaneus entstehen häufig nach repetitiven Streßbelastungen der Ferse und werden in einer Haarrißfrakturlinie sichtbar. Diese Fissur kann im normalen Nativröntgenbild sehr klein und schwer darstellbar sein. Ein Knochenszintigramm oder ein MRI kann zur Diagnose-Absicherung bzw. zum Ausschluß wichtig sein.

Knochentumoren sind im Komplex der Fersenschmerzen sehr selten. Meistens sind diese Tumoren benigne. Eine sorgfältige Evaluation ist notwendig. Am bekanntesten ist die typische benigne Fersenbeinzyste.

Die *Fasciitis plantaris* oder das sogenannte *Fersenspornsyndrom* ist das häufigste Krankheitsbild beim Fersenschmerz. Der Schmerz lokalisiert sich gewöhnlich an der medialen vorderen Fersenbeinstruktur oder etwas distaler im Verlauf der Fascia plantaris. Ein Fersenspornröntgenzeichen ist nur in 50% vorhanden. Mikrotraumen oder Überbelastung am Ursprung der Fascia plantaris führen zu chronischer Entzündung mit eigenständigen Reparaturversuchen. Das Endstadium ist dann ein Narbengewebe, das entweder aus Verkalkungsherden oder in Umwandlung aus Knorpelgewebe (chondroide Metaplasie) mit verbleibender Schmerzhaftigkeit besteht.

Eine zusätzliche pathomechanische Erläuterung kann zum besseren Verständnis dieses Krankheitsprozesses beitragen:

Während der Fersenbelastung berührt der Vorfuß bzw. der Fußballen noch nicht den Grund. Die einzelnen Fußknochen stehen zueinander in einer festen rigiden korrekten Position. Sobald das Gewicht auf den Vorfußballen übergeht, sinkt der Längsgewölbebogen ein und erzeugt damit eine normale Spannung auf die Muskel-Sehnen-Bandstrukturen, die an der Fersenunterseite ansetzen. Sobald die Ferse angehoben wird, richten sich die einzelnen Fußwurzelknochen wieder in einer korrekten stabilen Beziehung zueinander auf. Das Längsgewölbe baut sich auf und die Ferse erhebt sich weiter, wobei das Gewicht dann total auf den Fußballen transferiert wird. Bei betroffenen Personen, bei denen dieses normale Spiel nicht funktioniert und der Längsgewölbebogen weiter in einer abgesunkenen Position beharrt, obwohl die Ferse hochsteht, entsteht eine relative starke Spannungszunahme aller Faszien-, Band- und Muskelstrukturen, die an der Ferse ansetzen. Über einen längeren Zeitabschnitt führt diese Spannungsvermehrung der Weichteilstrukturen zu entzündlicher Reizung und Veränderung in der Fascia plantaris. Diese entzündliche Reaktion stellt sich entweder als reine Weichteilveränderung im Übergang vom ersten zum zweiten Drittel der Plantarfaszie dar oder sie manifestiert sich am Kalkaneus. Die Endphase ist ja mit der Fersenspornbildung hinreichend bekannt. Aber ein Fersensporn muß nicht vorhanden sein, um Schmerz zu erzeugen. Oder umgekehrt und deutlicher ausgedrückt, es gibt das völlig identische Beschwerdebild ohne jegliche röntgenologische Fersenspornbildung. Die Patienten beklagen massiv ansteigende Schmerzphasen, besonders schwerwiegend am Morgen. Die Ferse ist manchmal geschwollen und reagiert bei Gewichtsbelastung extrem empfindlich.

Neben den bereits genannten Faktoren, die Fersenschmerzen erzeugen können, muß in der heutigen Zeit, in der fast die ganze Gesellschaft von einem Sportwahn ergriffen ist, auch auf die Möglichkeit hingewiesen werden, daß unerwartet starker physischer Streß die Füße in dieser Form belasten kann. Weiterhin können zu feste Schuhe oder überlanges Stehen auf harten Fußböden sowie unpassende oder defekte Schuhe zu diesem Schmerzkomplex beitragen.

Aus diesen unterschiedlichen schmerzauslösenden Ursachen lassen sich verschiedene therapeutische Schritte entwickeln.
- Einstellen der ungewohnten Aktivitäten
- Modifikation des Schuhwerkes
- Korrigierende Einlagen
- Physiotherapie – physikalische Therapie
- Medikation – NSAR
- Steroid-Injektion
- Cast
- Nachtschiene.

Eine einfache Cool-Pack-Anwendung wird in der frühen Phase als Eigentherapie die akuten Schmerzen und Entzündungszeichen lindern können. Ein regelmäßiges Stretching der Achillessehnenmuskulatur und der Plantarfaszie kann die schmerzhafte Spannung in diesen Strukturen bessern. Ultraschallbehandlung und Iontophorese repräsentieren die physikalische Therapie. Eine gute Friktionsmassage kann diese Therapien unterstützen. Fersenpolster sollten eigentlich nicht zur Anwendung kommen. Sie sind wirkungsvoll bei der echten Bursitis unter dem Fersenbeinknochen, aber eher gefährlich bei der echten Fasciitis plantaris. Man muß sich von der Vorstellung lösen, daß sie vielleicht in der Lage wären, das Röntgenzeichen „Fersensporn" abzupolstern. Der Fuß wird dadurch noch instabiler und die Fehlrotation im unteren Sprunggelenk kann durch die schwammige Basis noch verstärkt werden. Verschiedene Tape-Techniken können die Fascia plantaris unterstützen und wirken sich entlastend und beruhigend auf den entzündlichen Prozeß aus. Einlagen stabilisieren die Fersenführung und sollten im Idealfall die Ferse über dem Boden besser anheben, indem sie weniger Kraft und Spannung auf der Plantarfaszie entstehen lassen. Bekanntermaßen haben wir ja die vorkonfektionierten Einlagen, quasi vom Ladentisch, aber auch die Möglichkeit, individuell gefertigte Einlagen nach Gipsabdruck abzugeben. Nur Schuhe mit einer stabilen Fersenkappe, Gewölbeunterstützung und ausreichender Bequemlichkeit sollen getragen werden. Steifes, übertrieben festes Schuhwerk ist zu vermeiden. Bisweilen kommen sogar Nachtschienen, die einen Stretcheffekt auf die Achillessehne und die Plantarfaszie ausüben können, zur Anwendung.

Das Angebot der oralen Medikation ist unbegrenzt. Normalerweise werden nichtsteroidale Antirheumatika mit entzündungshemmender Wirkung verordnet. Nur in Einzelfällen bei massiven Schmerzen sind niedrig dosierte Cortisontabletten oder stark wirksame Schmerzmedikation indiziert.

Sehr wirksam ist die gezielte Injektion mit einem Steroid und einem Lokalanästhetikum. Ein Sofort-Effekt, der für einige Wochen anhält, ist erzielbar. Spätzünder können noch nach einigen Wochen eine erste Verbesserung beschreiben. Es ist wichtig, daß die Cortison-Injektion nicht direkt in die Sehnenstruktur gegeben werden darf, sondern immer sicher epifaszial. Auf keinen Fall darf sie bei unsicherer Plazierung das Fersenfettpolster erreichen.

Die rein konservative nichtoperative Therapie in Verbindung mit einem zeitlichen Geduldsfaktor befreit 90% der Betroffenen von den Fersenschmerzen.

Aus diesem Grund ist ein abgestuftes Behandlungsprogramm zu empfehlen:

Stufe I (0-2 Monate):
- Physiotherapie mit Stretching und Massagen
- Einlagen
- NSAR
- Reduzierung der Laufaktivität
- Tape
- Schuh-Modifikation

Stufe II (2-4 Monate):
- Steroid-Injektion
- Zusätzliche Modifikation an Schuhen und Einlagen

Intensive physikalische Therapie:
- Ultraschall – Iontophorose – ESWT.

Stufe III (4-8 Monate):
- Fortführen der Maßnahmen aus Stufe II
- Zusätzlich: Nachtsplint – Dauertape – Cast?

Stufe IV (ab 8.–10. Monat):
Operative Therapie:
- Endoskopisches Release
- Mini-Inzision
- Offenes Verfahren.

Die drei genannten operativen Vorgehensweisen beinhalten verschiedene Zielrichtungen. Begründet durch ihre unterschiedliche Invasivität kann die eine Operationsmethode im Vergleich zu einer anderen in ihren Möglichkeiten begrenzt sein. Einigkeit besteht zwischenzeitlich darüber, daß die Entfernung des Fersenspornes selbst nicht das operative Ziel darstellt. Im Normalfall sollte der Sporn verbleiben. Die chirurgische Entfernung des Fersensporns mag eine psychologische Grundlage haben, die einerseits vom Patienten, andererseits vom Behandler bzw. Operateur, dem die Kausalität dieser Erkrankung nicht geläufig ist, ausgeht. Die Beteiligten sind vom Röntgenbild massiv beeindruckt und von der Notwendigkeit der Entfernung überzeugt. Es besteht Erfahrung, selbst exzessiv groß ausgebildete Spornbildungen zu belassen. Die Erfahrung zeigt, daß diese Spornentfernung eigentlich nur die Heilphase verlängert, weil großzügiger und tiefer eingegangen werden muß.

Eine Operation ist unter folgenden Kriterien gerechtfertigt:
- Vergebliche konservative Therapie
- Dauerschmerz über 8–10 Monate
- Korrekte Diagnose, evtl. gestützt durch Nervenblockaden, EMG etc.
- Präzise anatomische Kenntnisse des Operateurs
- Kooperation des Patienten: Möglicherweise wird er nach einer Operation nicht unbedingt zu anspruchsvollen leistungsorientierten athletischen Aktivitäten zurückkehren.

Individuell angepaßte Operationsverfahren lassen verschiedene Maßnahmen zu:
- Exploration des Nervus tibialis und seiner abgehenden Äste
- Entspannung einzelner Nervenäste an Engpaßstationen
- Faszienresektion, Faszienteilresektion, eventuell Bursektomie.
  - Die *Mini-Inzision* von der Fußsohlenseite her läßt eine Einsicht auf die Plantarfaszie und eine gute Möglichkeit zur Zwei-Drittel-Inzision zu. Das laterale Drittel bleibt erhalten und wird nicht inzidiert.
  - Als *offenes Verfahren* wird die Inzision von medial beschrieben. Hier ist eine ausgedehnte Exploration der einzelnen Nervenäste möglich. Der Situs ist präparatorisch sehr anspruchsvoll. Es muß dabei angestrebt werden, den bedrängten Nerv wirklich zu visualisieren.
  - Das *endoskopische Operationsverfahren* läßt nur eine Inzision der Fascia plantaris zu. Dabei können keine benachbarten anatomischen Strukturen dekomprimiert oder exploriert werden.

Die allgemeinen Risiken bzw. Komplikationen nach chirurgischer Intervention sind:
- Infektion
- Gefäß- und Nervenverletzungen
- Plattfußfehlstellung bei totalem Release der Fascia plantaris – Instabilität
- Verletzung der plantaren intrinsischen Muskelabschnitte
- Narbenbildung der Haut
- Lokale Parästhesien.

Im Vergleich werden für diese drei genannten Operationsverfahren hinsichtlich der plantaren Faszienentspannung (bei normalem Heilungsverlauf) annähernd gleiche Endergebnisse beschrieben. Natürlich ist die Rekonvaleszenzzeit aufgrund der unterschiedlichen Invasivität kürzer oder länger.

Die *Haglund-Deformität* und die *Bursitis subachillea* werden häufig zu *einem* Krankheitsbild zusammengezogen. Es sind aber eigentlich zwei verschiedene Krankheitsbilder.

Bei der *Haglund-Deformität* handelt es sich um einen stark vergrößerten, prominent hervortretenden Knochenvorsprung, leicht lateral und proximal des Achillessehnenansatzes. Die Exostose verläuft mehr oder weniger parallel zur Achillessehne und hat damit die Möglichkeit, Druck auf diese Sehne auszuüben. Die Hautpartien darüber sind verändert, häufig gerötet. Der Patient beklagt Druckschmerz und lokale Reizung im Schuhwerk. Der Befund ist immer unilateral; fehlende Weichteilschwellung und entzündliche Zeichen lassen dieses Problem von der Bursitis subachillea unter anderem unterscheiden.

Das Auspolstern der Schuhkanten, die leichte Fersenanhebung, die Veränderungen an der Fersenkappe sowie die Empfehlung, einen kantenlosen Schuh zu tragen, finden längst nicht bei allen Patienten Akzeptanz.

Im seitlichen Röntgenbild kann die Tuberositas superior vom Fersenbein unterschiedlich aussehen:
- hyperkonvex
- normal
- hypokonvex.

Das Ziel der operativen Behandlung ist es, den Druck – ausgelöst von der prominenten Knochenstruktur – zu reduzieren. Der operative Zugang erfolgt meistens durch eine laterale Inzision, eine mediale wäre aber auch denkbar. Bei einseitigem Zugang bestehen hinsichtlich Blutung, Infektion und der Möglichkeit einer Nervenschädigung geringere Risiken. Wichtig ist, daß eine genügende Knochenmenge reseziert wird, um wirklich eine Dekompression zu erreichen. Die Resektion kann bis in die Insertionsstruktur der Achillessehne hinuntergehen. Gleichzeitig sollte die Achillessehne inspiziert und kontrolliert werden. Ggf. können durch kleine Längsschnitte nekrotische Bezirke mit dem Skalpell ausgeräumt werden.

Die Entlastung in der operativen Nachbehandlung richtet sich im wesentlichen nach dem Umfang der temporären Achillessehnenablösung. Wurden die Achillessehneninsertionsstrukturen nicht tangiert, genügt häufig ein einfacher Tape-Verband zur Ruhigstellung, evtl. mit einem hohen Absatz. Die Rekonvaleszenzzeit beträgt erfahrungsgemäß drei bis sechs Monate!

Risiken:
- N. suralis-Verletzung
- Wundheilungsstörung
- Achillessehnenbeschädigung/-abriß
- Nekrosen im Weichteilgewebe
- Infektion durch bereits bestehende Blasenbildung oder Hautschäden
- Ungenügende Dekompression durch zu geringe Resektion.

Zusammenfassung

Bekanntermaßen gibt es bei Fersenschmerzen in der täglichen Praxis konzeptionell noch sehr unterschiedliche Betrachtungs- und Behandlungsverfahren. Die vorliegende Arbeit will versuchen, auf die wesentlichen typischen Veränderungen und Überlastungsschäden hinzuweisen und etwas mehr Ordnung in das differentialdiagnostische Vorgehen und in die individuell möglichen Therapien zu bringen.

6 Orthopädische Schmerztherapie am Fuß unter besonderer Berücksichtigung der lokalen Injektionstechniken

H. LOCHER

Ein großes Aufgabengebiet des niedergelassenen Orthopäden bilden die verschiedensten schmerzhaften Störungen am Fuß. Zugrunde liegen *statische, tendomyotische, posttraumatische, funktionelle, strukturelle* und *degenerativ* verursachte Veränderungen. Im weiteren Umfeld finden sich *Ischämieschmerz, polyneuropathischer Schmerz* und Fußschmerz bei *radikulären Läsionen*, die das differentialdiagnostische Feld umreißen. Schwerpunkt dieser Abhandlung sollen Schmerzzustände sein, die nicht primär eine operative Therapie verlangen und denen oft chronifizierte Primärzustände verschiedenster Provenienz zugrundeliegen.

Schmerzzustände im Bereich Zehen und Vorfuß

Bei allen Schmerzzuständen am Fuß, die sich z.T. lokalen Maßnahmen gegenüber sehr resistent verhalten können, sind die statischen Zusammenhänge, die die ganze Wirbelsäule, die Beinachsen und die myotendinösen Spannungsverhältnisse umfassen, im diagnostischen Vorgehen voranzustellen. Ein weiterer wesentlicher Aspekt sind die in der betreffenden Extremität oder auch in der LWS und dem lumbosacralen Übergang liegenden disponierenden Schmerzzustände, z.B. Arthrosen, Bandscheibenprotrusionen, radikuläre und pseudoradikuläre Begleitschmerzen mit ihrem *Chronifizierungspotential* zu betrachten und in Abhängigkeit von ihrem Chronifizierungsstadium causal oder symptomatisch in die Therapie mit einzubeziehen. Die muskuläre Balance bzw. Dysbalance, die funktionellen artikulären Verkettungssysteme und auch die naturheilkundlichen Erkenntnisse zum Säure-Basen-Haushalt und zur humoralen Schmerzdisposition sind zu berücksichtigen.

Im folgenden werden die häufigsten in der Praxis vorkommenden Schmerzphänomene am Fuß nach den Gesichtspunkten *Ursache, Diagnostik, Schmerzanalyse und Therapie* dargestellt. Es werden dabei die häufigsten Ursachen erwähnt, ohne den Anspruch auf Vollständigkeit. Zu jeder Diagnose gibt es noch zahlreiche andere spezielle Ursachen, die aber im Vergleich zu den genannten Ursachen selten oder sehr selten sind und in der Zusammenschau der Einzelkriterien eines Krankheitsbildes ermittelt werden müssen. Die Diagnostik und Therapie werden stichwortartig in der Reihenfolge ihres Einsatzes behandelt, was auch im Sinne einer Stufentherapie gewertet werden kann. Über die Abfolge der einzelnen Therapieschritte bestehen z. T. große individuelle Unterschiede bezogen auf den einzelnen Behandler. Bewußt keinen Eingang finden metabolische Arthritiden, rheumatische Erkrankungen des Fußes und schwere strukturelle Störungen, da der Rahmen der hiesigen Vorgabe damit weit überschritten würde.

Aktivierte Grundgelenksarthrose der Großzehe (Hallux rigidus)

Ursache
Trauma, Fehlstellung, fortgeschrittener Hallux valgus, Arthritis.

Diagnose
- Belastungsabhängiger, z. T. nach proximal ausstrahlender Grundgelenksschmerz.
- Palpation, Funktionsprüfung, Röntgen.

Schmerzanalyse
Neurogene Entzündung von Synovialis und Gelenkkapsel, subchondraler Knochenschmerz, meist myotendinöse Begleitreaktion.

Therapie
Intraartikuläre Injektion, Triamcinolonkristallsuspension 20 mg und 3 ml Lidocain 1% (z. B. Xyloneural) (Abb. 1), manuelle Traktionsmobilisierung, eventuell Einlage mit vorgezogener Lasche oder einfache Schuhe mit harter Sohle, ggf. Grundgliedteilresektion.

Sesamoiditis der Flexor-hallucis-brevis-Sehnen

Ursache
- Überlastung des Sesamoidgleitlagers an der Plantarseite des Metatarsale 1,
- flaches, hartes Schuhwerk,
- langes Stehen auf harten Böden,
- ungewohnte Marschbelastung.

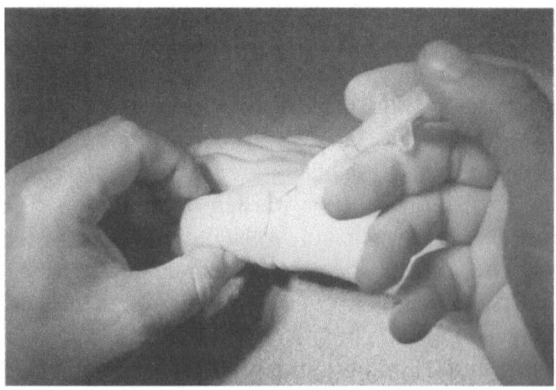

Abb. 1. Intraartikuläre Injektion am Großzehengrundgelenk

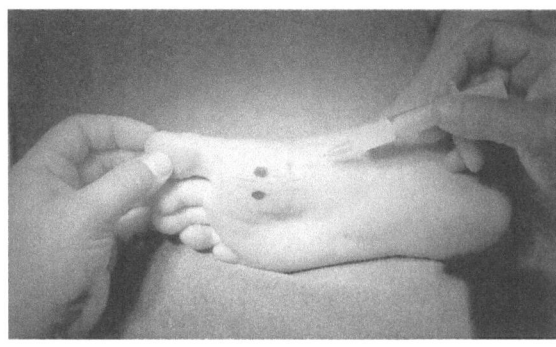

Abb. 2. Injektion der Flexor-hallucis-breves-Sehnen- und Sesamoidgleitlager

Diagnose
- Plötzlicher stechender Schmerz im Großzehenballen bei Belastung und beim Abrollen, lokale Druckdolenz.
- Palpation, Funktionsprüfung.
- Röntgen: Tangentialaufnahme der Sesambeine, Arthrose.
- Überlastungsfraktur, Cave: Zweigeteilte Anlage.

Schmerzanalyse
Neurogene Entzündung mit allen Kriterien der Überlastungsarthritis und Synovitis.

Therapie
Weichsohlige Schuhe mit leichtem Absatz.
Lokale Injektion, 4 mg Dexamethason Palmitat, 3 ml Lidocain 1% (Cave: Triamcinolonkristallsuspension in Sesamoidgleitlager) (Abb. 2).

Grundgelenksarthritis der Metatarsophalangealgelenke 2, 3 und 4 bei Spreizfuß und Hammerzehenbildung

Diese Störung wird häufig bei ausgeprägter Spreizfußbildung beobachtet und im Sinne einer Metatarsalgie fehlinterpretiert. Es liegen dabei akute Überlastungsarthritiden der MTP-Gelenke vor, die durch subtile Palpation von Morton-Neuromen abgegrenzt werden können.

Ursache
Beugesehnenverkürzung und Hyperpression der Grundgelenke bei Spreizfuß.

Diagnose
- Palpation, Funktionsprüfung.
- Röntgen: Ausschluß von destruierenden Veränderungen.
- Arthrosen der Grundgelenke.

Therapie
- Periartikuläre Infiltration von Triamcinolonkristallsuspension 20 mg und Lidocain 1% 5 ml (Abb. 3),

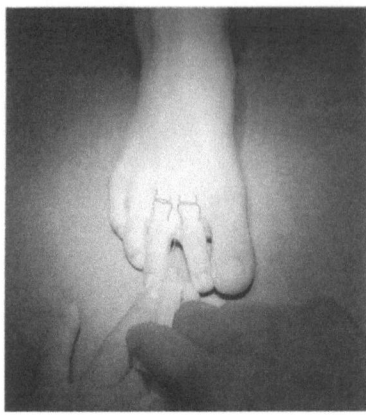

Abb. 3. Periartikuläre Injektion der Zehengrundgelenke

- retrokapitale Abstützung der Metatarsalia durch Spreizfußpelotte oder quergewölbestützende Einlage,
- im postakuten Stadium manuelle Mobilisierung des Metatarsalfächers bei Rezidiv oder Therapieresistenz,
- Grundgliedköpfchenresektion nach Hohmann ohne Raffung der Strecksehne.

Metatarsalgie, Morton-Neuralgie

Die Begriffe werden synonym verwandt. In der Regel ist die tatsächliche Neurombildung zwischen den Metatarsalia 2 und 3 gemeint. Eine ausgesprochene Schmerzhaftigkeit der Mittelfußknochen ist damit nicht beschrieben.

Ursache
Chronische Kompression des Interdigitalnerven, meist 3 und 4, durch Approximation der Metatarsalia 3 und 4 bei der Absenkung des Quergewölbes, bevorzugt durch Überlastung, familiäre Spreizfußbildung und/oder Tragen von flach- und hartsohligen Schuhen auf harten Böden.

Diagnose
Angabe von intermittierenden belastungsabhängigen neuralgiformen einschießenden Schmerzen zwischen den Mittelfußknochen. Brennender ausbreitender „Nachschmerz" in Ruhe. Röntgen: Ausschluß destruierender Prozesse an den Metatarsalia und Marschfrakturen.

Schmerzanalyse
Nervenschmerz durch perineurale Narben und Neurombildung. Entwicklung ektopischer Herde mit vermehrter Mechanosensibilität. In schweren Fällen somatomotorische und sympathische Systemaktivierung als Begleitreaktion.

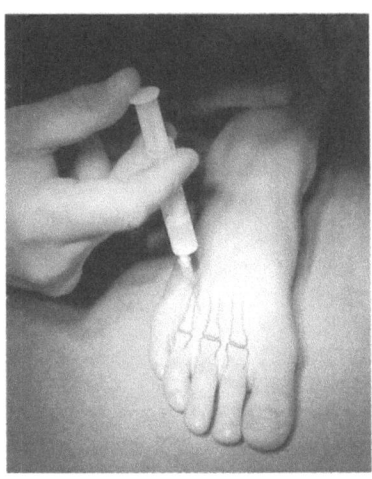

Abb. 4. Intermetatarsale Injektion bei Morton-Neuralgie

Therapie
Manuelle Mobilisierung des Metatarsalfächers. Retrokapitale Abstützung durch Spreizfußpelotte oder Einlage. Empfehlung weichsohliger Schuhe mit mäßigem Absatz. Intermetatarsale Injektion von 20 mg Triamcinolonkristallsuspension in 5 ml Lidocain 1% unter maximaler Schonung des plantaren Fettgewebes (Cave: Plantare Fettgewebsnekrose durch zu tiefe Injektion) (Abb. 4).

Ggf. Intermetatarsalraum 1/2 und 4/5 mitbehandeln, ggf. operative Neuromentfernung.

Aseptische Nekrose des Metatarsale-2-Köpfchens

Ursache
Deformierung und Defektheilung nach aseptischer Nekrose des Metatarsale-2-Köpfchens.

Diagnose
- Belastungsabhängige Schmerzen im 2. Strahl beim Abrollen.
- Palpation, Röntgen: Deformierung des Metatarsale-2-Köpfchens.

Schmerzanalyse
Neurogene Entzündung von Kapsel und subchondralen Strukturen im Sinne einer Defektarthritis.

Therapie
- Retrokapitale Abstützung des Quergewölbes.
- Lokale Injektion von 10 mg Triamcinolonkristallsuspension intraartikulär mit 1 ml Lidocain 1% (Abb. 5).

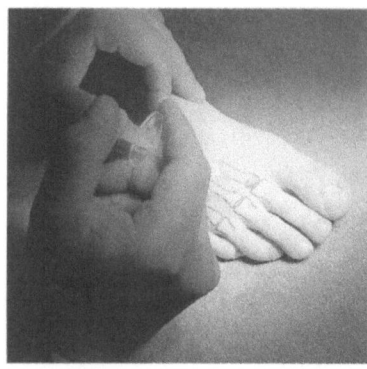

Abb. 5. Intraartikuläre Injektion bei Morbus Köhler II

Mittelfuß und Fußwurzel

Metatarsalblockierung

Ursache
Meist überlastungsbedingte reflektorische Störung der Metatarsalbeweglichkeit durch Verkrampfung der Fußbinnenmuskulatur.

Diagnose
- Palpation und Funktionsprüfung.
- Röntgen: Ausschluß struktureller Störungen.

Schmerzanalyse
Tendomyotische Schmerzreaktion durch reflektorischen Hartspann und muskuläre Ischämie.

Therapie
- Manuelle Mobilisierung und Manipulation des Metatarsalfächers (Abb. 6).
- Schuh- und Sportberatung.
- Eventuell retrokapitale Abstützung für Belastungssituationen.

Blockierung des Tarsometatarsalgelenks (Lisfranc-Gelenk)

Ursache
Funktionelle Hypomobilität durch Überlastung des Längsgewölbes und Blockierungsreaktion durch Hartspann der kurzen Beugemuskulatur.

Diagnose
- Palpation und Funktionsprüfung im Lisfranc-Gelenk.
- Röntgen: Ausschluß schwerer Arthrosen oder struktureller Veränderungen.

Schmerzanalyse
Reflektorisch myotendinöses Schmerzbild mit artikulärer Nozireaktion.

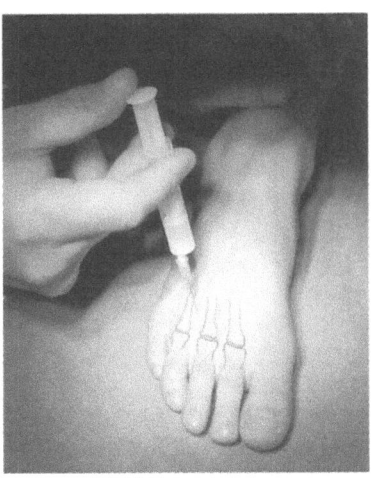

Abb. 4. Intermetatarsale Injektion bei Morton-Neuralgie

Therapie
Manuelle Mobilisierung des Metatarsalfächers. Retrokapitale Abstützung durch Spreizfußpelotte oder Einlage. Empfehlung weichsohliger Schuhe mit mäßigem Absatz. Intermetatarsale Injektion von 20 mg Triamcinolonkristallsuspension in 5 ml Lidocain 1% unter maximaler Schonung des plantaren Fettgewebes (Cave: Plantare Fettgewebsnekrose durch zu tiefe Injektion) (Abb. 4).

Ggf. Intermetatarsalraum 1/2 und 4/5 mitbehandeln, ggf. operative Neuromentfernung.

Aseptische Nekrose des Metatarsale-2-Köpfchens

Ursache
Deformierung und Defektheilung nach aseptischer Nekrose des Metatarsale-2-Köpfchens.

Diagnose
- Belastungsabhängige Schmerzen im 2. Strahl beim Abrollen.
- Palpation, Röntgen: Deformierung des Metatarsale-2-Köpfchens.

Schmerzanalyse
Neurogene Entzündung von Kapsel und subchondralen Strukturen im Sinne einer Defektarthritis.

Therapie
- Retrokapitale Abstützung des Quergewölbes.
- Lokale Injektion von 10 mg Triamcinolonkristallsuspension intraartikulär mit 1 ml Lidocain 1% (Abb. 5).

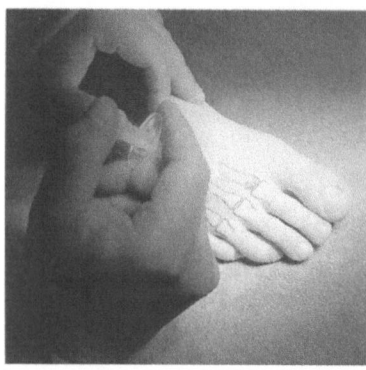

Abb. 5. Intraartikuläre Injektion bei Morbus Köhler II

Mittelfuß und Fußwurzel

Metatarsalblockierung

Ursache
Meist überlastungsbedingte reflektorische Störung der Metatarsalbeweglichkeit durch Verkrampfung der Fußbinnenmuskulatur.

Diagnose
- Palpation und Funktionsprüfung.
- Röntgen: Ausschluß struktureller Störungen.

Schmerzanalyse
Tendomyotische Schmerzreaktion durch reflektorischen Hartspann und muskuläre Ischämie.

Therapie
- Manuelle Mobilisierung und Manipulation des Metatarsalfächers (Abb. 6).
- Schuh- und Sportberatung.
- Eventuell retrokapitale Abstützung für Belastungssituationen.

Blockierung des Tarsometatarsalgelenks (Lisfranc-Gelenk)

Ursache
Funktionelle Hypomobilität durch Überlastung des Längsgewölbes und Blockierungsreaktion durch Hartspann der kurzen Beugemuskulatur.

Diagnose
- Palpation und Funktionsprüfung im Lisfranc-Gelenk.
- Röntgen: Ausschluß schwerer Arthrosen oder struktureller Veränderungen.

Schmerzanalyse
Reflektorisch myotendinöses Schmerzbild mit artikulärer Nozireaktion.

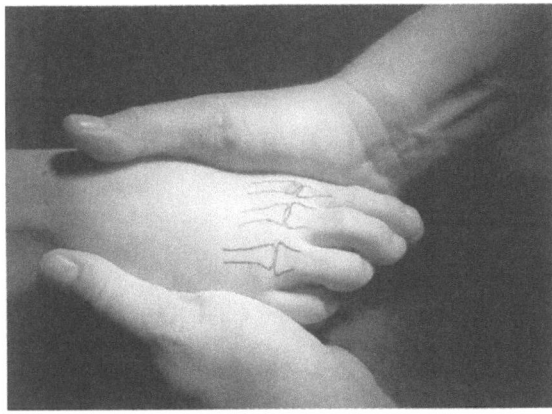

Abb. 6. Manuelle Dehnungsmobilisierung des Metatarsalfächers

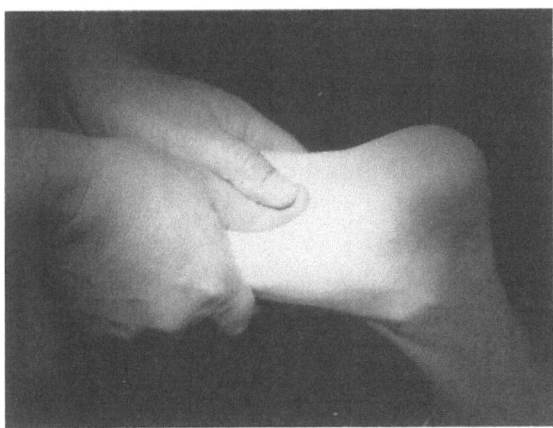

Abb. 7. Manuelle Dorsalisierung der Metatarsalbasen

- *Therapie*

Manuelle Mobilisierung und manipulative Lösung (Abb. 7), ggf. Abstützung des Längsgewölbes für Belastungssituationen, Schuh- und Sportberatung.

Blockierung im Chopart-Gelenk und andere tarsotarsale Blockierungen

- *Ursache*

Überlastungsbedingte hypomobile Schmerzreaktion im Chopart-Gelenk oder einzelner Fußwurzelknochen untereinander durch insuffizientes Längsgewölbe, Hartspann der Fußbinnenmuskulatur, auch ausgelöst durch Fehltritt und punktuelle Überlastung.

- *Diagnose*
- Stechender Belastungsschmerz mit Ausstrahlungsschmerz ins Zentrum des Fußes.
- Palpation und Funktionsprüfung.

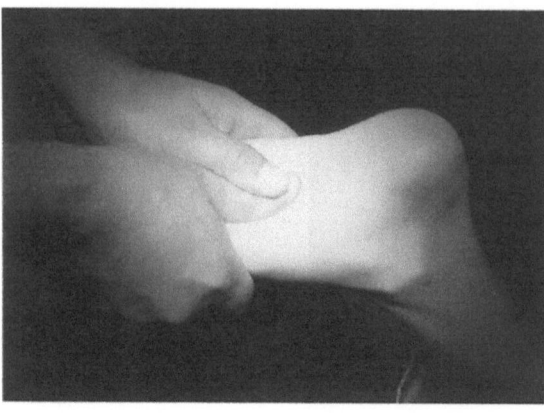

Abb. 8. Dorsalisierende Manipulation der ossa cuneiformia

- Röntgen: Ausschluß Talonaviculararthrose, Fraktur, destruierende Veränderungen.

Schmerzanalyse
- Manuelle Mobilisierung und manipulative Lösung.
- Ggf. Abstützung des Längsgewölbes für Belastungssituation.
- Schuh- und Sportberatung.

Therapie
- Fußgewölbeaufrichtende manuelle Mobilisierung und ggf. Manipulation der Fußwurzel bevorzugt in den dorsalisierenden Schwungmanipulationen von plantar (Abb. 8).
- Längsgewölbestützung.
- Sport- und Schuhberatung.

Talonaviculararthrose und dorsale Exostose

Ursache
Als Ursache dieser oft belastungsabhängigen, quälenden Schmerzen, die bei zunehmender Deformierung auch mit einer dorsalen Wulstbildung oder dorsalen Exostose einhergehen können, kommen grundsätzlich alle Arthroseursachen in Frage. Längerdauernde Plattfußhaltung bei stehender Tätigkeit begünstigt die Entwicklung. Fußwurzelfrakturen.

Diagnose
- Stechender oder dumpfer Belastungsschmerz am Fußrücken distal des oberen Sprunggelenks.
- Palpation, Funktionsprüfung, Röntgen: Arthrosestadien 1–4.

Schmerzanalyse
Typische artikuläre neurogene Entzündung.

Therapie
- Längsgewölbeunterstützung mit Einlage.

- Manuelle Mobilisierung (Abb. 9).
- Intraartikuläre Injektion 10 mg Triamcinolonkristallsuspension und 2 ml 1% Lidocain.
- Bei Therapieresistenz kann die Arthrodese erwogen werden.
- *Zur Injektionstechnik*: Palpation des talonavicularen Gelenkspalts nach Identifikation der Tuberositas navicularis, 3 mm tibial der Tibialis-anterior-Sehne, senkrecht eingehen auf das Talonaviculargelenk (Abb. 10).

Arthrose des unteren Sprunggelenks

Ursache

Meist Calcaneusfrakturen, die mit Beteiligung des unteren Sprunggelenks einhergehen, trotz fester knöcherner Konsolidierung progrediente belastungsabhängige Rückfußschmerzen.

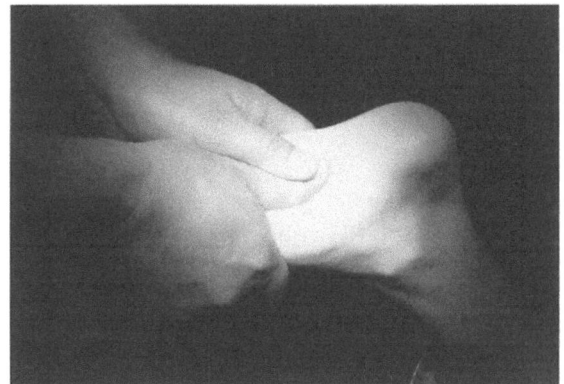

Abb. 9. Dorsalisierende Manipulation des Cuboids (Beachte die minimale Positionsdifferenz des Daumens in Abb. 7, 8 und 9)

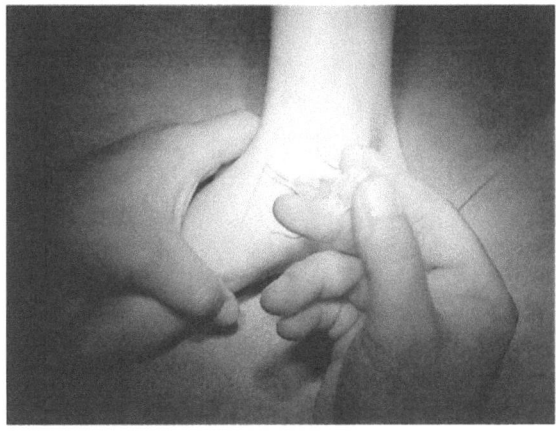

Abb. 10. Injektion des Talonaviculargelenks

▪ *Diagnose*
- Funktionsprüfung, Palpation.
- Röntgen: Arthrosestadien 1–4 im unteren Sprunggelenk, Abflachung des Tuber-Gelenkwinkels.

▪ *Schmerzanalyse*
Typische artikuläre neurogene Entzündung.

▪ *Therapie*
- Insgesamt schwierig! Weichschaumeinlage zur Trittpolsterung. Manuelle Mobilisierung, wenn nicht bereits eine völlige Aufhebung des Gelenkspalts eingetreten ist.
- Intraartikuläre Injektion.
- *Injektionstechnik*: In der Mitte der Basis des Dreiecks, dessen Schenkel die ventro-plantare Fibulabegrenzung und die Peronealsehne bilden, ca. 1,5 cm senkrecht in die Tiefe, so erreicht man das untere Sprunggelenk zur Injektion von 20 mg Triamcinolonkristallsuspension und 3 ml 1% Lidocain (Abb. 11).

Oberes Sprunggelenk

Osteochondrosis dissecans tali

▪ *Ursache*
Meist in der medialen oder lateralen Talusschulter gelegener idiopathisch ischämischer Bezirk oder posttraumatische subchondrale Ischämie mit mehr oder weniger ausgeprägtem Dissekat.

▪ *Diagnose*
- Chronisch belastungsabhängige Schmerzen im oberen Sprunggelenk.
- Röntgen: Subchondrale Aufhellung oder bereits erkennbares Dissecat an der medialen oder lateralen Talusschulter. Evtl. NMR.

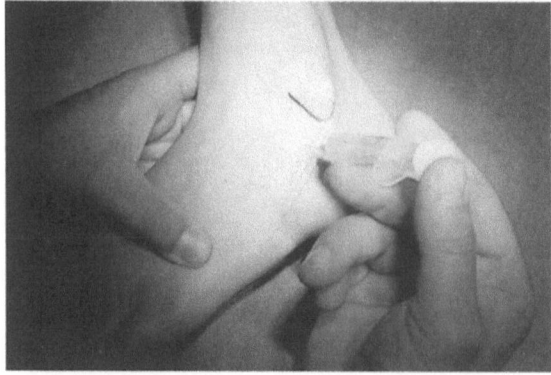

Abb. 11. Injektion des unteren Sprunggelenks

Schmerzanalyse
Chronisch artikulärer Reizzustand durch subchondrale Nozizeptoren. Unter Umständen lokaler Ischämieschmerz.

Therapie
- In der Regel operative Sanierung erforderlich. Verfahrensdetails siehe dort. Im Spätfall bei progredienter Arthrose manuelle Mobilisierung, intraartikuläre Injektionen, ggf. intermittierende NSAR-Therapie.
- Bei Therapieresistenz Feststellabrollschuh.
- Im Extremfall OSG-Arthrodese.

Posttraumatische Syndesmosentendinose

Ursache
Posttraumatische Chronifizierung über das sog. zweite Neuron (Rückenmarkshinterhorn) mit reaktiver peripherer, anhaltender Tendinose auf dem Boden der Mechanismen der neurogenen Entzündung.

Diagnose
- Funktionsprüfung, Palpation.
- Röntgen: Gelegentlich Verknöcherungen in der Syndesmose.
- Bei positiver Klinik Stabilitätsprüfung in der gehaltenen Aufnahme.

Schmerzanalyse
Klassische Tendinose mit Gewebsreaktion im Sinne der neurogenen Entzündung.

Therapie
Primär lokale Injektion von 20 mg Triamcinolonkristallsuspension in 3 ml 1% Lidocain, meist als einmalige Maßnahme zielführend, wenn keine schwere Instabilität vorliegt (Abb. 12).

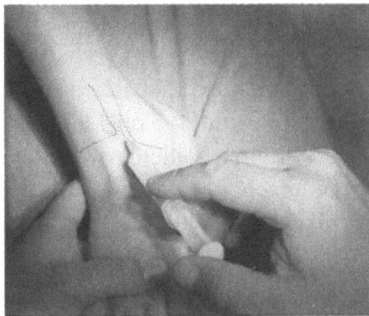

Abb. 12. Injektion der talofibularen Syndesmose

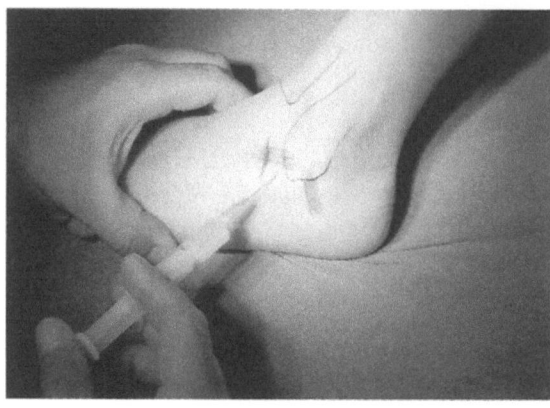

Abb. 13. Injektion des Ligamentum talofibulare

Posttraumatische Talofibulartendinose

■ *Ursache*
Einem ähnlichen Mechanismus folgend können schlecht ruhiggestellte oder ungenügend behandelte Sprunggelenksdistorsionen, die meist mit Kapsel-Band-Teilrupturen einhergehen, ebenfalls chronifizieren und monatelang quälende Schmerzen bereiten.

■ *Diagnose*
- Funktionsprüfung, Palpation.
- Röntgen: Ausschluß Instabilität.
- Ausschluß unerkannte knöcherne Unfallfolgen, z. B. Flake-fractures, Bandverknöcherung.

■ *Schmerzanalyse*
Siehe oben bei „Posttraumatische Syndesmosentendinose"

■ *Therapie*
- Bei stabilen Gelenkverhältnissen lokale Injektion der talofibularen Bänder und des talocalcanearen Bandes mit 20 mg Triamcinolonkristallsuspension und 2–5 ml Lidocain 1% (Abb. 13).
- In seltenen Fällen wird eine nochmalige 2–3 wöchige Ruhigstellung im Unterschenkelgehgips erforderlich.
- Manchmal sind Tape-Verbände für 10–14 Tage ausreichend.

Posttraumatische Ligamentum-deltoideum-Tendinose

■ *Ursache*
Sehr selten kommt es zu schweren Distorsionen der medialen Bandstrukturen am Sprunggelenk, die sich dann im Prinzip gleich verhalten wie die talofibularen Ligamente und gleich behandelt werden (Abb. 14).

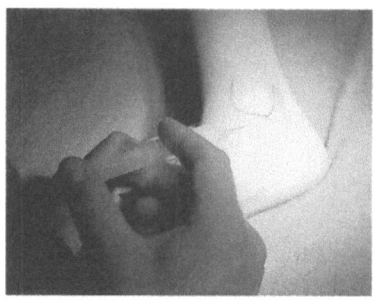

Abb. 14. Infiltration des Ligamentum deltoideum

Aktivierte OSG-Arthrose erst- bis viertgradig

Ursache
Sämtliche gängigen Arthroseursachen können auch das obere Sprunggelenk betreffen, wobei insgesamt betrachtet das obere Sprunggelenk selten arthrotisch verändert ist, obwohl es zu den maximal belasteten Gelenken am Organismus gehört.

Besonders prädisponiert sind Leistungsfußballspieler und langfristig in schweren Berufen arbeitende Menschen.

Diagnose
- Funktionsbefund, Palpation.
- Röntgen: Arthrosestadien 1-4.
- Mehr oder weniger ausgeprägte Gelenkflächenrandexostosen.

Schmerzanalyse
Typische arthrogene Schmerzen im Sinne einer subchondralen neurogenen Entzündung und synovitischen Rezeptorenaktivierung, oft metabolisch toxisch chronifiziert.

Therapie
- NSAR-Kurbehandlung.
- Ggf. Entlastung mit Gehstöcken.
- Manuelle Traktionsmobilisierung.
- Intraartikuläre Injektion mit Triamcinolonkristallsuspension 30 mg in 4 ml Lidocain 1%.
- *Injektionstechnik*: An der lateralen Begrenzung der Extensordigitorumlongus-Sehne vor der Ventralbegrenzung des Malleolus lateralis nach Palpation des Gelenkspalts senkrecht eingehen, ggf. durch Talusbewegung intraartikuläre Lage der Nadel sichern (Abb. 15).
- Im Extremfall Feststellabrollschuh bzw. OSG-Arthrodese und Abrollhilfe.

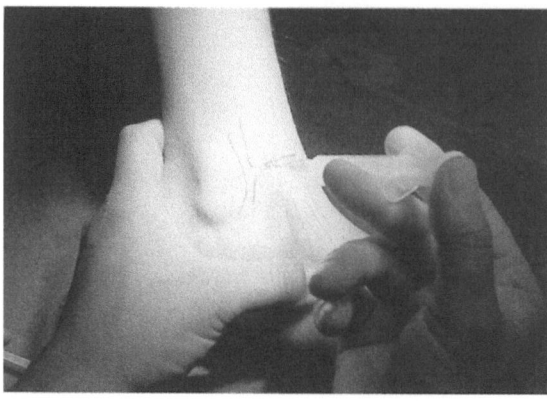

Abb. 15. Intraartikuläre Injektion des oberen Sprunggelenks

Tendinosen, Insertionstendopathien

Plantare Fasziopathie, Fersensporn

Ursache
Übereinstimmend wird heute die Auffassung vertreten, der Fersensporn sei eine Folge der Überlastung der Plantarfaszie mit reaktiver ossärer Ausziehung am Calcaneus.
Der Plattfuß ist heute wesentlich weniger häufig Ursache solcher Störungen als vielmehr das Tragen falschen Schuhwerks auf harten Böden bei ausgeprägter Belastung.

Diagnose
- Palpation der Plantarfaszie und des plantaren Calcaneus.
- Röntgen: Zum Ausschluß destruktiver Veränderungen und ggf. zur Feststellung des Fersensporns, der selbst pathogenetisch untergeordnete Bedeutung hat.
- Schuhanamnese!

Schmerzanalyse
Neurogene Entzündung im Insertionsgebiet der Plantarfaszie meist calcanear, aber auch im Bereich der Metatarsalköpfchen und des Ligamentum transversum tarsi.

Therapie
In aller erster Linie Aufklärung des Patienten über die pathogenetischen Zusammenhänge und ausführliche Schuhberatung über Arbeits-, Freizeit- und Sportschuhe. Insgesamt soll eine Höherbettung des Absatz gegenüber des Vorfußes von ca. 2–3 cm angestrebt werden, was in der Regel eine physiologische Absatzhöhe an allen erforderlichen Schuharten darstellt.
Initial sind oft keine weiteren Maßnahmen erforderlich.
Die nächste zielführende therapeutische Aktion ist dann die Infiltration der Plantarfaszie von seitlich, wobei sehr genaue anatomische Kenntnisse zugrunde liegen müssen, um nicht das Fettgewebspolster der Fußsohle mit

Steroiden zur Atrophie zu bringen und Verletzungen der Fußsohlenarterie und Fußsohlennerven vermieden werden müssen. Es empfiehlt sich die Technik von medial in Verlängerung der Malleolus-medialis-Spitze ca. 3–4 cm weiter distal fächerförmige Infiltration der Plantarfaszie von seitlich (Abb. 16, 17).

Die Locheinlage und verschiedene technische Hilfsmittel zur Stützung des Längsgewölbes, wie Filzstreifen und ähnliche Lagerungshilfen sind meist nicht geeinget die Schmerzen zu beseitigen. Entscheidend ist die Höherlegung der Ferse im Schuh zur Entlastung der Plantarfaszie.

Tibialis-posterior-Tendinitis

Ursache
Prinzipiell sind die Ursachen der Störung der plantaren Fasziopathie gleichzusetzen. Für die Tibialis-posterior-Tendinitis gilt besonderes Augenmerk auf die muskuläre Dysbalance nach Brügger zu legen, wo es zu Verkürzungen der Ischiocruralmuskulatur und der Tibialis-posterior-Muskulatur kommt, die dann aufgrund der chronischen Überlastung zur Schmerzreaktion führen.

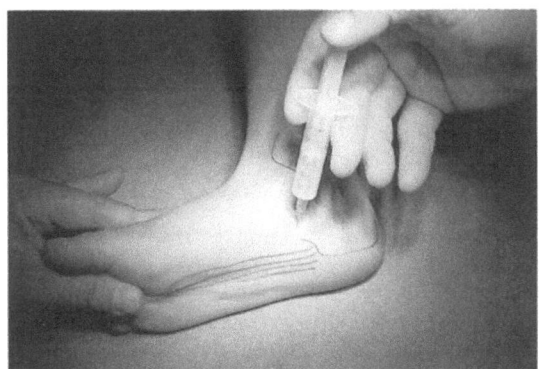

Abb. 16. Infiltration der proximalen Plantarfaszie

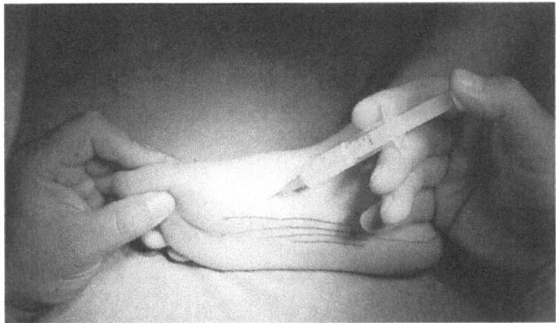

Abb. 17. Infiltration der distalen Plantarfaszie

■ *Diagnose*
- Palpation der Sehne entlang des Tunnels hinter und unter dem Malleolus medialis und unter dem Retinaculum flexorum.
- Röntgen: Ausschluß struktureller Störungen.

■ *Schmerzanalyse*
- Tendinöse neurogene Entzündung.
- Peritendinöse Bindegewebsreaktion und Synovialitis für Verlaufsstrecken innerhalb synovialer Scheiden.

■ *Therapie*
- Längsgewölbeabstützung
- Empfehlung von Absatzschuhen.
- Lokale Injektion mit Triamcinolonkristallsuspension 20 mg in 5 ml Lidocain 1%.
- *Injektionstechnik*: Nach Palpation des Sehnenverlaufs Einführen der Kanüle von distal nach proximal in die peritendinöse Region unter Beachtung von Arteria tibialis posterior und begleitendem Nerven. Unter Zurückziehen der Nadel Injektion der obigen Mischung. Patient auf Dysaesthesien im Ausbreitungsgebiet der Nervi surales hinweisen! (Abb. 18)
- Cave: Gangstörung durch Anaesthesie der Fußsohle.

Tibialis-posterior-Ansatztendinose

■ *Ursache*
Wie „Plantare Fasziopathie, Fersensporn" und „Tibialis-posterior-Tendinose" (s. S. 58 und 59) mit umschriebener Ansatztendinose am Os naviculare und plantarem Metatarsale 1.

■ *Diagnose*
- Palpation und Funktionsprüfung.
- Röntgen: Ausschluß Os tibiale externum.

■ *Schmerzanalyse*
Tendinitische neurogene Entzündung.

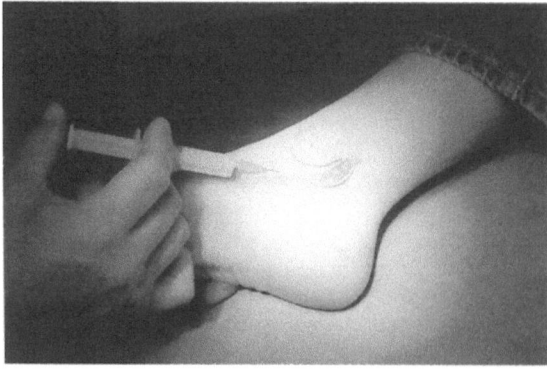

Abb. 18. Infiltration der peritendinösen Region

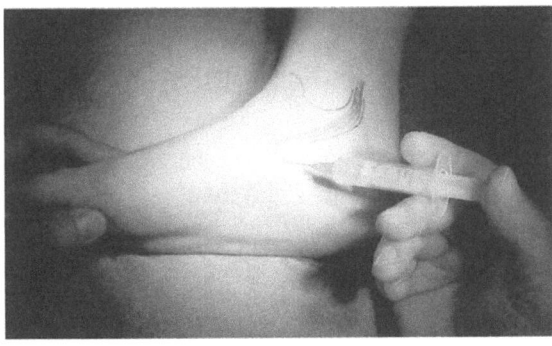

Abb. 19. Infiltration des Tibialis-posterior-Ansatzes

Therapie
- Lokale Injektion 10 mg Triamcinolonkristallsuspension in 2 ml Lidocain (Abb. 19).
- Schuhberatung, Absatzerhöhung.

Os tibiale externum

Ursache
Häufig bei Jugendlichen zu chronischen Schmerzen führender akzessorischer Knochen am Os naviculare mit tastbarer Vorwölbung und meist Irritation des Sehnenansatzes.

Diagnose
- Palpation.
- Röntgen: Akzessorischer Knochen.

Schmerzanalyse
- Synchondrosenreizung durch Sehnenzug.
- Tendinitische neurogene Entzündung.

Therapie
- Längsgewölbestützende Einlagen.
- Extremfall lokale Infiltration des Tibialis-posterior-Ansatzes mit 10 mg Triamcinolonkristallsuspension in 2 ml Lidocain 1%.

Peronaeustendinitis

Ursache
Überlastungsbedingte Irritation der Peronaeus-longus- und Peronaeus-brevis-Sehne in der Peronealsehnenscheide unterhalb des Malleolus lateralis durch zu flaches Schuhwerk oder sportliche Überlastung bzw. Schuhdruck.

Diagnose
- Palpation.
- Röntgen: Ausschluß spezifischer Ursachen.

■ *Schmerzanalyse*
- Tendinitische neurogene Entzündung.
- Synovialitis des Gleitgewebes.

■ *Therapie*
- Infiltration des peritendinösen Gewebes mit 20 mg Triamcinolonkristallsuspension in 5 ml Lidocain 1%.
- *Injektionstechnik*: Proximales oder distales Eingehen und Vorschieben der Nadel entlang der Sehne unter leichtem Vorspritzen (Cave: Intratendinöse Lage der Nadel) und unter Zurückziehen fächerförmige Umflutung des peritendinösen Gewebes mit o.g. Mischung (Abb. 20).
- Schuhberatung.

Peronaeus-longus-Ansatztendinose

■ *Ursache*
Längsgewölbe- und Pronationsüberlastung am Sehnenansatz plantar proximal am Metatarsale 1.

■ *Diagnose*
- Palpation, Funktionsprüfung, Widerstandstest.
- Röntgen: Ausschluß struktureller Veränderungen.

■ *Schmerzanalyse*
Tendinitische neurogene Entzündung.

■ *Therapie*
Lokale Infiltration des Sehnenansatzes am proximalen Metatarsale 1 plantar (Abb. 21).

Peronaeus-brevis-Ansatztendinose

■ *Ursache*
Überlastungsbedingte Schmerzhaftigkeit des proximalen Metatarsale 5, auch posttraumatisch nach Supinationstraumen.

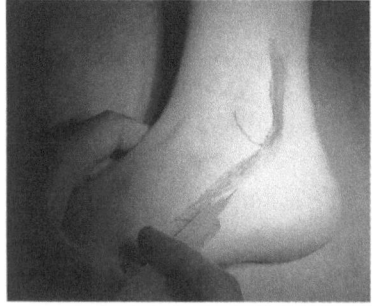

Abb. 20. Infiltration des Peronealsehnengleitlagers

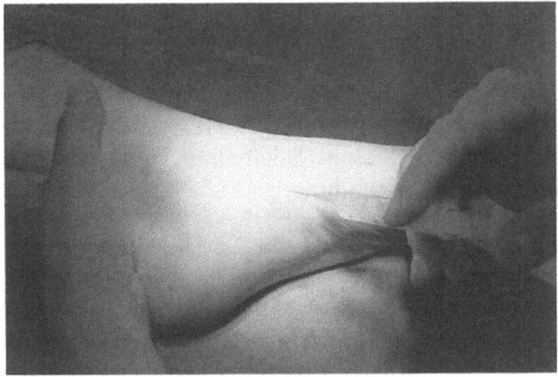

Abb. 21. Infiltration des Peronaeus-longus-Ansatzes (Basis des Metatarsale I)

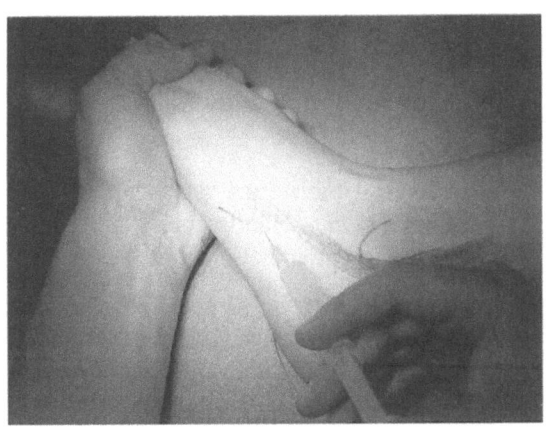

Abb. 22. Infiltration des Peronaeus-brevis-Ansatzes

Diagnose
- Funktionsprüfung, Widerstandstest, Palpation.
- Röntgen: Zum Ausschluß traumatischer oder entzündlicher Veränderungen.

Schmerzanalyse
Tendinitische neurogene Entzündung.

Therapie
Lokale Infiltration des proximalen Metatarsale 5 mit 20 mg Triamcinolonkristallsuspension in 3 ml Lidocain 1% (Abb. 22).

Rezidivierende Peronaeussehnenluxation

Ursache
Meist durch Hyperextensionstraumen im Sprunggelenk (Skifahren) hervorgerufener Abriß der peronaealen Sehnenscheide von Knochen mit Periost und Luxation nach ventral.

■ *Diagnose*
- Funktionsprüfung, Provokation der Luxation.
- Röntgen: Eventuell Flake-fracture.

■ *Schmerzanalyse*
Durch rezidivierende Scher- und Druckkräfte auf die Sehne hervorgerufene neurogene Entzündung.

■ *Therapie*
- Im ausgeprägten Fall empfiehlt sich die primäre operative Refixation der sehnenführenden Gewebe und anschließende Gipsruhigstellung von 6 Wochen. In weniger ausgeprägten Fällen kann eine symptomatische peritendinöse Infiltration immer wieder längerfristig Ruhe bringen.
- Vermeidung der Luxationsereignisse.
- Geeignetes Schuhwerk für Sport.

Tendinitis und Peritenonitis achillea

■ *Ursache*
In aller Regel Überlastung durch Sport bei hartsohligem Schuhwerk und zu flachen Absätzen. Häufig auch bei Tragen absatzloser Schuhe auf harten Böden und ausgeprägter Geh- und Stehbelastung.

■ *Diagnose*
- Palpation, Funktionsprüfung, Widerstandstest.
- Ultraschalluntersuchung: Hypoechogene spindelförmige Auftreibung.

■ *Schmerzanalyse*
Klassische tendinitische neurogene Entzündung.

■ *Therapie*
- Phonophorese mit Diclofenac-Gel.
- Empfehlung höherer Absätze und gepolsteter Absätze sowie weicher geeigneter Sport- und Absatzschuhe.
- NSAR-Kuren von 8–10 Tagen, z. B. 2×75 mg Diclofenac pro Tag.
- Im sehr therapieresistenten Fall auch Unterschenkelgehgipsruhigstellung für 6 Wochen möglich. Ultima ratio ist die peritendinöse Infiltration von 40 mg Triamcinolonkristallsuspension in die weiche Bindegewebsregion zwischen dorsaler Tibia und Achillessehne.
- *Injektionstechnik*: Siehe Abb. 23. Cave: Intratendinöse und direkt peritendinöse Infiltration von lateral oder von dorsal. Hier sind Schäden im Unterhautfettgewebe oder eine intratendinöse Injektion von der langfristigen Gefahr der Ruptur und Sehnennekrose begleitet, da die trophische Situation der Sehne bekanntermaßen sehr schlecht ist. Die Injektion im Bereich der Achillessehne darf als Ultima ratio gelten und ist nur in Verbindung mit allen begleitenden Therapiemaßnahmen wie Korrektur von Schuhwerk, Sport- und Lebensweise, ggf. auch Beseitigung alimentärer Überlastung aussichtsreich.

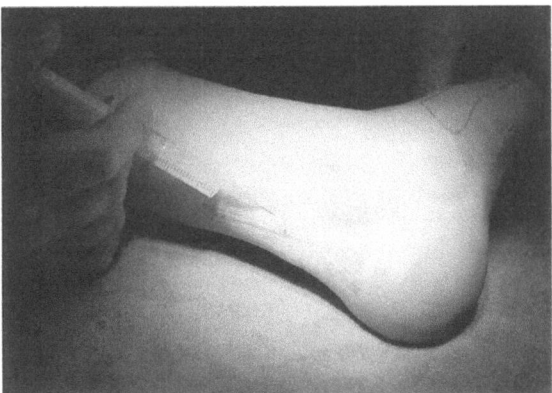

Abb. 23. Periachilläre Injektion

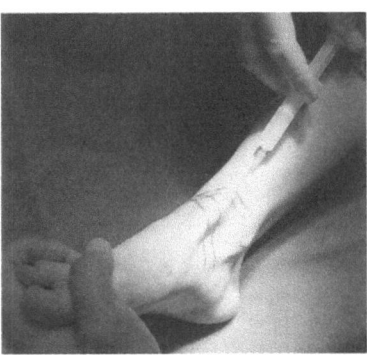

Abb. 24. Infiltration des Tibialis-anterior Gleitlagers

Tibialis-anterior-Tendinitis

Ursache
- Schmerzen in der OSG-Streckseite, häufig bei technisch fehlerhaftem Joggen und sonstigen Gehüberlastungen.
- Überhöhte Absätze.

Diagnose
Palpation und Funktionsprüfung, Widerstandstest.

Schmerzanalyse
Tendinitis, Synovialitis des Gleitgewebes.

Therapie
Absenken der Absätze, Sportberatung, lokale Injektion mit 20 mg Triamcinolonkristallsuspension und 4 ml Lidocain 1% (Abb. 24).

Tibialis-anterior-Ansatztendinose

Ursache
Siehe oben bei „Tibialis-anterior-Tendinitis"

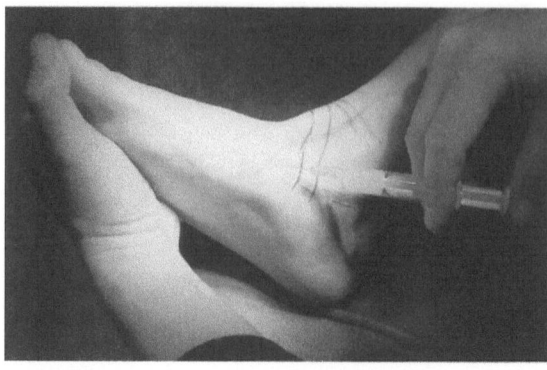

Abb. 25. Infiltration des Tibialis-anterior-Ansatzes

■ *Diagnose*
- Palpation, Funktionsprüfung.
- Röntgen: Ausschluß Talonaviculararthrose.

■ *Therapie*
- Standregulierung,
- lokale Injektion 10 mg Triamcinolonkristallsuspension + 2 ml Lidocain 1% (Abb. 25).

Engpaßsyndrome und periphere Neuropathien

Engpaßsyndrom des Nervus peronaeus superficialis

■ *Ursache*
Der Nervus peronaeus superficialis tritt aus der Unterschenkelfaszie und kann an dieser Stelle durch Druck geschädigt werden, insbesondere wenn durch dauernde äußere mechanische Belastung eine Bindegewebsvermehrung für eine Einengung der Durchtrittsstelle sorgt.

■ *Diagnose*
Diagnostische Lokalanaesthesie und Palpation.

■ *Schmerzanalyse*
- Nervenschmerz durch chronische neurale Irritation.
- Hyperpathische Schmerzausbreitung auf dem Dorsum pedis.

■ *Therapie*
- Konservative Maßnahmen durch lokale Injektion mit Lokalanaesthetikum und Triamcinolonkristallsuspension 20 mg, 11 cm oberhalb des lateralen Knöchels, ca. 2 cm lateral der Tibiakante in Höhe der oberflächlichen Fascia cruris.
- Vorsichtige Bindegewebsmassagen und Neuromobilisation im Bereich des oberen und unteren Sprunggelenks.
- Im Falle von Therapieresistenz operative Dekompression.

Engpaßsyndrom der Nervi plantares medialis und lateralis, Tarsaltunnelsyndrom

Ursache
- Kompression der genannten Nervi unter dem Retinaculum flexorum auf der Medialseite submalleolär bzw. im Bereich des Sustentaculum tali, statischer oder posttraumatischer Natur.
- Starke Schmerzen auf der Fußsohle, unter Umständen verbunden mit Sensibilitätsstörungen und Atrophien der Binnenmuskulatur der Fußsohle.

Diagnose
- Palpation und Funktionsprüfung.
- Röntgen: Tangentialaufnahme des Tarsaltunnels, knöcherne Veränderungen.

Schmerzanalyse
Nervenschmerz durch Kompression.

Therapie
- Abstützung und Entlastung des Längsgewölbes.
- Lokale Injektion von Triamcinolonkristallsuspension 20 mg in 4 ml Lidocain 1% in den Tarsaltunnel unter maximaler Schonung der nervalen Strukturen und der Arteria tibialis posterior.
- *Injektionstechnik*: Sehr dünne, kurze Nadel von dorsoplantar in den Tarsaltunnel einführen unter Aspiration und verbalem Monitoring, unter Zurückziehen obige Mischung injizieren (Abb. 26).

Abschließend sei noch der *Knöchelblock* erwähnt zur Behandlung schwerer postoperativer und chronischer unbeherrschbarer sonstiger Fußschmerzen, der mit Bupivacain 0,5% seriell durchgeführt werden kann. Es werden dabei der Ramus cutaneus des Nervus peronaeus profundus, der Nervus ti-

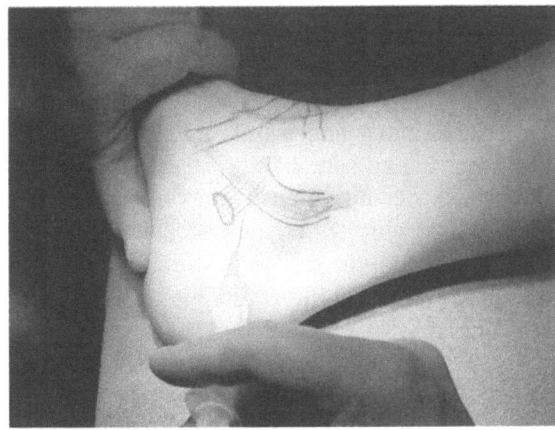

Abb. 26. Injektion in den sinus tarsi

bialis anterior, die Saphenusäste und der Nervus suralis blockiert. Bei anatomischer Detailkenntnis ist der Block leicht und gefahrlos durchzuführen und kann zumindest über Stunden Schmerzlinderung bzw. Schmerzaufhebung schaffen und so auch chronifizierenden neurophysiologischen Vorgängen im Hinblick auf Phantomschmerz vorbeugen.

Zusammenfassung

Gemäß dem Auftrag und der Einladung des Kongreßpräsidenten wurden hier nur die häufigsten und in der täglichen niedergelassenen Praxis relevantesten Krankheitsbilder dargestellt, die jedoch insgesamt betrachtet den weit überwiegenden Teil aller Störungen am Fuß ausmachen. Schwere Fußdeformitäten, schwere posttraumatische Veränderungen und schwere degenerative Veränderungen oder Überlastungsschäden finden sich heute aufgrund der ausgezeichneten postnatalen Diagnostik und Therapie, der großen Fortschritte in der Primärtraumatologie und durch die zunehmende Veränderung der Arbeitsplätze weg von schwerer körperlicher Belastung insgesamt wesentlich seltener als früher. Es dominieren, wie dargestellt, Überlastungs-, Sport- und Zivilisationsprobleme, die meist funktioneller Art sind und die über funktionelle Ansätze und gezielte lokale Maßnahmen unter Korrektur von Lebensweise und Wegnahme von Risikofaktoren meist eine sehr gute Prognose haben. Die gezielten schmerztherapeutischen Maßnahmen am Fuß zählen zu den effizientesten und dankbarsten Maßnahmen in der niedergelassenen orthopädischen Praxis. Für den Betroffenen sind die Fußschmerzen meist eine schwere Beeinträchtigung und es ist erforderlich unter Berücksichtigung aller Details eine möglichst wenig aggressive Lösung für den individuellen Kranheitsfall zu finden.

Fazit für die Praxis

Alle akuten und chronischen Schmerzzustände am Fuß erfordern neben Anamnese und Diagnostik mit bildgebenden Verfahren eine subtile anatomische Schmerzpalpation und eine ebenso detaillierte Funktionsuntersuchung.

In zahlreichen Fällen lassen sich die betroffenen Strukturen detailgenau bestimmen, und sehr häufig liegen chronifizierte neurogene Entzündungen im Bereich der betroffenen Gewebe vor.

Hier liegt eine Domäne der lokalen Injektionstherapie mit z. B. Lidocain und Triamcinolon, um auch chronifizierte periphere tendokapsuläre und tendomyotische Schmerzzustände zu beseitigen und die Basis für eine causale Therapie zu schaffen.

Literatur

Aramamurthy S, Rogers N (1995) Schmerztherapeutische Entscheidungen. Ullstein-Mosby, Berlin Wiesbaden
Bernau A (1997) Wirbelsäule und Statik. Praktischer Orthopädie, Band 28. Georg Thieme, Stuttgart, New York
Besson JM (1994) Der Schmerz. Artemis und Winkler, München
Butler DS (1995) Mobilisation des Nervensystems. Springer, Berlin Heidelberg New York
Diener HC, Maier C (1997) Das Schmerztherapiebuch. Urban und Schwarzenberg
Hoppenfeld S (1980) Orthopädische Neurologie. Enke, Stuttgart
Imhäuser G (1979) Der Fuß. 18. Fortbildungstagung des Berufsverbandes der Fachärzte für Orthopädie e.V., Praktische Orthopädie Band 9. Vordruckverlag GmbH, Bruchsal
Jäger M, Wirth CJ (1996) Praxis der Orthopädie. Thieme, Stuttgart New York
Matsuzaki A (1997) Engpaß des Nervus peronaeus superficialis. Operative Orthopädie und Traumatologie 9, 297–300 (Heft 4)
Nix AW (1991) Nerv-Muskel-Schmerz. Ewald Fischer, Heidelberg
Sobotta J, Becher H (1973) Atlas der Anatomie des Menschen. Band 3, 17. Auflage. Urban und Schwarzenberg, München, Berlin, Wien,
Tilscher H, Eder M (1996) Infiltrationstherapie, 3. Auflage. Hippokrates, Stuttgart
Wedel DJ (1995) Orthopädische Anaesthesie. Gustav Fischer, Stuttgart Jena New York
Zenz M, Jurna I (1993) Lehrbuch der Schmerztherapie. Wissenschaftliche Verlagsgesellschaft, Stuttgart

7 Der Fußblock

W. Hoerster

Einleitung

Nervenblockaden an Unterschenkel, Sprunggelenk und Fuß: fast alle Verfahren der Regionalanästhesie wurden bereits zu Beginn dieses Jahrhunderts entwickelt und von zahlreichen Autoren und allen anerkannten Spezialisten der Regionalanästhesie beschrieben. Sie fristeten aber ein eher kümmerliches Dasein und wurden mehr als exotische Spielereien betrachtet.

Zahlreiche Chirurgen, Orthopäden und Traumatologen haben jedoch in Ambulanzen und Praxen diese Nervenblockaden selber durchgeführt zur raschen, schmerzfreien Durchführung notwendiger Operationen und Wundversorgungen am Fuß, ohne auf die Hilfe anderer angewiesen zu sein. Publikationen darüber gibt es extrem wenige.

Auch in der neueren Literatur werden Nevenblockaden im Bereich von Sprunggelenk und Fuß erwähnt. Aber auch in den großen Lehrbüchern werden stets isoliert die Blockadetechniken einzelner Nerven dargestellt. Erstmals beschrieben Dam und Nolte eine Methode, mit der in einem Zuge ein ganzer Fuß betäubt werden konnte und nannten diese Technik den Fußblock. Es war eine Methode, die in großer Zahl in Island bei der operativen Versorgung von Fußverletzungen, die bei den Fischern wohl sehr zahlreich vorgekommen sind, nicht nur von Ärzten, sondern auch von medizinischen Hilfspersonal mit großem Erfolg und ohne nennenswerte Nebenwirkungen durchgeführt wurde.

Diese Erfahrungen kamen Dam und Nolte in Dänemark zu Ohren und wurden in eine außerordentliche brauchbare, sehr wirksame und praktisch nebenwirkungsfreie Form gegossen und 1967 publiziert. Nolte hat diese Methode als besonders geeignetes Verfahren für die Anwendung unter Kriegs- und Katastrophenbedingungen empfohlen und in der Wehrmedizinischen Monatsschrift (1966a, b) veröffentlicht.

Diese Methode wurden im Laufe der Jahre vom Verfasser nach zahlreichen Anwendungen immer weiter verfeinert und den heutigen Vorstellungen von Sicherheit und Komfort angepaßt.

Topographische Anatomie peripherer Nerven an Unterschenkel und Fuß

Die sensible Innervation des Fußes erfolgt durch insgesamt 5 Nerven. Alle sind sensible Endäste der drei Hauptnerven aus dem Plexus lumbo-sacralis. Der N. tibialis entstammt dem N. ischiadicus, der N. fibularis superficialis und der N. fibularis profundus sind Endäste des N. fibularis, der N. saphenus ist der sensible Endast des N. femoralis und der N. suralis ist ein gemeinsamer Endast mit sensiblen Nervenfasern aus dem N. fibularis und aus dem N. tibialis. Drei der 5 Nerven verlaufen im subkutanen Gewebe direkt oberhalb der Fascia cruris: die Nn. saphenus, suralis und fibularis superficialis. Sie werden durch subkutane Infiltration betäubt. Die restlichen 2 Nerven: der N. tibialis un der N. fibularis profundus bleiben im Sprunggelenksbereich unter der Fascia cruris und werden direkt neben ihren Leitstrukturen durch direkte Blockade betäubt.

Der N. tibialis verläuft auf der mediodorsalen Seite der Tibia nach distal in Begleitung seiner Leitstruktur, der A. tibialis posterior. Oberhalb des Sprunggelenkes liegt der N. tibialis zwischen der Achillessehne und der medialen Tibiarückseite, umgeben von den Sehnen des M. tibialis anterior und des M. flexor hallucis longus. Der Nerv zieht dann mit der A. und V. tibialis posterior unterhalb der Fascia cruris in der Tiefe des Sulkus zwischen Innenknöchel und Ferse zur Fußsohle und teilt sich auf in seine Endäste, die Nn. plantaris medialis und intermedius. Über diese erfolgt die sensible Versorgung der ganzen Fußsohle. Am sichersten ist der N. tibialis im Sulcus zwischen Innenknöchel und Ferse direkt neben bzw. unter der A. tibialis posterior zu betäuben (Abb. 1).

Der N. fibularis profundus ist ein sensibler Endast aus dem N. fibularis, kommt aus der Tiefe der cruralen Muskulatur und verläuft direkt lateral neben der Tibiakante zwischen den Sehnen des M. flexor hallucis longus und des M. flexor digitorum communis ebenfalls unter der Unterschenkelfaszie nach distal, unterquert das Ligamentum cruciforme und zieht mit der A. dorsalis pedis sive A. tibialis anterior in sein sensibles Versorgungsgebiet, das Hautareal zwischen Hallux und II. Zehe. Erst im distalen Teil des Fußrückens durchbricht er die Fascia cruris und verteilt sich im subkutanen Gewebe. Die typische Blockadelokalisation liegt auf dem Fußrücken direkt neben oder unter der A. dorsalis pedis (Abb. 2).

Der N. fibularis superficialis ist ebenfalls ein sensibler Endast aus dem N. fibularis. Er kommt von der Abzweigstelle am Caput fibulae und zieht subkutan lateral der Tibiakante direkt der Fascia cruris aufliegend nach distal und verteilt sich bereits oberhalb der Knöchelebene breitgefächert über den ganzen Fußrücken, den er komplett sensibel versorgt. Er hat keine anatomische Leitlinie, die direkte perineurale Injektion hat nur zweifelhaften Erfolg. Die beste Blockadewirkung wird durch eine subkutane Infiltration im Aufzweigungsbereich des N. fibularis superficialis oberhalb der Knöchelebene erreicht (Abb. 2).

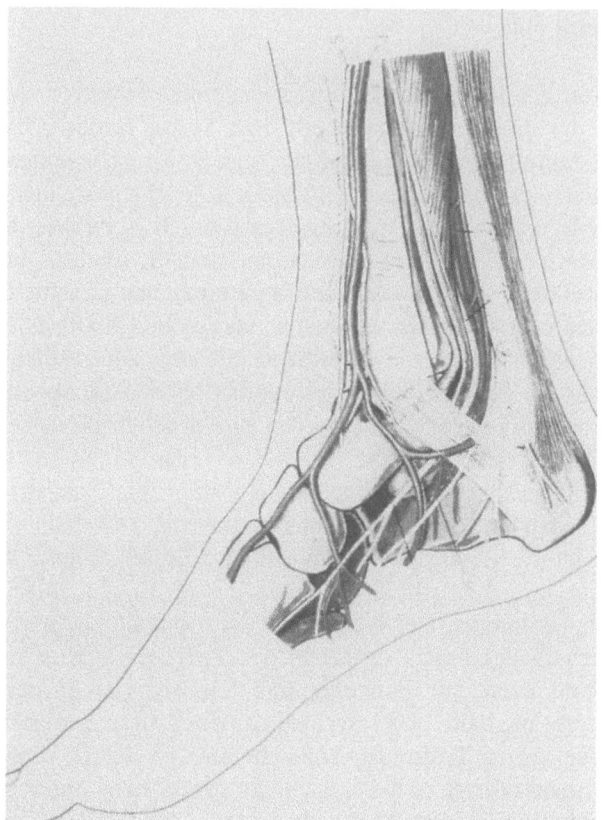

Abb. 1. Innenknöchel, A. tibialis, N. tibialis, V. saphena magna, N. saphenus, Rami calcanei mediales, N. plantaris medialis, N. plantaris lateralis

Der N. saphenus ist der sensible Endast aus dem N. femoralis. Er durchbricht in der Region des Pes anserinus am medialen Kniegelenkspalt die Fascia cruris und verläuft mit der Vena saphena magna auf der medialen Seite der Tibia subkutan nach distal, erreicht die Knöchelregion ventral vom Innenknöchel und zieht mit Ausläufern am medialen Fußrand bis zum Hallux. Die sensible Versorgung des medialen Fersenbereiches, des Innenknöchels und des medialen Fußrandes gelegentlich bis zum Hallux erfolgt durch den N. saphenus. Die Blockade wird durch subkutane Infiltrationen über dem Innenknöchel durchgeführt.

Der N. suralis ist ein gemeinsamer Endast aus sensiblen Nervenfasern des N. fibularis und des N. tibialis, die etwa in der Mitte des Unterschenkels zu einem peripheren Nerven vereint werden und auf der Fascia cruris im subkutanen Gewebe nach distal auf der lateralen Seite des Wadenbeins in Begleitung der Vena saphena parva lateral des Außenknöchels im Sulcus zwischen Außenknöchel und Außenferse zum lateralem Fußrand zieht und

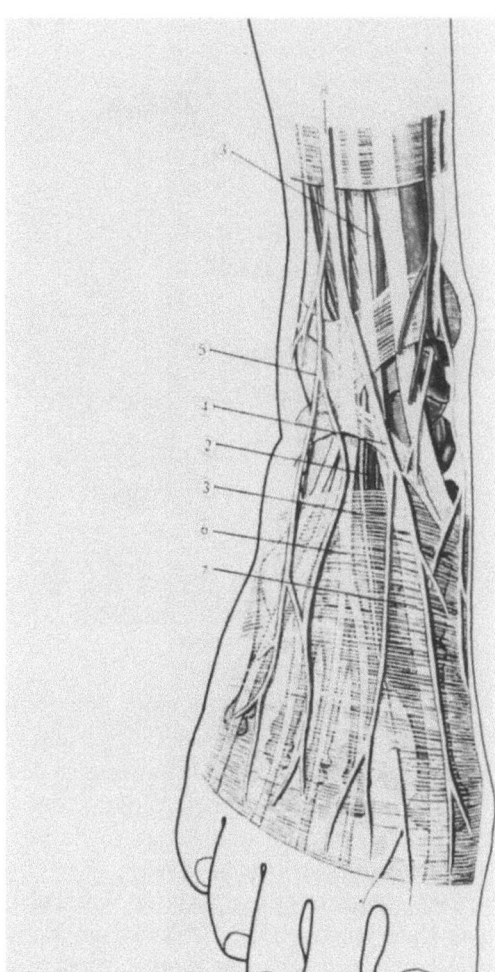

Abb. 2. *1* Innenknöchel, *2* A. dorsalis pedis, *3* N. fibularis profundus, *4* N. cutaneus dorsalis medialis, *5* N. cutaneus dorsalis intermedius, *6* Tendo m. extensor digitorum communis, *7* Tendo m. extensor hallucis longus, *8* N. fibularis superficialis, *9* N. saphenus, *10* V. saphena magna

die laterale Fersenregion, den Außenknöchelbereich und den lateralen Fußrand bis zur Kleinzehe sensibel versorgt. Ein Endast, der N. plantaris lateralis, hat noch Anteile an der sensiblen Innervation der Fußsohle im lateralen Bereich (Abb. 3).

Technische Durchführung

Der Patient liegt bequem und entspannt auf dem Rücken, ein sicherer venöser Zugang ist angelegt, 10 ml Spritzen mit 1% Prilocain und einer 12er

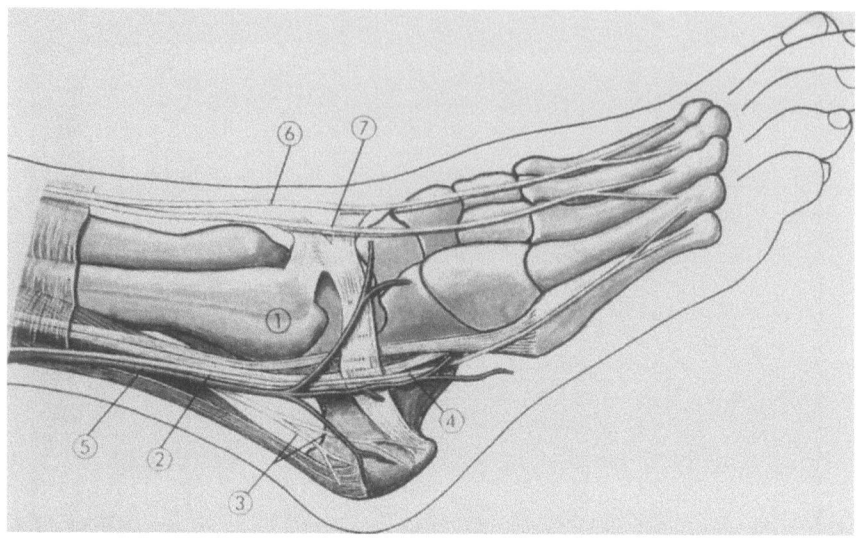

Abb. 3. *1* Außenknöchel, *2* N. suralis, *3* Rami calcanei laterales, *4* N. cutaneus dorsalis lateralis, *5* V. saphena parva, *6* N. cutaneus dorsalis medialis, *7* N. cutaneus dorsalis intermedius

Kanüle, 5 ml Spritzen mit einer 18er Kanüle sind vorbereitet. Desinfektionsmittel, Tupfer und Pflaster, sowie ein wischfester Stift sind bereit gelegt. Eine grobe anatomische Orientierung: Beurteilung von Lage und Form der Außen- und Innenknöchel, Umfang des Unterschenkels, Form von Tibiakante, Achillessehne und Ferse, sowie Beachtung möglicher pathologischer Veränderungen erfolgt als Erstes.

Eine Handbreit oberhalb der Knöchelebene wird in die Mitte der medialen Unterschenkelseite subkutan ein kleines Depot Lokalanaesthetikum injiziert und von dort die Kanüle vorsichtig in Richtung Achillessehne quer zur Knöchelebene vorgeschoben. Dabei werden Minidosen von Lokalanästhetikum (0,3 ml) injiziert. Beim Zurückziehen der Kanüle ins subkutane Depot wird der Infiltrationswall durch weitere Injektionen bis zu insgesamt ca. 5 ml Lokalanästhetikum zusätzlich vergrößert.

Die Kanülenführung wird um 180° gedreht, die Kanüle mit Minidosen Lokalanästhetikum bis zur Tibiakante vorgeschoben und beim Zurückziehen ins ursprüngliche Depot werden die restlichen 5 ml Lokalanästhetikum in Form eines Hautwalles subkutan appliziert. Dazu werden je nach anatomischen Verhältnissen 6 bis 10 ml Lokalanästhetikum, in aller Regel Prilocain 1%, benötigt. Der subkutane Verlauf des Volumens muß genau beobachtet werden. Nach Herausziehen der Kanüle wird die Punktionsstelle mit einem Tupfer kurz komprimiert und mit einem Heftpflaster zugedeckt. Mit dieser Infiltration werden Anteile des N. fibularis superficialis und des N. saphenus erfaßt.

Der Fuß wird anschließend leicht nach medial verlagert. Mit einer gefüllten 10 ml Spritze und 12er Kanüle wird in gleicher Weise wie auf der

Innenseite auch auf der Außenseite des Unterschenkels eine subkutane Infiltration etwa handbreit oberhalb der Knöchelebene wiederum von einem Depot in der Mitte der Außenseite sowohl bis zur Achillessehne als auch zur Tibiakante durchgeführt (Abb. 4). Dabei ist zu achten, daß über der Tibiakante die Infiltration auch zu einem Ring geschlossen, oder eine Überlappung erreicht wird, und keine Lücke in der Haut ohne Infiltration bleibt. Zu achten ist ebenfalls darauf, daß die Infiltration direkt über der Fascia cruris erfolgt. Die restlichen bereits breit gefächerten Verzweigungen des N. fibularis superficialis und des N. suralis werden durch diese Infiltration betäubt. Die ringförmige Infiltration sollte etwa eine Handbreit oberhalb der Knöchelebene angelegt werden, damit genügend Platz für das Tourniquet bleibt. Die Blutleerenmanschette wird sinnvollerweise über dem Hautwall angelegt.

Nun wird der Fuß wieder entspannt leicht nach lateral gerichtet gelagert. Während die Betäubung der drei subkutan verlaufenden Nerven einsetzen kann und eine Hypästhesie bis Analgesie der Haut an Innenknöchel und Fußrücken nach wenigen Minuten hervorruft, werden die Pulsationen der A. tibialis posterior zwischen Ferse und Innenknöchel und der A. dorsalis pedis auf dem Fußrücken getastet und der Verlauf der Arterien mit einem wischfesten Stift markiert.

Der N. tibialis verläuft mit seiner Leitstruktur, der A. tibialis posterior, an der tiefsten Stelle des Sulcus zwischen Innenferse und Innenknöchel. Wenn die Pulsation der A. tibialis posterior nicht zu tasten ist, orientiert man sich an der tiefsten Stelle des Sulcus. Häufig ist auch ein knöcherner Vorsprung des Talus am distalen, ventralen Teil des Sulcus zu tasten; unmittelbar darunter verläuft der N. tibialis. Eine Verifizierung der genauen

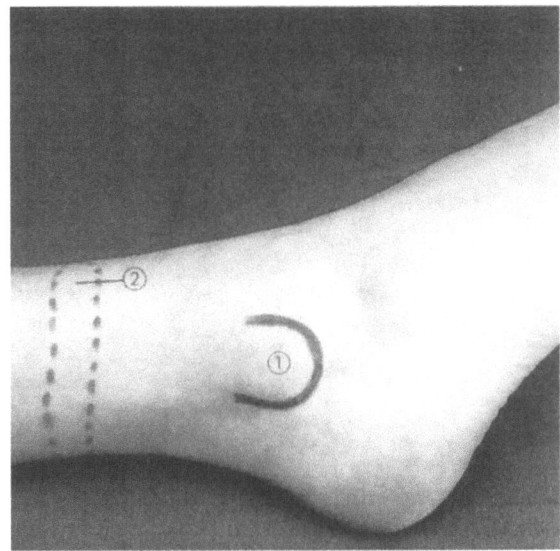

Abb. 4. *1* Außenknöchel, *2* s.c. Infiltration

Lage der A. tibialis posterior ist zwar sehr erwünscht und erleichtert die sichere Blockade, ist aber nicht zwingend erforderlich. Nach gründlicher ausreichender Desinfektion des gesamten Innenknöchelbereiches wird eine feine Kanüle, z.B. Nr. 18, aufgesetzt auf eine mit Lokalanästhetikum gefüllte 5 ml Spritze, senkrecht zur Haut von ventral her dicht neben der Arterie eingestochen und vorsichtig in Richtung N. tibialis vorgeschoben (Abb. 5). Dabei hält eine Hand den Unterschenkel fest, die spritzenführende Hand wird gut am Fuß abgestützt.

Die Kanüle wird vorsichtig so weit vorgeschoben, bis erste Parästhesien auftreten, oder, wenn keine ausgelöst worden sind, bis zum ersten Knochenkontakt. Die Kanüle wird dann 1/2 mm zurückgezogen und mit der freien Hand in situ fixiert. Nach sorgfältiger Aspiration in mindestens 2 Ebenen werden, wenn Parästhesien ausgelöst wurden, 3–5 ml Lokalanästhetikum injiziert. Wurden keine Parästhesien ausgelöst, werden 2,5 ml Lokalanästhetikum appliziert und die Punktion auf der kontralateralen Seite der Arterie wiederholt. Nach richtiger Plazierung der Kanülenspitze direkt lateral der Arterie und unterhalb der Faszie werden die restlichen 2,5 ml Lokalanästhetikum appliziert. Dieses Vorgehen sichert den Blockadeerfolg auch bei den variablen Verläufen des N. tibialis zu seiner Leitarterie.

Nach Entfernen der Kanüle wird die Punktionsstelle mit einem Tupfer kurz komprimiert und mit einem Heftpflaster abgedeckt. Wenn pathologische Veränderungen eine Injektion zwischen Ferse und Innenknöchel verbieten, kann der N. tibialis auch weiter proximal aufgesucht werden. Hierzu wer-

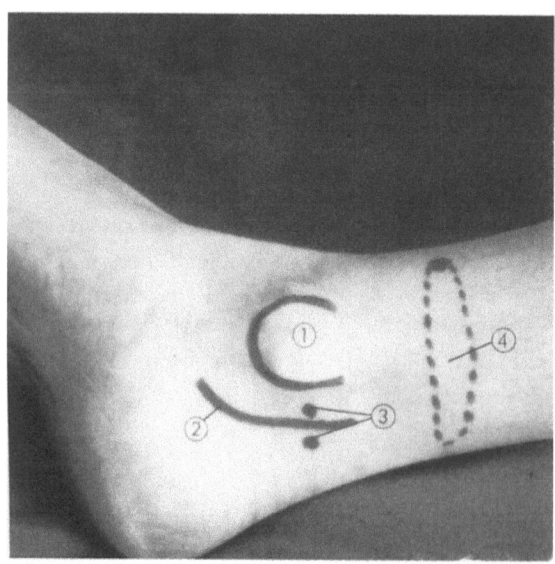

Abb. 5. *1* Innenknöchel, *2* A. tibialis, *3* Einstichstellen (Tibialisblockade), *4* s.c. Infiltration (Saphenusblockade)

den an der mediodorsalen Tibiakante im spitzen Winkel zwischen Tibia und Achillessehne 5–10 ml Lokalanästhetikum unter die Fascia cruris appliziert.

In gleicher Weise erfolgt die Blockade des N. fibularis profundus auf dem Fußrücken. Man wählt die Stelle aus, an der die Pulsation der A. dorsalis pedis (sive A. tibialis ant.) am deutlichsten zu tasten ist und markiert den Verlauf der Arterie mit einem wischfesten Stift. Nach Desinfektion des Fußrückens wird eine 18er Kanüle, die auf eine mit 1%igem Prilocain gefüllte 5 ml Spritze aufgesetzt ist, senkrecht zur Haut unmittelbar lateral der A. dorsalis pedis eingestochen und gut abgestützt, vorsichtig bis zum knöchernen Widerstand vorgeschoben (Abb. 6). Nach Zurückziehen um 0,5 mm wird die Kanüle in situ mit der freien Hand fixiert. Nach vorsichtiger Aspiration in mindestens 2 Ebenen werden 2,5 ml Lokalanästhetikum injiziert. Wegen des variablen Verlaufs des N. fibularis profundus zu seiner Leitarterie wird die Punktion auf der kontralateralen Seite wiederholt und nach Aspirationstest die restlichen 2,5 ml Lokalanästhetikum appliziert. Auch hier ist unbedingt darauf zu achten, daß die Injektion unter die Faszie erfolgt. Nach Entfernen der Kanüle wird die Punktionsstelle wiederum mit einem Tupfer kurz komprimiert und mit einem Pflaster abgedeckt.

Wenn die Blockade auf dem Fußrücken wegen pathologischer Veränderungen oder der Nähe zum OP-Gebiet nicht möglich sein sollte, wird die Blockadestelle weiter nach proximal verlegt. Möglich ist die Punktion oberhalb des Ligamentum cruciforme direkt lateral der Tibiakante oder unterhalb des Ligamentum cruciforme zwischen der Sehne des M. flexor hallucis longus und der Sehne des M. flexor digitorum communis. Letztendlich

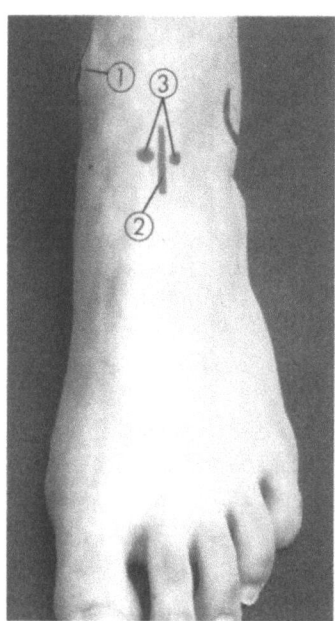

Abb. 6. *1* Innenknöchel, *2* A. dorsalis pedis, *3* Einstichstellen (Fibularis profundus-Blockade)

ist auch eine subkutane Blockade dicht vor der Verzweigung zwischen Hallux und 2. Zehe möglich.

Die Durchführung eines Fußblocks dauert je nach Übung und anatomischer Situation zwischen 5–15 Minuten, die Wirkung setzt nach 15 Minuten ein und ist nach 30 Minuten komplett. Sollten noch Areale am Fuß sensibel bleiben, was durch präoperative Testung (pin prick-Methode oder Kältespray) abgeklärt werden muß, so können durch periphere, meist subkutane Infiltrationen auch diese Lücken problemlos geschlossen werden. Der Druck einer Blutleerenmanschette über dem subkutanen Infiltrationswall wird bis zu 2 Stunden gut toleriert. Alle Operationen unterhalb der Knöchelebene sind durch den Fußblock auch in sicherer Blutleere schmerzfrei möglich, mit Nebenwirkungen, vorübergehenden oder gar bleibenden Nervenschäden ist bei entsprechend vorsichtiger und rücksichtsvoller Vorgehensweise bei Beachtung der geschilderten Hinweise nicht zu rechnen.

Wichtige Informationen für den Patient

Der Patient muß darüber aufgeklärt werden, daß die subkutane Injektion von einem brennenden Schmerzgefühl oder unangenehmen Druckgefühl begleitet sein kann. Meist ist die mediale Unterschenkelseite schmerzempfindlicher als die laterale Seite. Aus diesem Grunde sollte man beim Fußblock die Injektion auf der sensibleren Seite beginnen mit dem erklärenden Hinweis, daß alle folgenden Injektionen immer weniger Schmerzen verursachen werden. Die direkte perineurale Injektion des N. fibularis profundus ruft ein dumpfes Druckgefühl in Richtung Vorfuß hervor.

Hinweise über die möglicherweise auftretenden Parästhesien beim Aufsuchen des N. tibialis sind ebenfalls wichtig. Der Patient muß darauf vorbereitet werden, daß die Berührung des Nerven blitzartige, elektrisierende Empfindungen auslösen kann, die zu unwillkürlichen Abwehrbewegungen und sogar heftigem Ausschlagen des Fußes führen können. Sicherheitshalber sollte der Unterschenkel beim Aufsuchen des N. tibialis festgehalten werden, allein schon um mögliche Verletzungen des Nerven bei plötzlichen Bewegungen zu vermeiden. Der Druck der Injektion kann als Dysästhesie in Richtung Hallux, aber auch umgekehrt nach proximal in Richtung Kniegelenk empfunden werden.

Die Wirkung der Blockade setzt ein mit angenehmen Wärmegefühl, gefolgt von Kribbelparästhesien ähnlich den Empfindungen bei eingeschlafenen Händen und Füßen. Die Beweglichkeit der Zehen bleibt erhalten, entsprechende Hinweise sind wichtig, um Mißverständnisse über die sichere Wirkung der Blockade aufzuklären. Angst vor Nervenverletzungen müssen dem Patienten ebenfalls genommen werden mit der sicheren Gewißheit, daß bisher keine bleibenden Nervenschäden bekannt geworden sind. Auch sollte dem Patient das Gefühl der Sicherheit vermittelt werden, daß bei unvollständigen Blockaden noch sensible Areale am Fuß jederzeit, sogar noch während der OP, durch periphere Nachinjektion schmerzfrei gemacht werden können.

Hinweise zur Sicherheit

Vorsichtiges, rücksichtsvolles, aber dennoch zügiges Vorgehen ist Grundvoraussetzung für die Akzeptanz der Methode. Jede direkte Nervenblockade muß zurückhaltend erfolgen. Beim vorsichtigen Herantasten an den Nerv muß der erste Kontakt der Kanülenspitze mit dem Perineurium auch als erste Ahnung einer Parästhesie erfaßt werden. Eine weitere Annäherung an den Nerv ist überflüssig, ja gefährlich und muß vermieden werden.

Das Lokalanästhetikum soll den Nerv erreichen, nicht die Kanüle. Entscheidend für die Sicherheit ist die Vermeidung der intravasalen Injektion, der einzigen möglichen Komplikationsquelle. Dazu gehört das Abstützen der kanülenführenden Hand, entweder mit dem Handrücken oder dem kleinen Finger, und die sichere Fixierung der Kanüle nach richtiger Plazierung der Kanülenspitze unterhalb der Faszie mit der freien Hand. Neben der sorgfältigen und vorsichtigen Aspiration in mindestens 2 Ebenen bei Injektion in unmittelbarer Nähe von Arterien ist die Begrenzung auf eine Dosis von 2-3 ml Lokalanästhetikum als Einzelinjektion eine weitere Maßnahme zur Vermeidung plötzlicher toxischer Reaktionen.

Die Beobachtung der Volumenverteilung im Gewebe gibt klare Hinweise auf die richtige Injektion. Die subkutane Injektion macht eine deutlich sichtbare, beulenartige Vorwölbung, die Injektion unter eine Faszie eine breitbasige, linsenförmige Anhebung der Haut. Die Injektion in eine Arterie führt zu einer plötzlichen Errötung und Erwärmung des distalen Abschnittes, die Injektion in eine Vene sieht man bekannterweise nicht. Bei der Infiltration des subkutanen Hautwalles kann man bei genauer Beobachtung des Injektionsverlaufs und Verteilung des Volumens auf Aspiration verzichten, mögliche intravasale Injektion ist selbstverständlich zu vermeiden. Auch hier bietet die Beschränkung auf 1-2 ml bei Einzelinjektionen eine zusätzliche Sicherheit vor toxischen Reaktionen.

Schlußbemerkungen

Periphere Nervenblockaden kann man zwar demonstrieren und die Anatomie in den entsprechenden Lehrbüchern studieren, aber lernen kann man sie nur durch ständiges Üben. Genauso wie bei den Plexus-Blockaden hängt der Erfolg des Fußblocks in hohem Maße ab vom Geschick und der Erfahrung desjenigen, der die Blockaden durchführt. Entscheidend sind die anatomischen Kenntnisse und die topographische Vorstellungskraft.

Periphere Nervenblockaden eignen sich aufgrund der minimalen Beeinträchtigung des Gesamtbefindens und der Vigilanz, der weitgehend erhaltenen Beweglichkeit und Kooperationsfähigkeit des Patienten, der geringen Vorbereitungsmaßnahmen und des minimalen Material- und Zeitaufwandes, ganz besonders für operative Eingriffe auch und gerade bei Risikopatienten, besonders gut auch und gerade im ambulanten Bereich.

Bereits 1923 hat Labat folgende Empfehlungen gegeben:
Die Durchführung einer Regionalanästhesie ist eine Kunst, erfordert anatomische Kenntnisse, Fingerfertigkeit und Geschick im Umgang mit Patienten.

Dem ist heute, 75 Jahre später, nichts mehr hinzuzufügen.

Literatur

Dam W, Nolte H (1967) Anästhesie unter primitiven Bedingungen und während Massenkatastrophen. Wehrdienst und Gesundheit Bd. 15, Wehr und Wissen, Darmstadt 225–231

Labat G (1923) Regional anesthesia. Saunders, Philadelphia

Nolte H (1966a) Ist die Lokalanästhesie unter Feld- und Katastrophenbedingungen zu empfehlen? Wehrmed Mschr 10:74–75

Nolte H (1966b) Technische Möglichkeiten der Lokalanästhesie unter Feldverhältnissen. Wehrmed Mschr 10:103–105

8 Kapselbandverletzungen des oberen Sprunggelenkes

J. JEROSCH

Inzidenz

Die ligamentäre Verletzung des Sprunggelenkes ist nach wie vor die häufigste Verletzung im Sport und in der Freizeit (Cox 1985). Nach Renström und Theis (1993) beträgt die Inzidenz in den USA etwa 23000 Verletzungen pro Tag. Garrick und Requa (1973) zeigten bei 1650 High-School-Studenten, daß diese Verletzung bei allen Sportarten außer beim Schwimmen und Tennis am häufigsten auftrat. Beim Basketball betrafen sogar 53% aller Verletzungen das Sprunggelenk. Bestätigung fanden diese Ergebnisse in den Folgeuntersuchungen (Garrick und Requa 1988), in denen über 7,5 Jahre 19 unterschiedliche Sportarten beobachtet wurden.

Bei Lauf- und Springsportarten beträgt der Anteil der Sprunggelenksverletzungen 25% (Mack 1982). Ekstrand und Tropp (1990) zeigten, daß bei 41 Fußballmannschaften die Sprunggelenksdistorsionen 17–21% der Verletzungen ausmachten.

In einen nicht unerheblichen Teil resultieren aus diesen chronische Probleme und sogar Rezidivinstabilitäten, die insgesamt mit etwa 8% angegeben werden (Eiff et al. 1994). Beim Fußball und beim Basketball ist die Rezidivrate nach einem initialen OSG-Trauma um das 2- bis 3fache erhöht (Ekstrand und Tropp 1990) und kann beim Basketball sogar 83% betragen (Leanderson et al. 1993).

Diagnostik

Klinisch. Bereits bei Schilderung des Unfallmechanismus ergeben sich wesentliche Hinweise auf Art und Schwere der Verletzung. Der Patient klagt über Schmerzen, daneben auch über eine Bewegungseinschränkung mit Beeinträchtigung der Belastbarkeit.

Klinisch imponiert meist die deutliche Schwellung (Abb. 1). Die Beweglichkeit ist hierdurch sowie durch die Schmerzen meistens erheblich eingeschränkt. Besondere Bedeutung haben die klinischen Stabilitätsprüfungen. Die bekanntesten Tests sind die vordere Schublade sowie die Taluskippung. Hierbei ist eine gute Entspannung des Patienten unabdingbar. Dieses kann

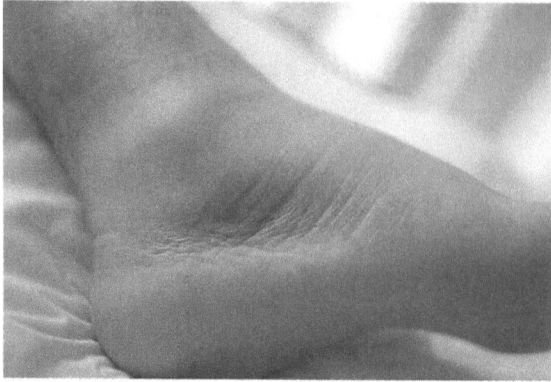

Abb. 1. Klinisches Bild nach Supinationstrauma

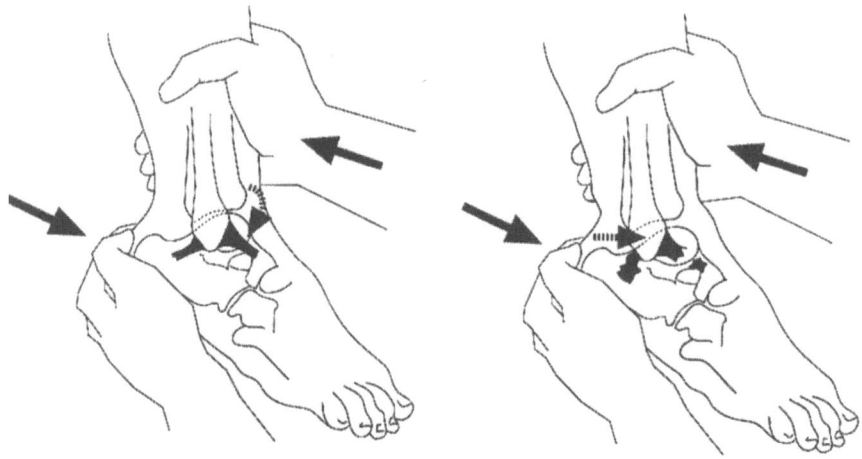

Abb. 2. Klinische Überprüfung des Talusvorschubs

erleichtert werden durch eine Untersuchung in maximaler Hüft- und Kniebeugung oder am sitzenden Patienten (Jerosch und Castro 1995).

Beim vorderen Schubladen-Test fixiert der Untersucher mit einer Hand die Tibia und schiebt mit der anderen den Calcaneus nach ventral. Diese Untersuchung sollte in etwa 10 Grad Plantarflexion erfolgen. Hiermit kann insbesondere die Stabilität des Ligamentum fibulotalare anterius überprüft werden (Abb. 2).

Mit der Taluskippung kann das Ausmaß einer eventuell vorliegenden fibulocalcanearen Bandinstabilität überprüft werden. Dieser Test beurteilt besonders das Ligamentum fibulocalcaneare oder eine komplexe Verletzung (Abb. 3). Auch hierbei ist die Entspannung des Patienten von entscheidender Bedeutung. Besonders Leistungssportler und muskelkräftige Patienten

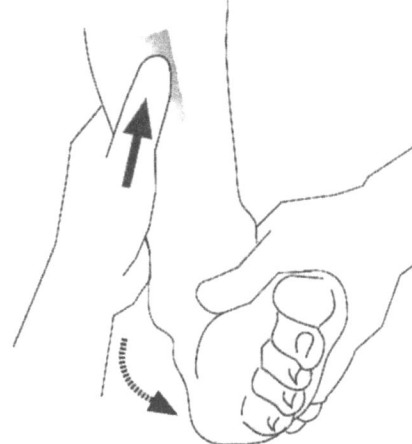

Abb. 3. Klinische Überprüfung der Taluskippung

können durch Anspannung der Peronealmuskulatur häufig falsch negative Ergebnisse produzieren.

Bei einem anderen manuellen Test, am sitzenden Patienten in lockerer Spitzfußhaltung fixiert eine Hand den Unterschenkel und mit der Faust der Gegenseite wird ein leichter Schlag auf das hintere Viertel der Fußsohle gegeben. Bei Bandläsion ist ein deutlicher Klick zu vernehmen. Dieser Test ist schmerzlos und kann entsprechend mehrfach durchgeführt werden.

Röntgen. Röntgenaufnahmen in 2 Ebenen als Nativ-Aufnahmen sind zum Ausschluß einer Fraktur obligat. Flakefrakturen, knöcherne Kapsel-Band-Ausrisse oder Epiphysenverletzungen beim Kind kommen bei geeigneter Einstellung in 30 Grad Innenrotation oftmals gut zur Darstellung.

Über viele Jahre waren gehaltene Aufnahmen ohne oder mit Lokal- bzw. Leitungsanästhesie die Regel. Diese wurden dann manuell oder standardisiert im Scheuber-Apparat durchgeführt. Bei 15 bis 20 kp Belastung wurde insbesondere die Taluskippung entweder absolut oder besser im Vergleich zur Gegenseite bewertet (Abb. 4). Bei einer Aufklappbarkeit von 10 Grad oder einer Differenz über 5 Grad zur gesunden Gegenseite wurde oftmals die Operationsindikation gestellt.

Durch den Wechsel zur konservativen frühfunktionellen Therapie sind diese Aufnahmen in den allermeisten Fällen überflüssig geworden. Dieses gilt insbesondere dann, wenn sie erst einige Tage nach der Verletzung durchgeführt werden und den bereits in Heilung befindlichen Prozeß stören.

Ebenfalls als überholt muß die Arthrographie angesehen werden. Diese wurde gelegentlich durchgeführt, um das Ausmaß der Verletzung, insbesondere die Eröffnung der Peronealsehnenscheide zu beurteilen. Auch dieses Verfahren gehört jedoch weitgehend der Vergangenheit an.

Mit Hilfe der Ultraschalldiagnostik wird weniger eine direkte Banddarstellung als vielmehr die Translation der dorsalen Knochenkonturen von Ti-

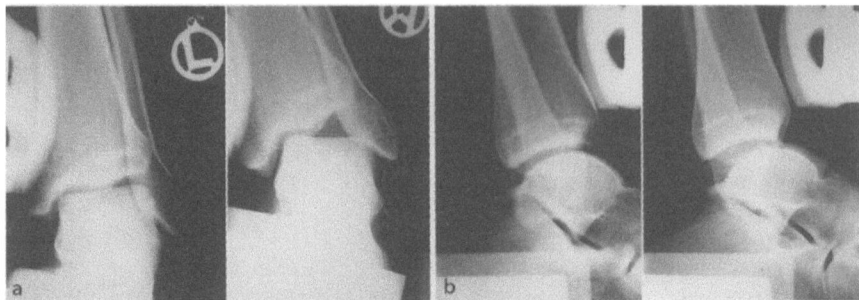

Abb. 4. Gehaltene Röntgenaufnahmen zur Dokumentation der Taluskippung (**4a**) und des Talusvorschubs (**4b**)

bia und Talus dokumentiert. Hierdurch kann das Ausmaß der Bandverletzung indirekt beurteilt werden. Der Patient liegt hierbei in der Regel in Bauchlage mit entspannter Muskulatur, es wird von dorsal über den lateralen Anteil des tibio-talaren Gelenkspaltes in Längsrichtung geschallt.

Mit Hilfe der Kernspintomographie kann das Ausmaß von Kapsel-Band-Verletzungen direkt beurteilt werden. Von besonderem Vorteil ist jedoch die Darstellung eventuell vorhandener Knorpel-Knochenläsionen.

Therapie

Erstversorgung. Die Erstversorgung auf dem Sportplatz sollte so früh wie möglich durchgeführt werden. Hierzu zählen die bekannten Maßnahmen Kühlung, Hochlagerung und Kompression. Das Ausmaß der Verletzung ist direkt am Unfallort oftmals nicht exakt einzuschätzen. Bei der Anwendung von Eiswasser sollte darauf geachtet werden, daß eine zu lange und intensive Kühlung in Einzelfällen durchaus auch zu Gewebeschädigungen führen können. Gleiches gilt für die Applikation von Kältesprays. Zur Anwendung kommt auch gelegentlich Trockeneis. Durch die Maßnahmen: elastischer Verband, Hochlagerung und Sportpause kann die Ausbildung eines Hämatom mit den nachfolgenden Gewebeschädigungen so gering wie möglich gehalten werden, was die weitere Behandlung erleichtert.

Konservativ-funktionelle Therapie. In unterschiedlichen Studien wurden die guten und sehr guten Ergebnisse der funktionellen Therapie nach Sprunggelenkssupinationstrauma bestätigt (Freemann et al. 1965, Kanus und Renström 1991). MRI-kontrollierte Studien zeigen eine narbige Wiederherstellung der Bandkontinuität. Schließlich haben Sommer und Schreiber schon früh auf die sozioökonomischen Vorteile hingewiesen (Sommer und Schreiber 1993). Die Nachbehandlung mit Orthesen führt zu einer mehrwöchigen Verkürzung der Rehabilitationszeit. Renström (1997) wies auf die deutliche Überlegenheit einer Versorgung mittels Orthese und Bandage im Vergleich zur Gipsbehandlung hin. Aufgrund der in den letzten

Jahren gewonnenen Erfahrung sehen wir die *Behandlungsprinzipien* nach OSG-Supinationstrauma wie folgt:
- Analgesie, Antiphlogese, Strukturadaptation
- Thromboseprophylaxe
- Belastungsschutz des strukturellen Schadens
- Sicherstellung der periartikulären Trophik
- Mobilisation und Manipulation vor Hypomobilität
- frühe axiale Belastung und propriozeptive Stimulation
- Muskeldehnung
- integratives muskuläres Krafttraining
- neuromuskuläres Koordinationstraining
- Ökonomisierung von Haltung und Körpersinn
- Hilfsmitteladaptation.

Aus diesen Überlegungen leiten sich die folgenden *Behandlungstechniken* ab:
- PECH-Schema
- limitierte Belastung und funktionelle Ruhigstellung
- Cryo-Cuff
- Tape, Lace-on-Brace, Stirrup-Orthese
- Iontophorese, Ultraschall, Lymphdrainage, 2-Zellenbad
- Manuelle Therapie, CPM, Bewegungsbad, Aquajogging
- Gehschule-Laufband
- passives/aktives Strechting / Relaxationstechniken
- Isometrie – PNF – Ergometrie – Isokinetik
- Propriozeptionsschulung
- Rückenschule – FBL – Geschicklichkeitstraining
- Einlagen – Schuhversorgung – Sportberatung.

Stabilisierung durch externe Hilfsmittel. Die posttraumatische Gipsimmobilisation ist heutzutage weitestgehend obsolet. Durch die Gipsbehandlung kommt es zu unterschiedlichen unerwünschten Wirkungen. Hierzu zählt u.a. eine Reduktion von Kollagensynthese und Faserdicke und ein hieraus resultierendes insuffizientes Narbengewebe. Weiterhin führen das muskuläre Defizit sowie die Immobilisationsosteoporose zu einer verlängerten Rehabilitation. Nach Realisierung dieser Probleme wurden verschiedene Sprunggelenksorthesen entwickelt. Die Anforderungen an diese Hilfsmittel wurden in der Aufhebung der Pronation und Supination gesehen. Die Plantarflexion/Dorsalextension sollte geringer als 10-0-20 betragen und die Rotation sollte ebenfalls aufgehoben sein.

Mechanische Stabilisierung durch Sprunggelenk-Orthesen. Zur Überprüfung der Wirkungsfähigkeit der Orthesen wurden zunächst eine Vielzahl biomechanischer Untersuchungen durchgeführt. An OSG-Präparaten erfolgte die Dokumentation der Stabilität nach partieller oder kompletter Durchtrennung des Außenbandapparates. Fraglich ist u.E. jedoch inwieweit diese

„nekromechanischen Untersuchungen" auf die Realität zu übertragen sind. Narkoseuntersuchungen bei frisch traumatisierten Patienten zeigen zwar eine 50–70%ige Reduktion der Aufklappbarkeit nach Anlegen einer Orthese, sind jedoch auch nur sehr bedingt auf dynamische Situationen zu übertragen. Weiterhin erfolgten Studien an Probanden mit chronischen Instabilitäten.

Vaes et al. (1985) sowie Löfvenberg und Kärrholm (1993) haben die Aufklappbarkeit des oberen Sprunggelenkes bei gehaltener Röntgenaufnahme untersucht. Vaes et al. (1985) zeigten dabei mit Tapeverband bei allen Sprunggelenken eine signifikant verringerte Aufklappbarkeit. Belastungen wie Zick-Zack- und Kurvenläufe sowie Sprungübungen reduzierten die stabilisierende Wirkung des Tapeverbandes. Löfvenberg und Kärrholm (1993) untersuchten die mechanische Unterstützung durch eine thermoplastische Schiene. Mit Orthese konnte eine signifikante Verringerung der Aufklappbarkeit von instabilen Sprunggelenken gezeigt werden.

Bunch et al. (1985) untersuchten den sekundären Stützeffekt durch Tapeverbände, Elastikverbände und fünf verschiedene Schnürbandagen an einem, der menschlichen Anatomie nachempfundenen Modellfuß aus Polyurethan. Alle Stabilisierungshilfen wurden unmittelbar nach der Applikation und nach einer Belastung von 350 Bewegungszyklen ermittelt. Vor der Belastung zeigte der Tapeverband einen 25% besseren Stützeffekt als das beste Lace-on-Brace und eine 70% bessere Wirkung als der Elastikverband. Der Stabilitätsverlust war beim Tapeverband nach der Belastung mit 21%, gegenüber 4,5–8,5% bei den Lace-on-Braces, am höchsten.

Gross et al. (1987) sowie Greene und Hillman (1990) überprüften den Einfluß von Stabilisierungshilfen auf die passive Beweglichkeit der Sprunggelenke. Mit einer Cybex-Einheit untersuchten Gross et al. (1987) das maximale passive Bewegungsausmaß ohne Stabilisierung, mit der Aircast-Stirrup und mit einem Tapeverband jeweils vor und nach einer Belastung. Sowohl die Aircast-Schiene, als auch der Tapeverband schränkten die Beweglichkeit in Inversions- und Eversions-Richtung ein. Der Stabilisierungseffekt nach der Belastung reduzierte sich beim Tapeverband jedoch erheblich, während die Werte der Aircast-Schiene weitgehend unverändert blieben.

Auch Greene und Hillman (1990) zeigten, daß Orthesen eine signifikante Bewegungseinschränkung im Sprunggelenk bewirken, die von der sportlichen Belastung unbeeinflußt blieb. Mit dem Tapeverband wurde ebenfalls eine signifikante Limitierung der passiven Beweglichkeit erreicht. Dieser zeigte aber bereits nach 20minütiger sportlicher Betätigung einen 40%-igen Stabilitätsverlust, nach einer Stunde Belastung war überhaupt keine signifikante Bewegungseinschränkung durch den Tapeverband mehr zu verzeichnen.

Von Kimura et al. (1987) wurden die Reaktion auf plötzlichen Inversionsstreß an den Sprunggelenken untersucht. Der durch diese plötzliche Inversion forcierte maximale Inversionsgrad der Sprunggelenke wurde mittels einer Hochgeschwindigkeitskamera registriert. Hierbei reduzierte die Aircast-Schiene den maximal erreichten Inversionsgrad um durchschnittlich 9,8°.

Unabhängig von der jeweiligen Untersuchungsmethode konnte somit in allen Studien die Effizienz von Einmal-Verbänden und wiederverwendbaren Orthesen bezüglich ihrer stabilisierenden Wirkung aufgezeigt werden. Der guten mechanischen Stabilisierung durch Tapeverbände kurz nach der Applikation, steht der Stützwert-Verlust bei sportlicher Belastung gegenüber. Die wiederverwendbaren Orthesen wiesen nach den Belastungen keinen oder nur einen geringen Verlust der stabilisierenden Wirkung auf.

Propriozeption (sensomotorische Einflüsse). Im Laufe der letzten Jahre stellte sich jedoch heraus, daß wie bei anderen Gelenken auch, die Stabilität des oberen Sprunggelenkes zu einem erheblichen Anteil auf koordinative und propriozeptive (sensomotorische) Fähigkeiten zurückzuführen ist. Aus diesem Grund wuchs das Interesse an neurophysiologischen Zusammenhängen und deren Auswirkungen auf die Sportpraxis in Prophylaxe und Therapie.

Propriozeption ist das Ergebnis der Synthese der afferenten Signale von verschieden lokalisierten Mechanorezeptoren (Jerosch und Prymka 1996, Takebayashi et al. 1997). Sie setzt sich nach herkömmlichem Verständnis aus Stellungssinn, Bewegungssinn und Kraftsinn zusammen und ermöglicht eine Wahrnehmung der Positionen (Lagesinn) und Bewegungen (Kinästesie) von Gelenken und Gliedmaßen, sowie eine Abschätzung der notwendigen Muskelkraft (Kraftsinn) zur Einhaltung oder Änderung einer Gelenkposition. Die Sensoren der Propriozeption werden von den Rezeptoren in den Gelenkstrukturen, in der partizipierenden Muskulatur, in den Sehnen und in der über dem Gelenk liegenden Haut gebildet. Sie gehören zum Typ der Mechanorezeptoren, die mechanische Reize wahrnehmen und in nervöse Erregungen umwandeln. Die unterschiedlichen Qualitäten der Propriozeption sind in die Gesamteinheit des „Sensomotorischen Systems (SMS)" eingebunden (Abb. 5).

Viele Autoren sprechen heute den Gelenkrezeptoren den größten Einfluß zu (Cordo et al. 1994). Craske (1977) hingegen sieht in den Muskelspindeln und Moberg (1985) in den Hautrezeptoren die Hauptinformation für die Propriozeption. Wahrscheinlich ist ein komplexes Zusammenspiel verschiedener Rezeptoren für eine präzise Propriozeptivität der Sprunggelenke verantwortlich, wobei der traumatisch bedingte Ausfall von Gelenkrezeptoren offensichtlich nicht vollständig durch andere Proprio- und Exterozeptoren kompensiert werden kann.

Die dazu notwendige sensomotorische Verarbeitung kann durch koordinatives Training nachweislich positiv beeinflußt werden (Freeman et al. 1965). Berenberg et al. (1987) untersuchten die sensomotorische Fähigkeiten anhand eines Spiegeltests. Da sich die eingestellten Testpositionen (zwischen 4° und 20°) alle im normalen Bewegungsausmaß der Sprunggelenke befanden, wurde der Einfluß der Gelenkkapselrezeptoren, welche nur auf extreme Deformationen ansprechen, als minimal angesehen. Anders als Freeman et al. (1965) konnten Berenberg et al. (1987) jedoch keine Verbesserung der Propriozeptivität durch Training nachweisen.

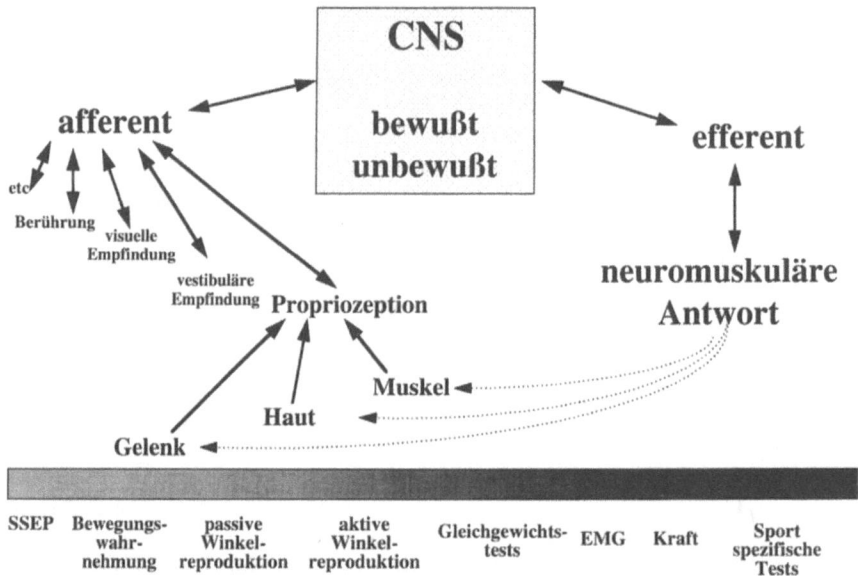

Abb. 5. Sensomotorisches System

■ **Propriozeptives (sensomotorisches) Defizit durch Sprunggelenkverletzungen:** Die Bedeutung der propriozeptiven (sensomotorischen) Steuerungsvorgänge für die funktionelle Gelenkstabilität und der Einfluß von Supinationstraumen auf das sensomotorische System des Sprunggelenkes werden kontrovers diskutiert. Freeman et al. (1965) untersuchten den Einfluß von Verletzungen des Kapsel- und Bandapparates auf die Propriozeptivität der Sprunggelenke. Schädigungen der Rezeptoren, hervorgerufen durch Supinationstraumen, können demnach eine partielle Afferenzstörung der propriozeptiven Wahrnehmung bewirken und somit zu einer funktionellen Instabilität der Sprunggelenke führen. Von Glenncross und Thornton (1981) wurde der Stellungssinn bei Sportlern untersucht. Sie fanden einen signifikant größeren Reproduktionsfehler bei den verletzten Sprunggelenken sowie eine Korrelation zwischen Bewegungsausmaß und Reproduktionsfehler. Die Genauigkeit der Winkelreproduktion nahm linear mit der Zunahme des Plantarflexionsgrades am Fuß ab. Auch Konradsen und Ravn (1990), sowie Gleitz et al. (1993) kommen zu der Überzeugung, daß ein posttraumatisches propriozeptives Defizit die Ursache für eine funktionelle Instabilität der Sprunggelenke darstellt. Die zeitliche Verzögerung der Reflexantwort des M. peronaeus longus auf eine plötzliche Inversion der verletzten Sprunggelenke wurde auf eine gestörte Propriozeptivität dieser Gelenke zurückgeführt (Konradsen und Ravn 1990). Diese posttraumatische, zeitliche Verzögerung der Reflexantwort wurde auch von Van Linge beschrieben (1988). Zusätzlich zur Überprüfung der Reflexantwort des M. peronaeus longus verglichen Gleitz et al. (1993) die Standsicherheit der verletzten und unverletzten Sprunggelenke im Einbein-Stand. Auch bei diesem Test konnte eine beeinträchtigte Propriozeptivität der verletzten Sprunggelenke in Form einer verminderten Standsicherheit nachgewiesen werden. Gleitz et al. (1993) und Freeman et al. (1965) konnten die Verbesserung der posttraumatischen Propriozeptivität durch Koordinations- und Reflextraining nachweisen. Ihrer Meinung nach wird dieser Trainingseffekt durch die Schulung der verbliebenen intakten Rezeptoren und durch eine verbesserte zentrale Steuerung erreicht. Tropp et al. (1985) zeigten eine verletzungsprophylaktische Wirkung von regelmäßiger Propriozeptions-Schulung an Fußballspielern mit instabilen Sprunggelenken auf. Janda und Bullock-Saxton (1994) weisen aus ihrer Sicht auch besonders auf den Einfluß propriozeptiver Fähigkeiten auf die Stabilität komplexer Bewegungsmuster an den unteren Extremitäten hin. Sie führten dies auf eine ausgeprägte Labilität der Bewegungssteuerung aufgrund eines zentralnervösen Adaptationsdefizits sowie ein arthrogenes Propriozeptionsdefizits zurück.

In eigenen Untersuchungen belegten wir mit Hilfe eines Winkelreproduktionstestes, eines Einbeinstandtestes sowie eines Einbeinsprungparcourstestes die reduzierte Propriozeption bei funktionell instabilen Sprunggelenken (Jerosch et al. 1995) (Abb. 6). Der Versuch die Ergebnisse der unterschiedlichen Testverfahren miteinander zu korrelieren, erbrachte jedoch nur sehr geringe bis keinerlei Korrelation (Abb. 7-9). Dieses zeigt, daß es völlig unterschiedliche propriozeptive Qualitäten gibt. Es ist demnach auch nicht sehr sinnvoll, im Rahmen der Rehabilitation Propriozeption mit einem sogenannten Propriozeptionstrainer zu trainieren. Es muß vielmehr das Ziel sein, die bei dem jeweiligen Patienten individuell vorliegenden Defizite im sensomotorischen System mit speziellen Testverfahren (Abb. 5) zu identifizieren und anschließend diese Defizite gezielt und differenziert anzugehen.

Es gibt jedoch auch einige Autoren, die kein propriozeptives Defizit nach Sprunggelenkverletzungen finden. Anhand der Reproduktionsgenauigkeit von Inversionsgraden und der Reflexantwort des M. peronaeus lon-

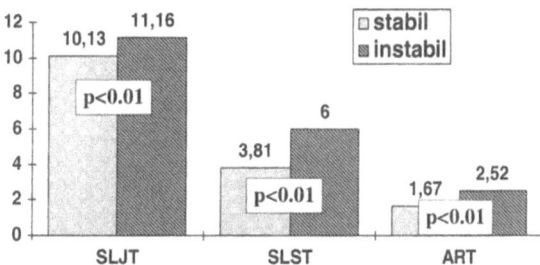

Abb. 6. Patienten mit funktionell instabilen Sprunggelenken zeigen im Vergleich zu einer gesunden Kontrollgruppe signifikant reduzierte Fähigkeiten beim Einbeinstand auf weichem Untergrund (SLST: single leg standing test), bei Absolvierung eines Einbeinsprungparcours mit unterschiedlich geneigten Flächen (SLJT: single leg jumping test) sowie bei der Reproduktion eines vorgegebenen Winkel (ART: angle reproduction test)

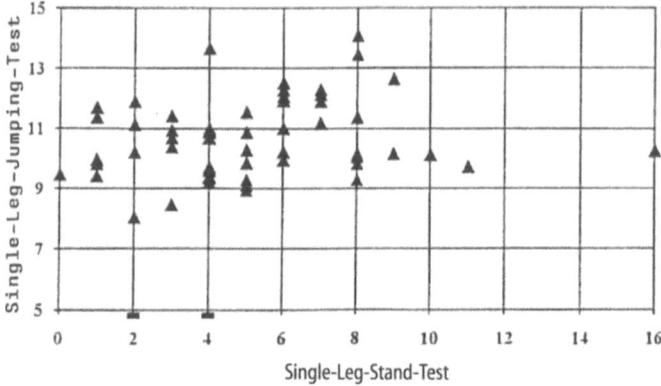

Abb. 7. Die Korrelation zwischen Einbeinsprung- und Einbeinstand-Test beträgt 0,24

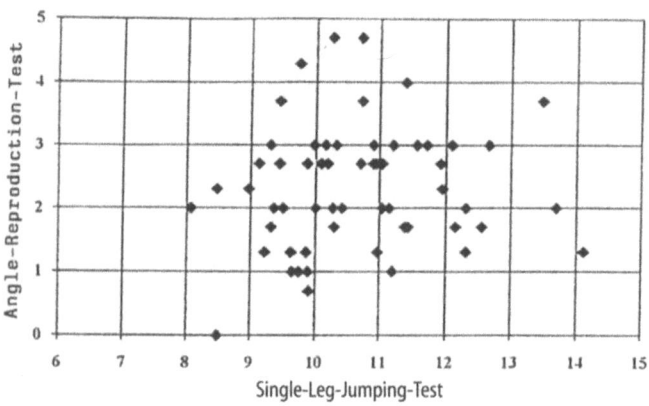

Abb. 8. Die Korrelation zwischen Einbeinsprung- und Winkelreproduktions-Test beträgt 0,11

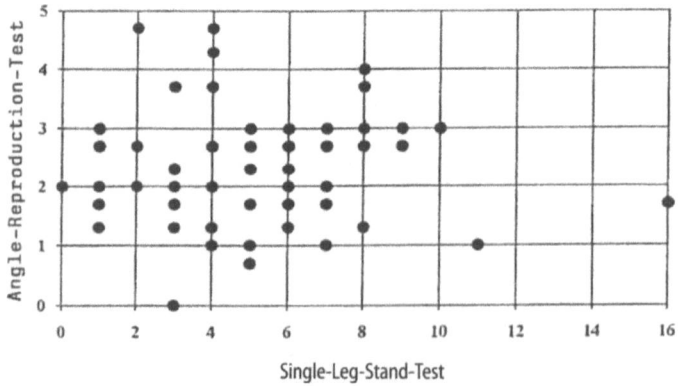

Abb. 9. Die Korrelation zwischen Winkelreproduktions- und Einbeinstand-Test beträgt 0,02

gus auf plötzliche Inversionen überprüften Konradsen et al. (1993) den Effekt einer anästhetischen Blockade der Rezeptoren des lateralen Bandapparates auf die Propriozeptivität der Sprunggelenke. Während der passive Stellungssinn beeinträchtigt wurde und eine präzise Winkelreproduktion unmöglich machte, zeigte sich der aktive Stellungssinn (Bewegungssinn) von der Blockade unbeeinflußt. Die Autoren folgerten, daß die Afferenz intakter Rezeptoren der lateralen Bänder für einen korrekten Stellungssinn am Sprunggelenk wohl von Bedeutung sei, eine fehlende Afferenz dieser Rezeptoren allerdings durch Informationen der Rezeptoren in der Unterschenkelmuskulatur ersetzt werden kann. Die propriozeptiven Wahrnehmungen dieser Muskelrezeptoren scheinen angesichts der Testergebnisse für einen dynamischen Schutz gegen plötzliche Inversionen verantwortlich zu zeichnen. Zu einer ähnlichen Einschätzung gelangte Gross (1987) bei seinen Untersuchungen zur Propriozeptivität der Sprunggelenke, wobei er Probanden mit und ohne Supinationstraumen testete. Die Präzision der Reproduktion zuvor eingestellter Inversions- und Eversionsgrade zeigte keinen signifikanten Unterschied zwischen verletztem und unverletztem Sprunggelenk.

Übereinstimmend gehen alle Autoren davon aus, daß neben den Propriorezeptoren an Gelenkkapseln und Bändern auch Haut- und Muskelrezeptoren Informationen über Gelenkstellung und Gelenkbewegung liefern. Welche Rezeptoren hierbei für bestimmte propriozeptive Wahrnehmungen zuständig sind, bleibt beim momentanen Stand des Wissens noch spekulativ. Wahrscheinlich ist jedoch ein komplexes Zusammenspiel verschiedener Rezeptoren für eine präzise Propriozeptivität der Sprunggelenke verantwortlich, wobei der traumatisch bedingte Ausfall von Gelenkrezeptoren offensichtlich nicht vollständig durch andere Proprio- und Exterozeptoren kompensiert werden kann. Ein propriozeptives Defizit, als Folge einer Sprunggelenkverletzung, kann als eine Ursache für die funktionelle Instabilität von Sprunggelenken angesehen werden.

Sensomotorisches Training. Wie oben bereits dargestellt wird sich in Zukunft wahrscheinlich eine gewisse Änderung der Rehabilitation nach Gelenkverletzungen im Allgemeinen und Sprunggelenksverletzungen im Besonderen dahingehend ergeben. Diese werden sich am individuellen Defizit des jeweiligen Patienten zu orientieren haben. Als mögliche Inhalte stehen zur Verfügung:
- statische und dynamische Muskelbalancierung
- Standsicherheit
- Gangrhythmisierung
- Beinachsenkontrolle
- Gleichgewichtstraining
- kinetische Reflexanbahnung.

Einfache Hilfsmittel sind Pezziball, Schrägbrett, weiche Matte, Trampolin und Kreisel.

Als häufige gelenktypische lokale muskuläre Interferenzen sind zu nennen (Drabiniok und Heisel 1997):
- Abschwächung der Mm peronei
- Abschwächung des M. tib. anterior
- Abschwächung des M. ext.hallucis longus
- Verkürzung des M. ext.hallucis longus
- Verkürzung des M. tib. posterior
- Verkürzung des M. flexor hallucis
- Verkürzung des M. extensor digit. long.
- Verkürzung des medialen Bauches des M. triceps surae

Die pathologisch veränderte Fußdynamik führt nicht nur zu lokalen, sondern auch zu gelenkfernen Wirkungen. Hier sind an der Hüfte der M. iliopsoas und der M. glutaeus medius, an Hüfte und Knie die ischiocruralen Muskeln sowie der M.tensor fasciae lata und am Kniegelenk der M. popliteus und der M. vastus mediales betroffen. Das Muskelkrafttraining sollte die folgenden inhaltlichen Ziele verfolgen:
- intermuskuläre Koordination
- neuromuskuläre Kraftqualität
- lokale Kraftausdauer
- Muskelquerschnittsvergrößerung
- situationsgerechter Synergismus vielfältiger Kraftkomponenten.

Als apparative Unterstützung dienen Ergometer (Fahrrad, Rudergerät) Isokinetik, Stepper, Leg-Press, Laufband, Skilanglaufsimulator und Aquajogging.

Eine Bewegungsüberprüfung kann durch Filmanalysen, EMG-Untersuchungen oder Darstellung von Bewegungsabläufen auf der Bodendruck-Meßplatte erfolgen. Vor Sportaufnahme sollten auch sportartspezifische Belastungen und Trainingsformen durchgeführt werden.

Der Einfluß von Orthesen auf die propriozeptiven (sensomotorischen) Fähigkeiten des oberen Sprunggelenkes ist bisher unterschiedlich untersucht worden. Kimura et al. (1987) haben die Vermutung geäußert, daß durch die Luftpolster der Aircast-Schiene zusätzliche Hautrezeptoren stimuliert werden und somit ein mögliches propiozeptives Defizit ausgeglichen werden könnte. Für Personen mit ehemaliger Verletzung wäre dies von Vorteil.

Stuessi et al. (1987) untersuchten die EMG-Aktivität des M. peroneus longus, dem hauptsächlichen Inhibitor der Supination. Hierbei gingen sie davon aus, daß die Spannung, die sich im Muskel entwickelt, proportional zur elektrischen Aktivität ist. Sie untersuchten 11 Probanden mit instabilen Sprunggelenken jeweils ohne und mit Aircast-Schiene. Sie konnten jedoch nicht darstellen, daß die stabilisierten Sprunggelenke geringere EMG-Werte aufweisen. Die Peroneusmuskeln waren sowohl mit und ohne Stabilisierungshilfe ähnlich aktiv.

Scheuffelen et al. (1995) untersuchten drei Stabilisierungshilfen (Aircast, Ligafix Air, Stabilschuh) und einen normalen Joggingschuh unter funktionellen Bedingungen. Um die Plantarflexions- und Rotationskomponente beim Unfallmechanismus mit einzubeziehen, verwendeten sie einen dreidimensionalen Umknickmechanismus unter funktionellen Bedingungen. Zusätzlich wurden Oberflächen-EMGs registriert, um neuromuskuläre Parameter zu erfassen. Hierbei wurde der zeitliche Verlauf sowie die Ausprägung der neuromuskulären Aktivitäten vom M. peroneus longus, M. tibialis anterior, M. gastrocnemius und des M. vastus medialis erfaßt. Es zeigte sich, daß die EMG Signale bei den Orthesen zwar überwiegend reduziert waren, die typischen Innervationscharakteristika jedoch erhalten blieben. Hohe Winkelgeschwindigkeiten bei Umknickbewegungen bedingten eine hohe Reflexantwort und umgekehrt. Dabei war in dieser Studie die Reduktion der Reflexantwort beim Tragen der Aircast und der Ligafix Air niedriger, als es aufgrund der reduzierten Winkelgeschwindigkeit zu erwarten gewesen wäre. Die Autoren führten dieses Phänomen auf die unterschiedliche Stimulierung von Propriozeptoren, z.B. der Haut, durch die Orthesen zurück und werten dies als positiven Einfluß der Orthesen.

In eigenen Untersuchungen (Jerosch et al. 1995) konnten wir mit unterschiedlichen funktionellen Tests (Winkelreproduktionstest, Einbeinsprung-Test, Einbeinstand-Test) zeigen, daß die propriozeptiven Defizite bei funktionell instabilen Sprunggelenken durch wiederverwendbare Orthesen signifikant verbessert werden können (Abb. 10-12).

Operative Behandlung. Die über viele Jahre praktizierte initiale operative Versorgung hat zweifellos den Vorteil einer Ausspülung des Hämarthros, der Entfernung von eventuell vorliegenden Knochen-Knorpel-Läsionen oder eingeschlagenen Bandstümpfen. Es kann auch bei hochgradigen Verletzungen eine sichere und frühe Stabilität erreicht werden. Aus diesen Gründen wird gerade im Hochleistungssport bei verletzungsträchtigen Disziplinen auch heute noch in vielen Kliniken operiert. Nachteilig sind jedoch zweifellos neben dem Narkoserisiko, das Operationsrisiko an sich mit der Gefahr der Infektion. Weiterhin sind Narbenbildungen und Propriocep-

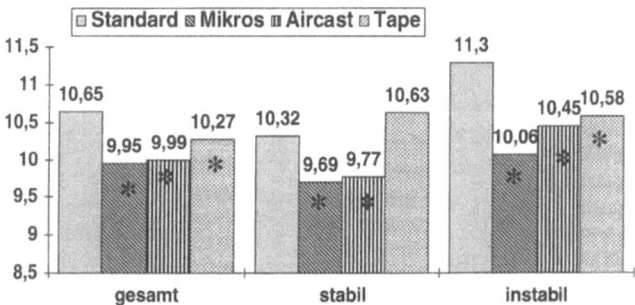

Abb. 10. Durch Anlegen von externen Stabilisierungshilfen kommt es zu einer signifikanten Verbesserung beim Einbeinsprungparcour sowohl bei gesunden als auch bei funktionell instabilen Sprunggelenken. Eine Ausnahme hierzu bietet nur der Tape in der Gruppe mit stabilen Sprunggelenken

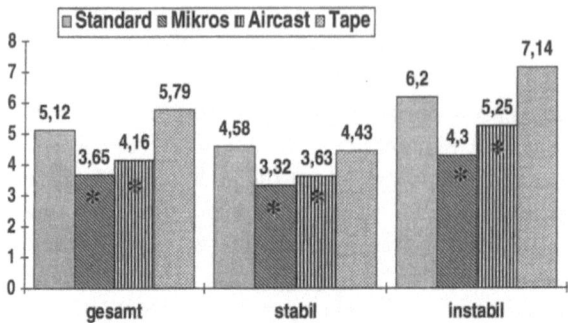

Abb. 11. Durch Anlegen von wiederverwendbaren externen Stabilisierungshilfen kommt es zu einer signifikanten Verbesserung beim Einbeinstand-Test sowohl bei gesunden als auch bei funktionell instabilen Sprunggelenken. Beim Tape läßt sich dieser signifikante Unterschied nicht nachweisen

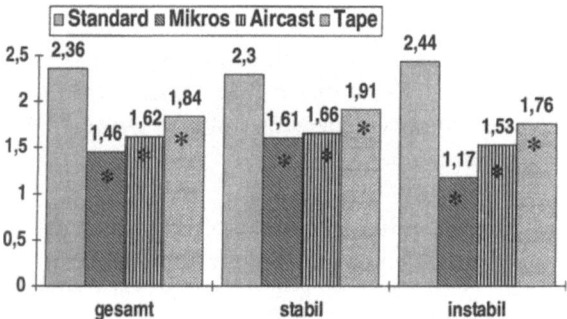

Abb. 12. Durch Anlegen von externen Stabilisierungshilfen kommt es zu einer signifikanten Verbesserung beim Winkelreproduktionstest sowohl bei gesunden als auch bei funktionell instabilen Sprunggelenken

tionsstörungen zu nennen. Wie oben bereits dargestellt resultiert durch die operative Versorgung in vielen Fällen auch eine längere Arbeitsunfähigkeit.

■ **Wann wird in Deutschland noch operiert?** Die Ergebnisse einer Multizenter-Studie, welche zwischen 1991 und 1993 insgesamt 483 Patienten erfaßte, zeigte, daß die gewählte Behandlungsform sehr von der Fachgruppe des behandelnden Arztes abhängig ist (Wülker et al. 1996). Die Orthopäden behandelten 40% ihrer Patienten mit einer fibularen Bandruptur stationär und operierten wiederum 40% von dieser Gruppe. Chirurgen hingegen behandelten 64% ihrer Patienten stationär in der Klinik und operierten von dieser Gruppe 81%. Unfallchirurgen therapierten 41% der Patienten stationär und operierten 71%. Patienten mit ausgeprägter lateraler Aufklappbarkeit oder Talusvorschub in der Röntgenuntersuchung wurden eher durch eine Bandnaht versorgt oder im Gips immobilisiert. Auch das Alter der Patienten spielte bei der Therapiewahl eine entscheidende Rolle. Ältere Patienten wurden eher einer konservativen Behandlung zugeführt, jüngere Patienten eher operiert. In dieser Studie war das Ergebnis operierter Patienten signifikant schlechter als das der funktionell konservativ behandelten. Am schlechtesten schnitten solche Patienten ab, die bereits primär eine Bandplastik erhielten. Sehr deutlich war wiederum der Vorteil der konservativen Behandlungsgruppe in bezug auf Arbeitsunfähigkeit und Sportunfähigkeit zu dokumentieren. 10% der gesamten Gruppe zeigten unabhängig von der Behandlungsart und trotz eines guten Gesamt-Score ein Rezidiv. Die Autoren schlußfolgerten, daß die Stabilität offensichtlich nicht unmittelbar im Zusammenhang mit der gesamten Funktion der Sprunggelenke steht.

In den seltenen Fällen, bei denen eine operative Therapie notwendig ist, besteht diese aus der Naht der rupturierten Bandstümpfe, welche im allgemeinen erst dann durchgeführt wird, wenn das Sprunggelenk abgeschwollen ist. Durch einen bogenförmigen Hautschnitt von ventral um den Malleolus lateralis ziehend wird zunächst das oberflächliche Hämatom entleert. Der Nervus peronaeus superficialis ventral und der Nervus suralis dorsal dürfen nicht verletzt werden. Der laterale Anteil des oberen Sprunggelenkes läßt sich von hier aus einsehen und Knorpeloberfläche vom Talus und der Fibulaspitze können beurteilt werden. Das Gelenk wird ausgiebig gespült, und die Bandstümpfe werden gesäubert. Nachdem die Bandstümpfe identifiziert worden sind, werden sie mit resorbierbaren Fäden adaptiert. Hierbei ist es wichtig, daß der Rückfuß bei der Naht des Ligamentum calcaneofibulare in Eversion und bei der Naht des Ligamentum talofibulare ant. zusätzlich in neutraler Stellung des oberen Sprunggelenkes gehalten werden. Der Fuß wird bis zum Abschluß der Wundheilung in einer Unterschenkelliegegipsschiene ruhiggestellt.

Prophylaxe

Prophylaktischer Effekt von Sprunggelenksorthesen.
Verschiedene Studien haben den prophylaktischen Effekt von Sprunggelenksorthesen im Sport belegt. Garrick und Requa (1973) erfaßten Basketballspieler der University of Washington über einen Zeitraum von zwei Jahren. Die Spieler wurden in vier Gruppen je nach der Art ihrer orthetischen Versorgung (hoher Sportschuh/ungetaped, hoher Sportschuh/getaped, Halbschuh/ungetaped, Halbschuh/getaped) eingeteilt. Bei 2562 Einsätzen der Spieler kam es dabei zu 55 Sprunggelenksverletzungen. Die höchste Verletzungsrate wies dabei die Kombination Halbschuh/ungetaped mit 33,4 Verletzungen pro 1000 Einsätzen auf. Die Kombinationen hoher Sportschuh/ungetaped (30,4/1000) und Halbschuh/getaped (17,4/1000) zeigten eine niedrigere Verletzungsrate. Am Besten schnitt die Kombination hoher Sportschuh/getaped mit 6,5 Verletzungen auf 1000 Einsätzen ab.

Rovere et al. (1988) testeten in einer retrospektiven Studie ein Lace-on-Brace sowie das Tape als Stabilisierungshilfe. Alle College-Footballspieler der Wake Forest University nahmen über einen Zeitraum von sechs Jahren an der Studie teil. In den ersten eineinhalb Jahren wurden alle Spieler getaped. In den folgenden viereinhalb Jahren konnten die Spieler zwischen der Lace-on-Brace und dem Tape wählen. Im Beobachtungszeitraum ereigneten sich 224 Sprunggelenksverletzungen, davon 195 Supinationstraumen. Mit angelegtem Tapeverband kam es bei 38658 Einsätzen zu 182 Verletzungen, während die mit Lace-on-Brace versorgten Sportler nur 38 Verletzungen auf 13273 Einsätzen zu beklagen hatten. Somit hatten die Probanden, die mit einer Lace-on-Brace Orthese versorgt wurden, nur ein halb so großes Verletzungsrisiko wie die mit einem Tapeverband versorgten Probanden zu tragen.

Sitler et al. (1994) dokumentierten über einen Zeitraum von zwei Jahren die Verletzungen bei 1601 Kadetten der United States Military Acadamy in der Sportart Basketball. Die Probanden hatten in diesem Zeitraum 13430 Einsätze zu verzeichnen. 6682 Probanden trugen eine Aircast-Schiene und 6748 Probanden spielten ohne Gelenkstabilisierung. In den zwei Jahren ereigneten sich 46 Verletzungen am Sprunggelenk, davon entfielen 35 Verletzungen auf die Gruppe ohne Stabilisation und nur 11 Verletzungen auf die Gruppe, welche die Aircast-Schiene trug. Die Verletzungsrate war somit dreimal so hoch bei der Gruppe ohne Stabilisierungshilfe.

Surve et al. (1994) untersuchten bei 504 Fußballspielern über ein Jahr die Inzidenz von Sprunggelenksverletzungen. Hierbei wurden differenziert eine Gruppe von 258 Spieler mit ehemaliger Sprunggelenksverletzung, von einer zweiten Gruppe bestehend aus 246 Spielern ohne Verletzung in der Vorgeschichte, betrachtet. Diese beiden Gruppen wurden in ein orthesenversorgtes und eine nicht orthesenversorgtes Kollektiv unterteilt. Es wurde eine signifikante Reduzierung der Inzidenz von Sprunggelenksverletzung (Verletzungen/1000 Spielstunden) erreicht. Die Inzidenz der Gruppe mit ehemaliger Verletzung und Schiene (0,14) lag eindeutig unter der ohne Stabilisierungshilfe (0,86). Bei der Gruppe ohne ehemalige Sprunggelenksverletzung und ohne Stabilisierungshilfe wurde eine niedrigere Inzidenz festgestellt (0,46). Verglichen mit der Gruppe ohne ehemalige Verletzung, ist das Risiko ungefähr doppelt so hoch, sich eine Sprunggelenksverletzung zuzuziehen, wie wenn bereits eine Verletzung in diesem Bereich vorlag. Die prophylaktische Schienung reduziert dieses hohe Risiko, sich nach ehemaligen Supinationstrauma erneut zu verletzen, beträchtlich, nämlich um fast das Fünffache.

Einfluß auf die sportliche Leistungsfähigkeit. Robinson et al. (1986) untersuchten mit dieser Fragestellung an sechs Probanden den Effekt der externen Stabilisierung am Sprunggelenk. Dazu verwendeten sie einen hohen Basketballschuh ohne Stabilisierung, und drei weitere hohe Basketballschuhe, die mit Hilfe von Verstärkungsstreifen einen ansteigenden Stabilisierungsgrad erhielten (Schuh 1 bis 3). Die Probanden absolvierten mit allen vier Schuhen einen Hinderniskurs auf einem Basketballfeld. Es zeigte sich, daß die Probanden mit den stabilisierten Schuhen schlechtere Werte erzielten als mit dem Schuh ohne Stütze. Hierbei korrelierte der Zeitverlust mit dem Stabilisierungsgrad der Schuhe.

Von Burks et al. (1991) wurde der Einfluß des Tapeverbandes, der Swede-O-Brace und der Kallassy Brace auf die sportliche Leistungsfähigkeit untersucht. 30 Studenten wurden an beiden Sprunggelenken orthetisch versorgt und absolvierten vier verschiedene Übungen. Hierbei reduzierte der Tapeverband die Leistung bei drei Übungen signifikant, ebenso die Swede-O-Brace. Die Kallassy Brace wies nur bei einer Übung eine signifikante Reduzierung der Leistung auf. Beim Vergleich der Stabilisierungshilfen untereinander schnitt die Kallassy Brace besser ab als das Tape oder die Swede-O-Brace. Die Reduktion der sportlichen Leistung sei nach Burks et al. (1991) jedoch zu gering, um das prophylaktische Stabilisieren von Sprunggelenken abzulehnen.

Cottman und Mize (1989) testeten die Aircast-Schiene und den Tapeverband an vier Basketball-Spielern und vier Studenten. Sie entwarfen einen Sprinttest und einen Sprungtest und führten beide mit applizierter Stabilisierungshilfe und ohne Stütze aus. Bei dem Sprinttest wiesen die Probanden mit angelegtem Tape oder Aircast-Schiene signifikant schlechtere Testzeiten auf als ohne Stabilisatoren. Anders bei dem Sprungtest. Hier zeigten nur die Probanden mit Tape einen signifikant schlechteren Wert.

Wir entwickelten für diese Fragestellung spezielle Japan- und Einbeinsprung-Tests (Abb. 13, 14) (Jerosch et al. 1997). Beim Einbeinsprung-Test konnten wir bei funktionell instabilen Sprunggelenken auch ein Defizit der sportspezifischen Leistungsfähigkeit aufzeigen. Die Meßergebnisse von Probanden mit funktionell instabilen Sprunggelenken zeigten, daß die Applikation verschiedener Orthesen sowie von Tape zu signifikant kürzeren Stabilisierungszeiten führten als die Durchführung des Sprungtests ohne jegliche Stabilisierungshilfe (Abb. 15). Gleichzeitig konnten wir bei unserem

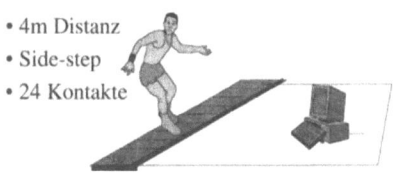

Abb. 13. Aufbau des Japan-Test mit elektronischem Meßsystem

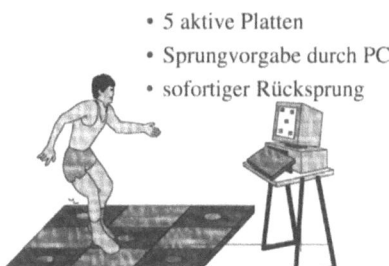

Abb. 14. Sprungparcour mit dem KOMET-System

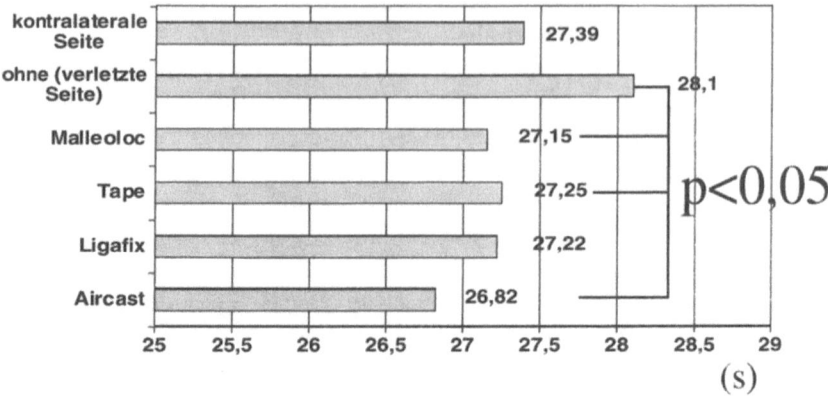

Abb. 15. Ergebnisse des Sprungparcours der Probanden mit instabilem Sprunggelenk. Aircast/Ligafix/Tape/Malleoloc: verletztes Bein mit jeweiliger Orthese versorgt; kontralat.: gesundes Bein ohne Orthese; ohne: verletztes Bein ohne Orthese (s = Stabilisierungszeit in sec)

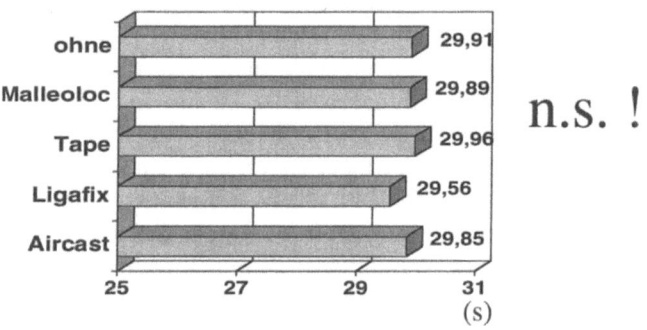

Abb. 16. Ergebnisse des Sprungparcours der gesunden Probanden. Aircast/Ligafix/Tape/Malleoloc: Sprungbein mit jeweiliger Orthese; kontralat.: Standbein; ohne: Sprungbein ohne Orthese (s = Stabilisierungszeit in sec)

Versuchsaufbau keinen negativen Effekt der verwendeten Stabilisierungshilfen auf die für den Sprungtest notwendige Leistungsfähigkeit bei gesunden Sportlern nachweisen (Abb. 16).

Weiterhin zeigte sich, daß die von uns getesteten Stabilisierungshilfen keinen negativen Effekt auf die Leistung bei gesunden Sportlern bei der Absolvierung eines Japan-Testes haben (Abb. 17). Bei der verletzten Gruppe konnte auch beim Japan-Test durch Anlage einer Stabilisierungshilfe eine signifikante Verbesserung erzielt werden (Abb. 18).

Bei Sportarten die geprägt sind von Bewegungsmustern, welche auch beim Japan-Test geprüft werden wie z.B. beim Volleyball, scheinen aufgrund der vorliegenden Ergebnisse und bei bekanntem prophylaktischen Effekt, die von uns getesteten Stabilisierunghilfen empfehlenswert, ohne einen Leistungsverlust befürchten zu müssen.

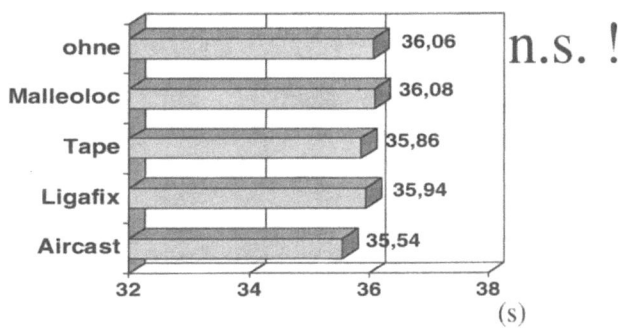

Abb. 17. Ergebnisse des Japan-Test von Probanden mit gesunden Sprunggelenken in Abhängigkeit der verwendeten Stabilisierungshilfe (s = Stabilisierungszeit in sec)

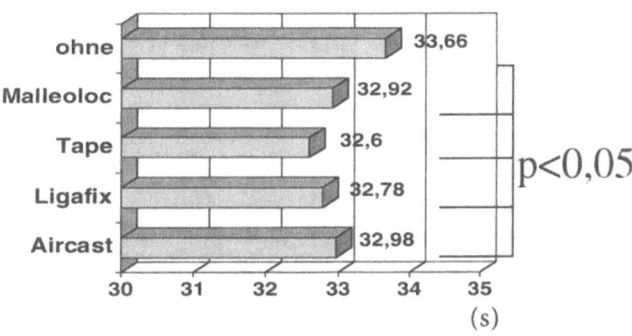

Abb. 18. Ergebnisse des Japan-Test von Sportlern mit funktionell instabilen Sprunggelenken in Abhängigkeit der verwendeten Stabilisierungshilfe (s = Stabilisierungszeit in sec)

Faßt man die eigenen Erfahrungen sowie die Literaturmitteilungen zusammen, so stehen den vielen Vorteilen einer funktionellen Versorgung mit Sprunggelenksorthesen (Hygiene, Wundkontrolle, Thrombosereduktion, fehlende Hautirritation, sensomotorischer Gewinn, einfaches Handling, Wiederverwendbarkeit, Indikation für Prävention und Rehabilitation) nur geringe Nachteile entgegen (erhöhte Compliance, Modellvielfalt, isolierter Materialpreis).

Zusammenfassend ergeben sich eine Vielzahl von Vorteilen bei einer konservativ funktionellen Behandlung:
- stabile Kapsel-Band-Narbe
- rasche Rehabilitation mit früher Beweglichkeit und Belastbarkeit
- geringes muskuläres Defizit
- kurze Thromboseembolieprophylaxe
- kurze Arbeitsunfähigkeit
- raschere Autofahrfähigkeit
- geringe Kosten.

Unser eigenes Therapiekonzept bei einem Supinationstrauma sieht wie folgt aus:

1. Erstversorgung am Unfallort
- Kühlung
- Kompressionsverband
- Hochlagerung
- Sportpause.

2. Diagnostik
- Klinische Untersuchung
- Nativröntgen.

3. Akuttherapie
- hoher funktioneller Tapeverband oder teilrigider Meeresschlickverband bei schmerzdosierter Belastung
- evtl. Gipsschiene bei starker Schwellung
- Thromboseprophylaxe (während Immobilisationsphase)
- Cryo-Cuff
- Hochvolt, Ultraschall
- Antiphlogistika
- physikalisch abschwellende Maßnahmen
- Teilbelastung an Unterarmgehstützen für 3-5 Tage
- (evtl. Operation).

4. funktionelle Weiterbehandlung
- Frühfunktionelle Weiterbehandlung mit Orthese (z.B. Aircast, Malleoloc) bei axialer Vollbelastung
- krankengymnastische Übungsbehandlung in funktions- und aktivitätsorientierter Intensität
- Elektrotherapie, Ultraschall
- Übungen zur sensomotorischen (propriozeptiven) Schulung
- AU berufsabhängig 2-6 Wochen
- sportartspezifisches Training nach 4-6 Wochen
- Wettkampfsport frühestens nach 6 Wochen
- orthetischer Schutz beim Sport für mindestens 3-6 Monate
- evtl. Dauerprophylaxe.

Literatur

Berenberg RA, Sheffner JM, Sabol JJ (1987) Quantitative assessment of position sense at the ankle: a functional approach. Neurology 37:89-93

Bunch RP, Bednarski K, Holland D, Mancinanti R (1985) Ankle joint support: A comparison of re-useable Lace-on-Braces with taping and wrapping. Physician and Sports Medicine 13:59-62

Burks RT, Bean BG, Marcus R, Barker HB (1991) Analysis of athletic performance with prophylactic ankle devices. Am J Sports Med 19:104-106

Cordo P, Carlton L, Beveau L, Carlton M, Kerr GK (1994) Proprioceptive coordination of movement sequences: Role of velocity and position information. J Neurophysiol 71:1848-1861

Cottman JL, Mize NL (1989) A comparison of ankle taping and the Aircast Sport Stirrup on athletic performance. Athletic Training 24:123

Cox JS (1985) Surgical and nonsurgical treatment of acute ankle sprains. Clin Orthop 198:118-126

Craske B (1977) Perception of impossible limb positions induced by tendon vibration. Science. 196:71-73

Drabiniok Th, Heisel J (1998) 2. Bad Uracher Sportärzte-Symposium, 23.1.-25.1.98

Eiff MP, Smith AT, Smith GE (1994) Early mobilization versus immobilization in the treatment of lateral ankle sprains. Am J Sports Med 22:83-88

Freeman MAR, Dean MRE, Hanham IWF (1965) The etiology and prevention of functional instability of the foot. J. Bone Joint Surg. 47-B:678-685

Ekstrand J, Tropp H (1990) The incidence of ankle sprains in soccer. Foot & Ankle 11:41-44

Garrick JG, Requa RK (1973) Role of external support in the prevention of ankle sprains. Med and Science in Sports 5:200-203

Garrick JG, Requa RK (1988) The epidemiology of foot and ankle injuries in sports. Clin in Sports Med 7:29-36

Gleitz M, Rupp T, Hess T, Hopf T (1993) Bei instabilen Sprunggelenken: Reflextraining und Stabilisierung. Orthopädie und Schuhtechnik 5:65-68

Glenncross D, Thornton E (1981) Position sense following joint injury. J Sports Med 21:23-27

Greene TA, Hillman SK (1990) Comparison of support provided by a semirigid orthosis and adhesive ankle taping before, during, and after exercise. Am J Sports Med 18:498-506

Gross MT (1987) Effects of recurrent lateral ankle sprains on aktive and passive judgement of joint position. Physical Therapy 10:67-69

Gross MT, Bradshaw MK, Ventry LC, Weller KH (1987) Comparison of support provided by ankle taping and semirigid orthosis. J Orthop Sports Phys Ther 9:33-39

Janda V, Bullock-Saxton JE (1994) Zur Frage der Stabilität der Bewegungsmuster in bezug auf die Proprioception. Dt.Zschr.Sportmed. (Sonderheft) 45:67-68

Jerosch J, Castro WHM (1995) Klinische und bildgebende Diagnostik in Orthopädie und Traumatologie. Enke, Stuttgart

Jerosch J, Hoffstetter I, Bork H, Bischoff M (1995) The influence of orthoses on the proprioception of the ankle joint. Knee Surg, Sports Traumatol Arthroscopy 3:39-46

Jerosch J, Prymka M (1996) Proprioception and joint stability. Knee Surg, Sports Traumatol Arthroscopy 4:171-179

Jerosch J, Thorwesten L, Frebel T, Linnebecker S (1997) Influence of external stabilizing devices of the ankle on sport-specific capabilities. Knee Surg, Sports Traumatol Arthroscopy 5:50-57

Kanus P, Renström P (1991) Treatment of acute tears of the lateral ligaments of the ankle. J Bone Joint Surg 73-A:305-312

Konradsen L, Ravn JB (1990) Ankle instability caused by prolonged peroneal reaction time. Acta Orthop Scand 61:388-390

Konradsen L, Ravn JB, Soerensen AI (1993) Proprioception at the ankle: The effect of anaesthetic blockade of ligament receptors. J Bone Joint Surg 75-B:433-436

Kimura IF, Nawocenski DA, Epler M, Owen MG (1987) Effect of the AirStirrup in controlling ankle inversion stress. J Orthop Sports Phys Ther 9:190-193

Leanderson J, Nemeth G, Eriksson E (1993) Ankle injuries in basketball players. Knee Surg Sports Traumatol Arthrosc 1:200-202

Löfvenberg R, Kärrholm J (1993) The influence of an ankle orthosis on the talar and calcaneal motions in chronic lateral instability of the ankle. Am J Sports Med 21:224–230

Mack RP (1982) Ankle injuries in athletes. Clin Sports Med 1:71–84

Moberg E (1985) New facts about hand control kinaesthesia. Am Chir Main 4:6466

Renström P, Theis M (1993) Die Biomechanik der Verletzungen des Sprunggelenkbänder. Sportverl Sportschad 7:29–35

Renström P (1997) ISAKOS 11.–16.5., Buenos Aires, Argentinien

Robinson JR, Frederick EC, Cooper LB (1986): Systematic ankle stabilization and the effect on performance. Med Science in Sport and Exerc 18:625–628

Rovere GD, Clarke TJ, Yates CS, Burley K (1988) Retrospective comparison of taping and ankle stabilizers in preventing ankle injuries. Am J Sports Med 16:228–233

Scheuffelen C, Gollhofer A, Lohrer H (1995) Sprunggelenksorthese Ligafix Air zur Therapie der lateralen Kapselbandverletzung des oberen Sprunggelenkes. Wissenschaftliches Gutachten des Institutes für Sport und Sportwissenschaft der Universität Freiburg

Sitler M, Ryan J, Wheeler B, McBride J, Arciero R, Anderson J, Horodyski M (1994) The efficacy of a semirigid ankle stabilizer to reduce acute ankle injuries in basketball. Am J Sports Med 22:454–461

Sommer HM, Schreiber H (1993) Die Früh-funktionelle konservative Therapie der frischen fibularen Kapsel-Band-Ruptur aus sozialökonomischer Sicht. Sportverl Sportschad 7:40–46

Stuessi E, Tiegermann V, Gerber H, Raemy H, Stacoff A (1987) A biomechanical study of the stabilisation effect of the aircast ankle brace. Intern Series on Biomechanics 6:159–164

Surve I, Schwellnus MP, Noakes T, Lombard C (1994) A fivefold reduction in the incidence of recurrent ankle sprains in soccer players using the Sprot-Stirrup orthosis. Am J Sports Med 22:601–606

Takebayashi T, Yamashita T, Minaki Y, Ishii S (1997) Mechanosensitive afferent units in the lateral ligament of the ankle. J Bone Joint Surg 79-B:490–493

Tropp H, Askling C, Gillquist J (1985) Prevention of ankle sprains. Am J Sports Med 13:259–262

Vaes P, De Boeck H, Handelberg F, Opdecam P (1985) Comparative radiologic study of the influence of joint bandages on ankle stability. Am J Sports Med 13:46–50

Van Linge B (1988) Activity of the peroneal muscles, the maintenance of balance, and prevention of inversion injury of the ankle: An electromyographic and kinematic study. Acta Orthop Scand 59:67–68

Wülker N, Wirth CJ, Rudert M (1996) Die Behandlung der fibularen Kapselband-Ruptur. Eine Multicenter-Studie. Z Orthop 134:149–154

9 Chronische Instabilität des oberen Sprunggelenkes einschließlich Peronealsehnenluxation

C. J. WIRTH

Laterale Sprunggelenkinstabilität und Peronealsehnenluxation sind zwei völlig verschiedene Verletzungsbilder. Sie haben aber gemeinsam die anatomische Nähe des fibularen Kapselbandapparates und des Retinaculum superius als Halteband für die Peronealsehnen, und beide Verletzungen sind durch das Hämatom und die Druckempfindlichkeit um den Außenknöchel klinisch zunächst kaum voneinander zu trennen. Wahrscheinlich ist, daß die akute Peronealsehnenluxation nicht selten übersehen wird und unter der Pauschaldiagnose einer Sprunggelenksdistorsion auf konservativem Wege trotzdem zur Ausheilung kommt.

Chronische Instabilitäten des Sprunggelenkes

Differentialdiagnostisch wichtig sind die fibularen Kapselbandläsionen, will man sie der Peronealsehnenluxation gegenüberstellen. Der typische Mechanismus, der zur Verletzung des lateralen Kapselbandapparats führt, ist die forcierte Supination und Adduktion des Fußes. Dabei kippt der innenrotierte, plantarflektierte oder supinierte Fuß beim Laufen, beim abrupten Richtungswechsel oder beim Landen über den äußeren Fußrand um, der laterale Kapselbandapparat wird maximal angespannt und reißt. Das Sprunggelenk wird instabil. Kommt es wiederkehrend zu gleichartigen Ereignissen, entsteht über die zunehmende Vernarbung des fibularen Kapselbandapparats die chronische Instabilität des oberen Sprunggelenkes.

Die klinische Stabilitätsprüfung der veralteten lateralen Kapselbandläsionen zeigt:
- einen vermehrten Talusvorschub als vorderes Schubladenzeichen
- eine vermehrte Inversion des Rückfußes im Seitenvergleich
- ein Sog-Zeichen als Unterdruckphänomen bei der Auslösung des vorderen Schubladenzeichens.

Während der Talusvorschub und die vermehrte Inversion sowohl bei der frischen wie auch bei der veralteten Verletzung des fibularen Kapselbandapparates gut prüfbar sind, ist das Sog-Zeichen eher bei der veralteten Kapselbandläsion erkennbar, da sonst das Hämatom die Einziehung der Haut überdeckt. Gehaltene Röntgenaufnahmen in üblicher Technik zeigen den Talusvorschub und die Taluskippung. Dabei gilt eine seitendifferente Taluskippung von mehr als 10 Grad und ein seitendifferenter Talusvorschub von mehr als 3 mm als pathologisch. Kommen Beschwerden hinzu, die dem Instabiliätsausmaß entsprechen, und ist die Instabilität muskulär nicht kompensierbar, so sehen wir die Indikation zum fibularen Bandersatz.

Die Operationstechniken zur Wiederherstellung des fibularen Bandapparates können grundsätzlich eingeteilt werden in:
- den direkten Bandersatz
- die Tenodese
- die Fersenbeinvalgisation.

Durchgesetzt haben sich der direkte Bandersatz und die Tenodese. Beide Verfahren werden trotz ihrer vielfältigen Modifikationen in mehr als 80% der Fälle als erfolgreich beschrieben. Interessant sind hierzu die Ergebnisse einer Arbeitsgruppe um van Dijk, die auf dem ESSKA-Kongreß in Nizza 1998 vorgestellt wurden. Hier war die Stabilität des oberen Sprunggelenkes 2 Jahre nach einer Tenodese besser als die nach dem direkten Bandersatz. Dies kehrte sich aber nach mehr als 10 Jahren um. Zu diesem Zeitpunkt war die Tenodese ausgeleiert, die Stabilität hatte sich verschlechtert, während der direkte Bandersatz die Stabilität im oberen Sprunggelenk halten, wenn nicht sogar verbessern konnte.

Wir bevorzugen seit mehr als 10 Jahren die Periostlappenplastik zur Wiederherstellung des fibularen Kapselbandapparates am oberen Sprunggelenk. Wir haben die von Kuner beschriebene Technik insoweit abgewandelt, daß wir die distal gestielten Perioststreifen durch Bohrkanäle im Außenknöchel an die ehemaligen Ansatzstellen des Lig. fibulotalare anterius und fibulocalcaneare führen und so eine mögliche Abschilferung der Periostlappen vom Außenknöchel vermeiden. Die Verankerung der Perioststreifen am Talushals und der Außenfläche des Calcaneus erfolgt unter Knochenschuppen, die mit Titanknochenklammern fixiert werden. 94 Patienten konnten 1 bis 9 Jahre, im Mittel 2,8 Jahre postoperativ nachuntersucht werden. Die Ergebnisse wurden in einem eigenen 100-Punkte-Score bewertet. 81% der Patienten erlangten hierbei ein gutes bis sehr gutes Ergebnis, 16% zeigten ein befriedigendes Ergebnis, und in 3% mußte der Stabilisierungsversuch als Mißerfolg gewertet werden. Bei der klinischen Untersuchung ergab sich ein gleich großer oder verminderter Talusvorschub, verglichen zur Gegenseite in 62% der Fälle. Die Beweglichkeit im Rückfuß war in 51% als normal, im unteren Sprunggelenk sogar in 93% als normal zu bezeichnen. Dies bedeutet, daß die Einschränkung der Supination, die als Effekt der Tenodese gilt, bei der anatomischen Rekonstruktion durch Periostlappen in der Regel nicht auftritt.

Wir kommen zu folgenden Schlußfolgerungen:
- Die Textur des periostalen Gewebes ist zugfest und zeigt einen sicheren Nahthalt.

- Durch die Ortsständigkeit des Ersatzmaterials wird ein ungestörtes Einheilen begünstigt.
- Die Verankerung in Bohrlöchern und unter Knochenlamellen kann als gesichert gelten.
- Der Verlauf des Bandersatzes ist anatomisch richtig und gewährleistet eine freie Beweglichkeit ohne Supinationseinschränkung.
- Die Operationstechnik ist relativ einfach im Vergleich zu anderen Verfahren ohne anatomischen Bandverlauf oder mit Verankerung in Bohrlöchern.

Peronealsehnenluxation

Der klassische Mechanismus für die Luxation der Peronalsehnen über den Außenknöchel ist die forcierte passive Dorsalflexion des Sprunggelenkes mit plötzlicher reflektorischer Anspannung der Mm. peronei. Dies geschieht am häufigsten beim Frontalsturz des Skifahrers. Ein „Schnappen" und ein scharfer, schnell nachlassender Schmerz am Außenknöchel sind die einzigen subjektiven Merkmale der Luxation. Während sich in den ersten Stunden der Verletzung Schwellung und Druckschmerz auf die Hinterkante des Außenknöchels konzentrieren, umfaßt die Schwellung später den gesamten Außenknöchelbereich, und die Verletzung kann leicht für eine Sprunggelenksdistorsion gehalten werden, da sich die Peronealsehnen in der Regel spontan reponieren.

Das pathologisch-anatomische Substrat für die Peronealsehnenluxation ist die Kombination einer flachen Malleolarrinne mit der Abscherung des Retinaculum superius, des proximalen Haltebandes der Peronealsehnen. Dabei ist bemerkenswert, daß das Retinaculum häufig nicht rupturiert, sondern zusammen mit dem Periost vom Außenknöchel abgehoben wird, so daß eine Luxationstasche für die Peronealsehnen über den Außenknöchel hinweg entsteht. Hier hinein verlagern sich die Peronealsehnen bei unterbliebener Erstbehandlung gewohnheitsmäßig. In seltenen Fällen kann sich das Periost zusammen mit einer feinen Knochenschale vom Außenknöchel lösen, so daß auch radiologisch der Hinweis auf eine Peronealsehnenluxation gegeben ist. Diese drei Verletzungsmöglichkeiten des Retinaculums superius führen zu einer Klassifikation der Peronealsehnenluxation nach Heim u. Heim (1982):
- Typ I: Das Retinaculum superius ist am Hinterrand des Außenknöchels abgerissen.
- Typ II: Die Peronealsehnen luxieren in eine Tasche, gebildet aus Retinaculum und abgehobenen Periost.
- Typ III: Knöcherner Abriß des Retinaculums von der Außenknöchelhinterkante mit Luxieren der Peronealsehne zwischen Knöchel und Knochenschuppe nach vorne.

Eckert u. Davis (1976) unterteilen die Typ II-Verletzung in zwei Subtypen, nämlich die Ablösung des Retinaculums von der faserknorpeligen Randlippe der Malleolarrinne (Grad I) und Abriß der faserknorpeligen Lippe zusammen mit dem Retinaculum (Grad II). Diese spezielle Unterteilung bedeutet, daß eine verbliebene faserknorpelige Lippe ein Widerlager gegen die Luxation der Peronealsehne bieten kann und damit eine konservative Ausheilung nach Reposition möglich wird, nicht aber nach Abriß der knorpeligen Kante.

Therapeutisch bestehen folgende Möglichkeiten:
- Konservative Therapie.
- Retinaculumnaht/Refixation einer abgerissenen Knochenlamelle.
- Fesselungsoperationen bei chronischer Peronealsehnenluxation.

Die konservative Therapie hat, wie erwähnt, am ehesten noch bei erhaltener knorpeliger Kante der Malleolarrinne Erfolg. Dies ist etwa in der Hälfte der frischen Peronealsehnenluxationen der Fall.

Die Naht eines gerissenen Retinaculum superius an die erhaltene knorpelige Lippe der Malleolarrinne bereitet keine Probleme. Eine mit dem Retinaculum abgerissene Knochenschale kann am Außenknöchel durch transossäre Nähte oder eine kleine Zuggurtungsosteosynthese refixiert werden. Auch die Verschraubung bei größeren Fragmenten ist möglich und sinnvoll.

Für die chronische Peronealsehnenluxation sind eine große Zahl von Operationstechniken zur Fesselung der Peronealsehnen angegeben worden, die sich im Grunde in drei Gruppen einteilen lassen:
1. Operationen zur Verbesserung der knöchernen Führung durch Vertiefung der Malleolarrinne oder Erhöhung der Randkante.
2. Operationen zur Verbesserung der weichteiligen Führung durch Refixation oder Rekonstruktion des Retinaculums superius.
3. Kombinationseingriffe.

Die Reluxationsrate bei der operativen Versorgung der Peronealsehnenluxation beträgt nach einer Sammelstatistik von Orthner (1991) unabhängig von Naht- oder Fesselungsoperation ca. 5%. Dem gegenüber ist die konservative Therapie der frischen Peronealsehnenluxation mit einer Reluxationsrate von 53% behaftet.

Wir haben bisher immer Weichteileingriffe zur Peronealsehnenfesselung vorgenommen. Handelte es sich um eine Subluxation der Peronealsehnen, so wurde das Retinaculum in der Methode nach Viernstein (1968) in ein Knochenfach am äußeren Rand der Malleolarrinne gezogen. Bei der vollständigen chronischen Luxation der Peronealsehne in eine Luxationstasche vor den Außenknöchel besteht in der Regel keine optimale knöcherne Führung der Malleolarrinne.

Häufig fehlt die Malleolarrinne, oder es besteht eine Konvexität der Knochenstruktur. Dies ist nach Edwards (1928) bei autoptisch gewonnenen und unausgesuchten Präparaten in immerhin 11% bzw. 7% der Fäll. Wir haben deshalb knöcherne und weichteilige Maßnahmen zur Peronealsehnenfesselung in diesen Fällen kombiniert. Zur Erhöhung der Randkante der Malleolarrinne wurde eine abgemeißelte Knochenlamelle des Außenknöchels in der Methode nach Kelly (1920) nach dorsal verschoben und das äußere Blatt der Luxationstasche dazwischengelegt.

23 nach Viernstein in den Jahren 1957 bis 1979 operierte Subluxationen und Luxationen der Peronealsehnen konnten 3 bis 25 Jahre postoperativ nachuntersucht werden. Es kam zu keinem Rezidiv. Alle Patienten zeigten eine sichere Retention der Peronealsehnen auch bei forcierter Dorsalextension und Pronation des Fußes. Subjektiv bestand in jedem Fall Beschwerdefreiheit und keine berufliche oder sportliche Einschränkung.

23 in den Jahren 1979 bis 1997 in der Technik nach Viernstein/Kelly operierte Patienten mit einer chronischen Peronealsehnenluxation konnten ein Jahr postoperativ persönlich anläßlicher Schraubenentfernungen nachuntersucht werden. Alle 23 Patienten beteiligten sich zusätzlich durchschnittlich 3,5 Jahre postoperativ an einer Fragebogenaktion. Die verschobene Knochenlamelle war in jedem Fall knöchern angeheilt. Es kam zu keiner Reluxation der Peronealsehnen. 19 Patienten waren mit dem Operationsergebnis zufrieden und sportlich sowie beruflich nicht eingeschränkt. 4 Patienten hatten ein mehr oder minder störendes Druckgefühl über der vesetzten Knochenlamelle in engen, hochschäftigen Schuhen. Diese Patienten gaben auch eine Reduzierung ihrer Sportausübung wegen des Sprunggelenkes an.

Insgesamt war die Beweglichkeit des oberen Sprunggelenkes bei allen Patienten nicht nennenswert eingeschränkt.

Folgende Schlußfolgerungen können gezogen werden:
- Die Peronealsehnensubluxation und -luxation haben traumatische und prädispositionelle Ursachen.
- Ein einheitliches Operationsverfahren wird beiden Konditionen nicht gerecht.
- Die Operation nach Viernstein berücksichtigt das gelockerte Retinaculum superius.
- Die Operation nach Viernstein/Kelly verbessert die weichteilige und knöcherne Führung der Peronealsehne.

Zusammenfassung

Während die frische Verletzung des fibularen Kapselbandapparates und die Peronealsehnenluxation klinisch wegen ihrer benachbarten Lokalisation kaum zu trennen sind, sind die chronische Instabilität des oberen Sprunggelenkes und die chronisch rezidivierende Peronealsehnenluxation gut definierte Krankheitsbilder. Die chronische fibulare Bandinstabilität des oberen Sprunggelenkes ist klinisch durch den vermehrten Talusvorschub und die vermehrte Inversion des Rückfußes sowie das Sogzeichen diagnostizierbar. Entsprechend zeigen gehaltene Röntgenaufnahmen die Taluskippung von mehr als 10° und den Talusvorschub von mehr als 3 mm als pathologisch an. Verschiedene Operationstechniken zur Wiederherstellung des fibularen Bandapparates folgen als direkter Bandersatz dem anatomischen Verlauf der defekten Bänder oder schränken als Tenodese die Inversion des unteren Sprunggelenkes ein. Wir bevorzugen die Periostlappenplastik zur Wiederherstellung des fibularen Kapselbandapparates und haben bei 94 Patienten durchschnittlich 2,8 Jahre postoperativ ein sehr gutes bis gutes Ergebnis in 81%.

Die Peronealsehnenluxation ist pathologisch anatomisch bedingt durch die Ruptur oder Abhebung des Retinaculum superius am Außenknöchel, oft kombiniert mit einer flachen Malleolarrinne. Die Luxation äußert sich klinisch durch ein Schnappen am Außenknöchel und kann provoziert werden durch die Anspannung durch die Mm. peronei bei forcierter passiver Dorsalflexion des Sprunggelenkes. Die Therapie sollte die Rekonstruktion des Retinaculum superius beinhalten, ggf. mit der Verbesserung der knöchernen Führung in der Malleolarrinne. Wir refixieren das Retinaculum superius am Rand der Malleolarrinne in einem Knochenfach und verschieben nötigenfalls eine Knochenlamelle des Außenknöchels nach dorsal zur Verbesserung der Malleolarrinne. Wir sahen bei 46 Patienten durchschnittlich 3,5 Jahre postoperativ keine Reluxation. 86% der Patienten waren mit dem Operationsergebnis zufrieden.

Literatur

Behfar AS (1987) Peronealsehnenluxation. Sportverletzung – Sportschaden 4:223–228
Eckert WR, Davis EA (1976) Acute rupture of the peroneal retincaulum. J Bone Joint Surg [Am] 58:670–673
Edwards ME (1928) The relations of the peroneal to the fibula, calcaneus, and cuboideum. Am J Anat 42:213–242
Heim D, Heim U (1982) Die Peronealsehnenluxation. Helv Chir Acta 49:269–277
Jäger M, Wirth CJ (1978) Kapselbandläsionen. Biomechanik, Diagnostik und Therapie. Thieme, Stuttgart
Kelly RE (1920) An operation for the chronic dislocation of the peroneal tendons. Br J Surg 7:502–504
Kuner EH (1978) Der gestielte Periostzügel als Möglichkeit des Außenbandersatzes. Hefte Unfallheilk 133:191–193
Kuner EH, Goetz K (1986) Zur operativen Therapie der chronischen Instabilität am oberen Sprunggelenk durch Periostzügelplastik. Orthopäde 15:454–460
Orthner E (1991) Die Peronaeussehnenluxation. Springer Verlag, Berlin Heidelberg New York
Rudert M, Wülker N, Wirth CJ (1997) Reconstruction of the Lateral Ligaments of the Ankle Using a Regional Periosteal Flap. J Bone Joint Surg 79-B:446–451
Van Dijk N, Karlsson J (1998) Chronic Ankle Instability. Symposium ESSKA-Congress, Nice, April 1998
Viernstein K, Zit. nach M. Weigert 1968
Viernstein K, Rosemeyer B (1972) Ein Operationsverfahren zur Behandlung der rezidivierenden Peronealsehnenluxation beim Leistungssportler. Arch Orthop Unfallchir 74:175–181

Weigert M (1968) Ein einfaches Verfahren zur operativen Behandlung der habituellen Peronealsehnenluxation. Z Orthop 105:273

Wirth CJ (1983) Frische und rezidivierende Peronealsehnenluxation. Orthop Prax 6:449-451

Wirth CJ (1990) Eine modifizierte Operationstechnik nach Viernstein und Kelly zur Behebung der chronisch-rezidivierenden Peronealsehnenluxation. Z Orthop 128:170-173

Wirth CJ (1990) Peronealsehnenfesselung nach Viernstein/Kelly. Operat Orthop Traumatol 2, Heft 1:22-28

Wirth CJ (1991) Die modifizierte Periostlappenplastik nach Kuner bei chronischer Instabilität des fibularen Kapsel-Band-Apparates. Operat Orthop Traumatol 3:196-202

10 Achillessehnenruptur: Konservativ-funktionelle Behandlung

H. Thermann

Funktionelles Konzept durch Spezialschuh (VARIOSTABIL)

Das Konzept der primär funktionellen Behandlung berücksichtigt die sonographische Rupturmorphologie als Grundlage der Behandlungsstrategie. Voraussetzung ist der sonographische Nachweis einer kompletten Adaptation der Sehnenenden in 20° Plantarflexion. Bei bislang mehr als 430 Patienten (2% Rerupturate) konnte die Validität dieser Methode besonders im Vergleich zur operativen Behandlung nachgewiesen werden.

Sonographie

Sonografisches Erscheinungsbild der frischen Achillessehnenruptur

Die Mehrzahl der Rupturen sind klinisch eindeutig diagnostizierbar, jedoch können diagnostische Probleme auftreten. Besonders die Unterscheidung vom „Tennis-leg", sowie die Differenzierung der kompletten Ruptur von der Teilruptur bereiten Schwierigkeiten. Die Sonographie ermöglicht hier eine definitive Diagnosefindung.

Primärdiagnostik. Die sonografischen Zeichen einer Achillessehnenruptur sind folgende:
- Kontinuitätsunterbrechung
- Abgrenzbare Sehnenenden
- Echoarme Flüssigkeitsansammlungen (Rupturbereich) mit Veränderungen der parallelen Binnenechos
- Auflockerung der parallelen streifigen Struktur.

Die aufgeführten Aspekte finden sich bei ausreichender Erfahrung regelmäßig, jedoch gibt es eine erhebliche Varianz des sonografischen Erscheinungsbildes einer frischen Achillessehnenruptur. Wesentliche pathomorphologische Aspekte, besonders in Hinblick auf das einzuschlagende Therapiekonzept (konservativ oder operativ?), unterliegen der besonderen Beachtung. Bei einigen Achillessehnenrupturen findet man keine deutlich sichtbaren Diastasen der Sehnenstümpfe mit Hämatomansammlungen. Zur definitiven Diagnosefindung ist daher eine dynamische Untersuchung unerläßlich.

In Dorsalflexion ist fast regelmäßig eine Dehiszenz der Sehnenstümpfe nachweisbar. Eine wesentliche Information ergibt sich aus der Plantarflexion des Fußes, da eine vollständige Adaptation der Sehnenenden die Möglichkeit einer konservativen Behandlung freistellt. Desweiteren läßt sich in der Plantarflexion auch die Intaktheit des Peritendineums überprüfen, da sich die Sehnenenden in diesem Fall nicht überlappen, sondern ineinander verschieben.

Ein wesentlicher Hinweis auf eine Ruptur, auch bei nicht deutlich sichtbarer Lücke, ist die Auflockerung der feinen, parallelen Binnenechos, welche durch den Verlust der Quervernetzung durch die elastischen Fasern nicht mehr länglich ausgerichtet sind. Abzugrenzen sind hiervon entzündliche Tendopathien mit ödematöser Auflockerung der Struktur. Wesentliche Aussagen über das Vorliegen einer Teilruptur sind durch das parallele longitudinale Abfahren des Rupturbereiches zu gewinnen.

Ergänzt wird die Untersuchung durch transversale Schnitte im Rupturbereich, die zur Differenzierung einer Teilruptur von einer kompletten Ruptur beitragen. Als Nebenbefund kommt die M. plantaris-Sehne, falls vorhanden, in beiden Ebenen als echodichtes Band zur Darstellung.

Kernspintomografie

Die ersten Untersuchungen zur Validität der Kernspintomographie in bezug auf Achillessehnenrupturen wurden 1986 von Beltran et al. mittels tierexperimentellen Untersuchungen durchgeführt. Die Achillessehnenruptur imponiert durch eine Verdickung der Sehne. Im Bereich der Ruptur ist, unabhängig von den Untersuchungsparametern, eine Zone erhöhter Signaldichte nachweisbar, welche zum einen einer Ansammlung seröser, sanguinöser Flüssigkeit entspricht, zum anderen im Bereich der Sehnenstümpfe als Korrelat einer ödematösen Verquellung anzusehen ist. Aufgrund der genauen Unterscheidung zwischen Rupturbereich und Sehnenstümpfen ist eine genaue Bestimmung einer bestehenden Diastase möglich. Durch Veränderung der Fußposition im Sprunggelenk (Neutralstellung/ Plantarflexion) läßt sich eine eventuelle Reposition der Sehnenstümpfe nachweisen. Desweiteren kann die Rupturhöhe im Abstand von der Insertion in den Kalkaneus gemessen werden.

Verlaufsdiagnostik. Im sonographischen und kernspintomographischen Verlaufskontrollen zeigen nach Wiederherstellung der Kontinuität eine deutliche Regeneratzunahme ab der 6–8 Woche. Ein Maximum der Sehnendicke wird nach drei bis vier Monaten erreicht (15–20 mm). Danach kommt es im Sinne einer Zunahme des „Remodelling" zu einer Verringung der Sehnenstärke auf einen Mittelwert von 13 mm nach einem Jahr, wobei die Sehne in ihren Umbauprozessen somit ein „steady state" erreicht hat. Jedoch bedeutet dies, daß die Sehne mehr als doppelt so dick im Vergleich zur Gegenseite bleibt. Andeutungen auf die ehemaligen Sehnenstümpfe lassen sich nicht mehr nachweisen, ebenso findet sich kein Anhalt mehr für nicht resorbiertes Nahtmaterial.

Primär-funktionelle Behandlung

Nach kurzfristiger Gipsruhigstellung (1–3 Tage bis zum Erhalt des Spezialschuhes) kann der Patient im Schuh sofort eine Vollbelastung durchführen. Dieser Schuh entspricht dem Grundkonzept eines Hochschaftschuhs vergleichbar mit einem Boxerstiefel (Abb. 1). Die Charakteristika dieses Spezialschuhes sind:

1. Eine formstabile ventrale Außenlasche sowie vier anpassungsfähige Seitenstäbe garantieren eine wirkunksvolle Führungssicherheit im Übergang vom Rückfuß und Unterschenkel und verhindern so eine Dorsalflexion. Aufgrund der Seiten- und Rückwandverstärkung sind Torsionsbewegungen weitestgehend ausgeschlossen. Sowohl die Außenlasche als auch die Seitenstäbe sind aus thermoplastischem Kunststoffmaterial, so daß gerade für die Außenlasche bei Variationen des Spannbereichs durch Erwärmen eine individuelle Formanpassung möglich ist
2. Die Außenlasche ist abnehmbar, sodaß ein bequemer störungsfreier Ausstieg aus dem Schuh zur Körperpflege und zu Kontrolluntersuchungen jederzeit möglich ist (Fuß in Plantarflexion!)
3. Durch eine geschichtete Absatzerhöhung sowie durch Wechsel der Innenkeile ergibt sich eine schnelle Möglichkeit zur Regulierung des Spitzfußwinkels beidseits. In der konservativ – funktionellen Behandlung wird mit einer Absatzerhöhung von drei Zentimetern; in der operativ –

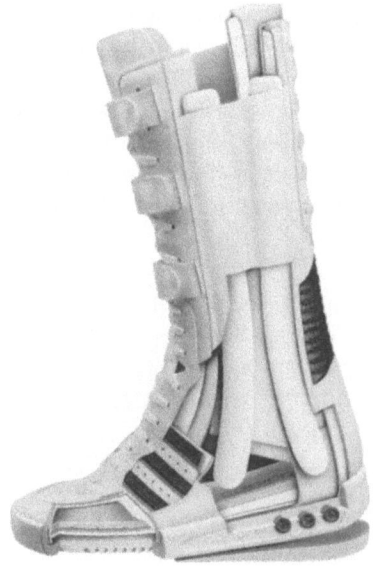

Abb. 1. Variostabil®-Schuh

funktionellen Behandlung mit zwei Zentimetern begonnen. Nach sechs Wochen wird sukzessive jeweils ein Zentimeter bei beiden Behandlungsmodalitäten reduziert.

Beim *Valgus- Rückfußmorphotyp* sollte eine mediale Abstützung des Längsgewölbes zur Vermeidung einer Hyperpronation und damit Streß auf die Sehnenheilung in die Einlage eingearbeitet werden.
Ein Hygienebeutel wird in der Nachtphase über den Schuh gestreift.
EMG und pedobarografische Untersuchung konnte das funktionelle Konzept des Variostabilschuhs bestätigen.

Nachbehandlung. Nach Anlegen des Spezialschuhs (drei bis fünf Tage nach Trauma, bzw. acht bis zehn Tage nach Operation) darf der Patient sofort voll belasten und setzt seine initial begonnenen isometrischen Übungen fort. Der Patient trägt den Schuh für sechs Wochen (postoperativ/nach Trauma) Tag und Nacht am verletzten Bein, danach für zwei Wochen nur tagsüber.
Nach drei Wochen kann der Patient auf einem Fahrrad bzw. Ergometer mit geringem Kraftaufwand trainieren. Ab der vierten Woche beginnt im Spezialschuh eine krankengymnastische Übungsbehandlung mit dosiertem Krafttraining (isometrische Übungen, isokinetisches Fahrrad), PNF (propriozeptive neuromuskuläre Faszilation) und Koordinationsübungen sowie Elektro- und Kryotherapie.
Ab der sechsten Woche wird mit dem leg-press-Training begonnen. In diesem speziellen krankengymnastischen Nachbehandlungsprogramm wird außerdem in der operativen Gruppe zusätzlich eine manuelle Therapie zur Verbesserung des Gleitverhaltens im Narbenbereich durchgeführt.
Die Behandlung im Schuh ist nach insgesamt acht Wochen bei ausreichender sonographisch evaluierter Sehnenheilung abgeschlossen, bei ungenügendem Regenerat sollte der Therapieschuh noch für weitere zwei Wochen belassen werden. Zur Vorbereitung auf sportliche Aktivitäten wird das zwischenzeitlich eingeleitete Training zur Kräftigung der Wadenmuskulatur forciert, desweiteren die koordinativen Übungen intensiviert (isometrische und isokinetische Übungen, uneingeschränktes Fahrradfahren, Schwimmen, Laufband ohne Steigung, Einbeinstehen auf der Weichkernmatte etc.).
Ab der 10.–12. Woche kann mit einem Lauftraining auf ebenem Gelände begonnen werden, welches unter Koordinationstraining zu Kurvenlauf und Steigerungsläufen gesteigert wird. Die Sportfähigkeit ist in Abhängigkeit vom muskulären Status in der Regel zwischen der 13. und 16. Woche wiederhergestellt. Eine Ferseneinlage von einem Zentimeter für insgesamt 3–6 Monate nach Trauma wird empfohlen. Eine Arbeitsfähigkeit kann je nach Beruf und Belastung nach der 1.–12. Woche ausgesprochen werden.

In der Nachbehandlung der Achillessehnenruptur stehen sich zwei kontroverse Forderungen gegenüber:

- Der Schutz der durch die Naht nur bedingt belastbaren Sehne mit deutlich herabgesetzter Reißfestigkeit
- Die Verminderung der durch die Immobilisierung verursachten Schäden an Muskulatur, Gelenktrophik und Propriozeption.

Zwei Aspekte beherrschen die Nachbehandlung der Achillessehnenruptur:
- Das funktionelle Resultat entscheidet sich innerhalb der ersten acht Monate
- Eine mögliche Reruptur ereignet sich in mehr als 70% der Fälle innerhalb der ersten drei Monate.

Inwieweit die immobilisierende Behandlung zu Minderungen der funktionellen Ergebnisse führt, zeigen Nachuntersuchungen von Jacobs, Nistor und Shields. In einem Zeitraum von einem bis vier Jahren fanden sich Kraftminderungen im verletzten Bein von 10 bis 35% und Wadenumfangsminderungen von 1-3 cm, wobei konservativ behandelte Patienten, aufgrund der längeren Gipsimmobilisation, in der Regel schlechtere Ergebnisse zeigten.

Ziel der Behandlung kann nicht allein die Wiederherstellung der Sehnenkontinuität sein, sondern auch das Erreichen eines im Vergleich zum unverletzten Beines gleichwertigen Ergebnisses zum frühestmöglichen Zeitpunkt.

Die allgemeine Problematik der Reruptur in der Literatur wird jedoch bedeutsam, wenn die protektiven Maßnahmen aufhören. Die Beschreibung der Mechanismen bei aufgetretener Reruptur zeigt in vielen Fällen folgenden Ablauf:
- Unbeabsichtigte forcierte Dorsalflektion (Abrutschen beim Treppensteigen, unebenes Gelände)
- Hauptsächliches Auftreten der Reruptur innerhalb der ersten zwei Monate nach Beendigung der protektiven Maßnahmen.

Offensichtlich kommt zu den noch ungenügenden mechanischen Eigenschaften der Sehne bei der Gipsbehandlung ein mangelnder muskulärer Status hinzu, so daß solche Belastungen nicht ausgeglichen werden können. Dies gilt sowohl für den koordinativen, propriozeptiven als auch für den Kraftbereich. Experimentelle Untersuchungen haben die Verbesserung des Heilvorganges sowie der mechanischen Eigenschaften der Achillessehne bei funktioneller Behandlung bzw. durch Lauftraining bewiesen. Die Vorteile für den muskulären Status (Kraft, Propriozeption) und die sehr guten funktionellen Ergebnisse konnte in neueren klinischen Studien (Pässler 1988, Segesser et al. 1995, Reilmann et al. 1996, Thermann 1996, Buchgraber 1997) mit dem Spezialschuh eindeutig nachgewiesen werden.

In einer prospektiv-randomisierten Studie (1987-1989) der Unfallchirurg. Klinik der Med. Hochschule Hannover, mittlerweile mit 7 Jahres Langzeitergebnissen, konnte die Gleichwertigkeit einer operativ funktionellen gegenüber einer primär funktionellen Behandlung in einem Spezialschuh (Variostabil/Adidas) nachgewiesen werden. Das entscheidende Kriterium zur Therapiewahl ergibt sich aus der sonografisch gemessenen Lage der Sehnenstümpfe in der Plantarflexion (20°). Bei kompletter Adaptation der Sehnenenden ergibt die operative Behandlung gegenüber der konservativ-funktionellen Behandlung im Hinblick auf Sehnenheilung und funktionellem Ergebnis keine statistischen Unterschiede. Bei mittlerweile über 430 primär funktionell behandelten Achillessehnenrupturen fanden sich neun Rerupturen.

Betrachtet man die aktuellen therapeutischen Standards so ist jede Methode mit Vor- und Nachteilen behaftet. Sowohl die operativ funktionelle als auch die primär funktionelle Behandlung ermöglicht eine stabile Sehnenheilung bei geringem Rerupturrisiko (1-2%). Nachteil der konservativen Behandlung ist die unbedingt erforderliche Expertise in der Primär- und Verlaufssonographie der Achillessehnenruptur, als auch eine verläßliche Compliance des Patienten. Aus eigener Erfahrung ist eine ausführliche Aufklärung und Einführung des Patienten in das Therapiekonzept mit präzisen Verhaltensvorgaben der Schlüssel für eine verbesserte Compliance. Der Therapieerfolg definiert sich nur durch die richtige Anwendung der Behandlung. Die operative Behandlung birgt das Risiko chirurgischer Komplikationen. Man muß daher ganz nüchtern die Frage stellen, ob bei entsprechendem sonographischen Befund die Freilegung der Sehne noch gerechtfertigt ist, zumal andere Verfahren (percutane Technik, primär funktionell) das gleiche funktionelle Ergebnis garantieren.

Indikationen für eine primär funktionelle Behandlung unabhängig von dem sonographischen Befund sind bei älteren, körperlich oder sportlich nicht aktiven Patienten. Des weiteren gehören alle Patienten mit einem deutlich höheren Operationsrisiko, sowie Patienten mit reduzierter Gewebeheilung (z.B. Organtransplantation, Diabetiker, Niereninsuffizienz, Systemerkrankungen, Patienten mit Corticosteroideinnahme) in diese Gruppe.

Die wissenschaftliche Diskussion hat mittlerweile in der frühfunktionellen Nachbehandlung der operierten Achillessehnen einen Konsens gefunden. Der Trend in der Behandlung der frischen Achillessehnenruptur geht bei entsprechendem sonografischem Befund (komplette Adaptation in 80%-90% der Fälle) vergleichbar mit der Therapie der fibularen Bänder jedoch in Richtung „konservativ-funktionell".

Literatur

Beck H (1966) Kunststoffkleber in der Extremitätenchirurgie. Universität Erlangen
Bonutti PM, Garron GW, Andrishi JT (1988) Isobutyl Cyanoacrylate as a soft tissue adhesive. Clinical Orthopedics and Related Research 229:165-168
Buchgraber A (1997) Funktionelle Nachbehandlung nach Achillessehnenruptur bei perkutaner Nahttechnik. Ergebnisse einer Nachuntersuchung mit einem neu entwickelten Kraftausdauermeßgerät, Ludwigs-Maximilians-Universität München
Crolla RMPM, Van Leuwen DM, Van Ramshorst B, Van der Werken A (1987) Acute rupture of the tendon calcaneus. Acta Orthop Belg 53(4):492-494

Cummins LJ, Anson BJ, Wright RW, Hanser EDW (1946) The structure of calcaneal tendon in relation to orthopedic surgery. Surg Gynecol Obstet 83:107

Dederich R, Bonse H, Hild A, Kühn,G, Wolf L (1988) Achillessehnenrupturen: Ursachen-Operationstechnik-Ergebnisse-Begutachtungsprobleme. Unfallchirurg 91:250–269

Frings H (1969) Über 317 Fälle von operierten subkutanen Achillessehnenrupturen bei Sportlern und Sportlerinnen. Arch Orthop Unfallchir 67:64-72

Inglis AE, Sulco TP, Patterson AH (1976) Rupture of the achilles tendon. J Bone Joint Surg Am 58A

Jacobs D, Martens M, Van der Werken A (1978) Comparison of conservative and operative treatment of Achilles tendon rupture. Am J Sports Med 6(3):107–111

Krüger-Franke M, Scherzer S (1993) Langzeitergebnisse operativ behandelter Achillessehnenrupturen. Unfallchirurg 96:524–528

Lea RB, Smith L (1968) Rupture of the achilles tendon. Nonsurgical treatment. Clin Orthop 60:115–118

Mandelbaum BR, Myerson MS, Forster R (1995) Achilles tendon ruptures. A new method of repair, early range of motion and functional rehabilitation. Am J Sports Med 23(4):392–395

Marti RK, Van der Werken C, Schutte C (1983) Operative repair of ruptured Achilles tendon and functional aftertreatment. Netherl J Surg 35:61–68

Marti RK, Weber BG (1974) Achillessehnenruptur – funktionelle Behandlung. Helv Chir Acta 41:293–296

Nistor L (1981) Surgical and Non-surgical treatment of achilles tendon rupture. J Bone Joint Surg (Am) 63-A(3):394–399

Pässler HH (1988) Trattomento funzionale della sportivo anziano dopo sutura di un tendine, all esempio del tendine d'Achille. In: PA (ed) Apparato locomotore e terza. Pesaro Italia

Percy EC, Conochie LB (1978) The surgical treatment of ruptured tendo Achillis. Am J Sports Med 6:132–136

Reilmann H, Weinberg AM, Brüggemann F, Peukert J (1996) Die konservativ-funktionelle Therapie der geschlossenen Achillessehnenruptur. Behandlungsregime und Analyse der Ergebnisse. Unfallchirurg 99:576–580

Rupp GV, Stemberger A (1976) Versorgung frischer Achillessehnenrupturen mit resorbierbarem Nahtmaterial und Fibrinklebung. Med Welt 29:796

Segesser B, Goesele A, Renggli P (1995) Die Achillessehne beim Sportler. Orthopäde 24(3):252–267

Shields CL, Kerlan RK, Jobe FW, Carter VS, Lombardo SJ (1978) The Cybex II evaluation of surgically repaired Achilles tendon ruptures. Am J Sports Med 6(6):369–372

Sjöström M, Nyström B (1983) Achilles tendon injury – Tendon elongation and soleus muscle fine structure in rabbit after different therapies. Virchows Arch (Pathol Anat) 399:177–189

Thermann H (1996) Die funktionelle Behandlung der frischen Achillessehnenruptur. In: Schweiberer L, Tscherne H (ed) Hefte zu Der Unfallchirurg, Vol 248. Springer, Berlin Heidelberg

Thermann H, Saltzman CL (1993) Achilles tendon problems In: Pfeffer GB, Frey CC (ed) Current practice in foot and ankle surgery, Vol.1. Mcgraw-Hill, New York

Thermann H, Zwipp H, Tscherne H (1995) Funktionelles Behandlungskonzept der frischen Achillessehnenruptur. Zweijahresergebnisse einer porspektiv-randomisierten Studie. Unfallchirurg 98:21–32

Thermann H, Zwipp H, Milbradt H, Reimer P (1989) Die Ultraschallsonographie in der Diagnostik und Verlaufskontrolle der Achillessehnenruptur. Unfallchirurg 92:266-273

Thermann H, Zwipp H (1988) Achillessehnenruptur. Orthopäde 18:321–333

Thonke N, Klinger HM, Nothofer W, Neugebauer R (1994) Zur frühfunktionellen Nachbehandlung der operativ versorgten frischen Achillessehnenruptur. Zentralbl Chirurgie 119(8):545-548

Winter U (1986) Versorgung frischer Achillessehnenrupturen mit Fibrinkleber. H Unfallheilk 181:467-471

Zwipp H, Südkamp N, Thermann H, Samek N (1989) Die Achillessehnenruptur 10-Jahresspätergebnisse nach operativer Behandlung – Eine retrospektive Studie. Unfallchirurg 92:554-559

11 Achillessehnenruptur – operative Behandlung

K. Steinbrück

Bei der Behandlung von 34 742 *Sportverletzungen* waren insgesamt 1075 Achillessehnenrupturen vertreten (Tabelle 1). Bei 570 haben wir eine retrospektive Analyse durchgeführt, bei 100 eine prospektive. Die Altersverteilung zeigt dabei ein Maximum zwischen 30 und 40 Jahren, in 88% waren Männer betroffen. Das höchste Verletzungsrisiko besteht bei den Ballsportarten Badminton, Squash, aber auch bei Basketball, Volleyball und Tanzen (Tabelle 2). Der Rupturmechanismus war sehr unterschiedlich, nur in 2,7% ein direktes Trauma, in 29% beim Antritt, in 24% beim Sturz oder Verdrehen, in 12% beim Laufen oder Spurt und nur in 10% beim Sprung (Abb. 1).

In 72 Fällen waren Auffälligkeiten in der Anamnese, wie Achillodynien, vorherige Rupturen oder Injektionen. Am häufigsten riß die Sehne an der minderdurchbluteten Zone 3–5 cm proximal des Fersenbeinhöckers. Klinisch sicherstes Zeichen war in abnehmender Folge eine tastbare Delle im Rupturbereich, die Unfähigkeit zum langsamen, einbeinigen Zehenstand, ein positiver Thompson-Test, eine abgeschwächte Plantarflexion gegen Widerstand sowie ein Hämatom. Apparativ sind vor allem die einfach durchführbare Sonographie und die teurere Kernspintomographie sichere Verfahren.

Therapeutisch haben wir bei der konservativen Behandlung neben sehr guten Ergebnissen auch die höchste Versagerquote. Neben den Rerupturen ist vor allem die hohe Rate an Diastasen mit unzureichend verheiltem Sehnenriß zu nennen. Hieraus resultiert ein mangelhafter Abrollvorgang und eine daraus folgende eingeschränkte Sportfähigkeit. Eine ungenügende Patientencompliance ist hierfür sicherlich ein wesentlicher Grund. Wir bevorzugen daher die *operative Behandlung*. Möglichkeiten hierfür sind die einfache Adaptationsnaht in Kessler- oder Kirchmaiertechnik, mit oder ohne Plantarisdurchflechtung oder Fibrinkleber. Bei veralteten Fällen kommt die Umkipp-Plastik, die Griffelschachtel- oder die Peronaeus-brevis-Plastik in Betracht. Komplikationen fanden wir in 8%. Diese sind vor allem Wundheilungsstörungen, Fisteln, Sehnennekrosen, lange, aufgetriebene Narben, Schwellungszustände oder auch Rerupturen. Diese übliche Operation ist zeitaufwendig, hat zusätzlich das Risiko einer Phlebothrombose, von Parästhesien und spätere Wetterfühligkeit. Insgesamt hatten wir jedoch 79% gute bis sehr gute Ergebnisse.

Tabelle 1. Häufigkeit von Achillessehnenrupturen. Epidemiologie: 1972–1997

Achillessehnenruptur Epidemiologie 1972–1997		
34 742	Sportverletzungen	100%
1 075	Achillessehnenrupturen	3,1%
570	– Retrospektive Analyse	
100	– Prospektive Analyse	

Tabelle 2. Achillessehnenrupturen und Verletzungsrisiko in den einzelnen Sportdisziplinen (n = 570)

	Achillessehnenruptur Verletzungsfaktor (n = 570)		
	ASR %	Sportler %	Faktor %
1. Badminton	4,9	0,1	49,0
2. Squash	4,2	0,1	42,0
3. Basketball	2,2	0,5	4,4
4. Volleyball	6,3	1,8	3,5
5. Tanzen	1,2	0,5	2,4

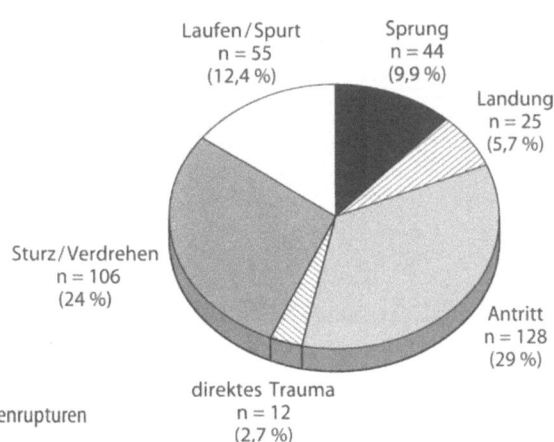

Abb. 1. Ursachen für Achillessehnenrupturen (n = 442, Gesamt n = 570)

Die besten Resultate beobachteten wir mit der minimalinvasiven *perkutanen Nahttechnik*. Das oft massive Hämatom fließt ab, eine PE wird entnommen, der proximale Sehnenstumpf sicher distalisiert und adaptiert, wobei eine übungsstabile PDS-Naht sichert (Abb. 2). Die Operationszeit ist sehr kurz, die postoperative Schwellung und auch die Muskelatrophie sind

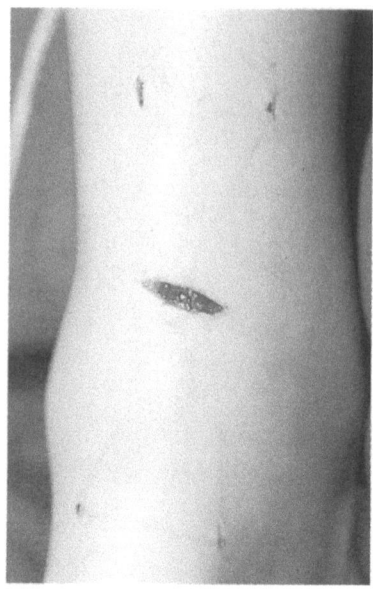

Abb. 2. Percutane Nahttechnik mit PDS-Kordel

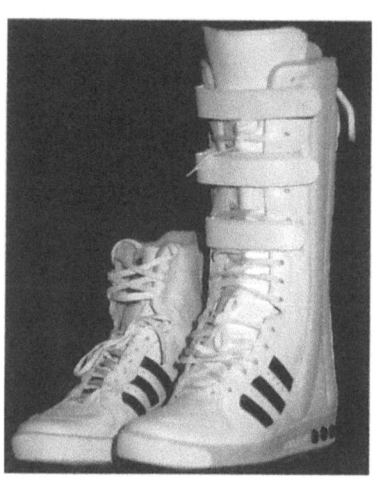

Abb. 3. Adipromed-Variostabilschuh in der Nachbehandlung

geringer und die Sehnenkonturen werden wieder gut dargestellt. Das Operationsrisiko ist insgesamt gering, wenn man eine Reihe von Fehlerquellen, wie zu weit lateral gelegene Inzision (Nervus suralis-Läsion), proximal zu gering gefaßte Sehnenanteile oder nicht versenkte PDS-Knoten beachtet. In dieser Technik hatten wir über 90% gute bis sehr gute Resultate, die Arbeitsfähigkeit war aber um durchschnittlich 1–2 Wochen, die Sportfähigkeit um 5–8 Wochen früher gegeben als bei den anderen Verfahren.

In allen Fällen erfolgt eine *frühfunktionelle Nachbehandlung*. Die ersten Tage Ruhigstellung in einer Gipsschale in Spitzfußstellung, zwischen dem

5. bis 10. Tag wird ein Vario-Stabil-Schuh mit 3 cm Fersenerhöhung angepaßt (Abb. 3). Die Belastung wird schmerzabhängig sukzessiv bis zur Vollbelastung gesteigert. Bereits nach 4 Wochen wird die Erhöhung wöchentlich um 1/2 cm bis auf 1 cm reduziert. Wir führten routinemäßig sonographische Kontrollen nach 4, 8 und 12 Wochen durch.

Die weitere Rehabilitation beinhaltet Lymphdrainagen und Elektrotherapie als Adhäsionsprophylaxe. Bereits ab der 2. Woche wird im Schuh fahrradgefahren (mit Fersenbelastung ohne Widerstand). Es beginnt auch das propriozeptive Training, ab der 6. Woche ein „legpress". Im Spezialschuh können die Patienten bereits sehr früh zur Arbeit gehen und – oder vor allem – mit Automatik und Linksverletzung – Autofahren.

Zusammenfassung

Bei der Analyse von 34742 Sportverletzungen waren insgesamt 1075 Achillessehnenrupturen zu verzeichnen. In 570 Fällen wurde eine retrospektive Analyse durchgeführt, bei 100 eine prospektive. Das höchste Verletzungsrisiko besteht bei Ballsportarten wie Badminton, Squash, aber auch Basketball, Volleyball oder Tanzen. Nur in 2,7% handelt es sich um ein direktes Trauma, 29% ereigneten sich beim Antritt, 24% beim Sturz oder Verdrehen. Diagnostisch pathognomonisch sind eine tastbare Delle im Rupturbereich, die Unfähigkeit zum einbeinigen Zehenstand – apparativ vor allem die Sonographie bzw. die Kernspintomographie in Spezialfragen. Therapeutisch hat sich bei guter Adaption der Sehnen in Spitzfußstellung die perkutane Nahttechnik bewährt, in allen anderen Fällen die offene Naht, ggf. mit Plantarisdurchflechtung. Es erfolgt generell eine frühfunktionelle Nachbehandlung mit einem Adipromed-Variostabilschuh.

Literatur

Krüger-Franke M, Trouillier HH, Kugler A, Rosemeyer B (1996) Die Achillessehnenruptur, Langzeitergebnisse nach operativer Behandlung. Sportorthopädie – Sporttraumatologie 12(1):43–46

Kvist M (1994) Achilles Tendon Injuries in Athletes. Sports Med 18(3):173–201

Lill H, Moor D, Schmidt A, Echtermeyer V (1996) Aktueller Stand der Behandlung von Achillessehnenrupturen. Chirurg 67:1160–1165

Ma GWC, Griffith TG (1977) Percutaneous repair of acute closed ruptured Achilles tendon. Clinical Orthopedics and related Research 128:247–255

Motta P, Errichiello C, Potini I (1997) Achilles Tendon Rupture. A new Technique for Easy Surgical Repair and Immediate Movement of the Ankle and Foot. Am J Sports Med 25(2):172–176

Segesser B, Goesele A, Renggli P (1995) Die Achillessehne im Sport. Orthopäde 24:252–267

12 Funktionelle Verbände am Fuß

H. LOHRER, W. ALT, A. GOLLHOFER

Einleitung

Neben Stabilschuhen, Innenschuhorthesen (oder Stabilisierungsbandagen) werden Bandagen sowie der funktionelle Klebeverband den Hilfsmitteln oder äußeren Stabilisierungshilfen für den Fuß und für die Sprunggelenke zugeordnet. „Der funktionelle Verband schützt, stützt und entlastet selektiv gefährdete, geschädigte oder zerstörte Anteile einer Funktionseinheit, erlaubt die funktionelle Belastung im freien Bewegungsraum und verhindert extreme Bewegungen" (Montag und Asmussen 1993).

Die Indikation zum Einsatz ergibt sich aus der Kenntnis des jeweiligen Verletzungs- oder Schadensbildes und der spezifischen Eigenschaften der einzelnen Hilfsmittel. Dieses Optimierungsproblem ergibt sich für die funktionellen Verbände aus der Tatsache, daß diese eine vergleichsweise geringere äußere Stabilisierung, aber ein hohes Maß an Bewegungsfreigabe bieten, die zudem individuell abgestimmt und dosierbar ist.

Einteilung funktioneller Verbände

Für funktionelle Verbände bieten sich grundsätzlich folgende Möglichkeiten:
- elastische und unelastische Materialien
- klebende, haftende und nicht adhäsive Materialien
- Kombinationen.

Indikationen

Mit zahlreichen wissenschaftlichen Studien ist der Tapeverband im Gegensatz zu allen anderen funktionellen Verbänden, über die allenfalls anekdotenhafte Berichte vorliegen, gut untersucht. Diese Aussage besitzt in bezug zum Tapeverband nur für die Sprunggelenke Gültigkeit. Periphere Einsatzmöglichkeiten am Fuß, beispielsweise für die Zehengrundgelenke, sind ebenso selten beschrieben wie Tapeverbände an großen Gelenken (beispielsweise dem Knie).

Grundsätzlich können funktionelle Verbände in der Prävention, aber auch zur funktionellen konservativen Therapie und postoperativen Behandlung eingesetzt werden. Am häufigsten wird der Tapeverband im Sport beziehungsweise in der Sportmedizin verwandt. Bei noch vorhandenen Ödemen und während der Entstehung von Schwellungen sollen unelastische Materialien nicht benutzt werden. In frischen Phasen nach Verletzungen können Salben auf entsprechenden Trägern unter die funktionellen Verbände appliziert werden. Zu beachten ist dabei, daß durch zusätzliche viskose Verschiebeschichten die gewählte Verbandsanordnung sich zusätzlich instabilisiert.

Die Verwendung elastischer, haftender, aber nicht klebender Unterzugmaterialien („Undertape"), erfolgt besonders zur Vermeidung von Hautirritationen, die vor allem als Kontaktekzeme auf die verwandten Kautschukkleber zunehmend auftreten. Undertapes sind eine conditio sine qua non, wenn funktionelle Klebeverbände mehrere Tage liegen sollen. Im präventiven Bereich im Sport dagegen sind die Tragezeiten nur kurz (Spiel, Wettkampf, Training) und der Anspruch an die Stabilität des Verbandes ist hoch. Deshalb wird der funktionelle Klebeverband in diesen Fällen direkt auf die Haut appliziert. Eine Möglichkeit zur Reduktion schweißbedingter Lockerungen ist durch den Einsatz von Sprühklebern gegeben. Diese optimieren die Festigkeit des Gesamtverbandes und machen eine Rasur der Haare, die häufig mit der Ausbildung von Follikulitiden einhergeht, überflüssig.

Indikationen für funktionelle Verbände am Fuß sind alle Formen von Kapselbandverletzungen. Alle stabilen Formen sind dabei bereits initial mit einem funktionellen Verband behandelbar. Instabile Kapselbandverletzungen am Sprunggelenk sind nach Abschwellung ebenfalls mit Tapeverbänden zu behandeln. Dabei ist zu beachten, daß der funktionelle Klebeverband lediglich als Therapeutikum der zweiten Wahl anzusehen ist, weil funktionelle Orthesen nicht nur mehr Stabilität bieten, sondern auch wiederverwendbar sind. Instabile Kapselbandverletzungen am Vor- und Mittel-

Tabelle 1. Indikationsliste funktioneller Klebeverbände am Fuß und Sprunggelenk

Diagnose	Tape	Elast. Klebeverbände	Undertape +Tape +Elast. Klebebinden	Elast. Haftbinden
Unkomplizierte Zehenfrakturen	+++	–	–	–
Frische Kapselbandverletzungen Fuß/Sprunggelenk	–	(+)	+	+++
Frisch postoperativ Fuß/Sprunggelenk	–	(+)	+	+++
Kapselbandverletzungen (nach Abschwellung)	+++	++	++	–
Nach Kapselband-Op. und Abschwellung	+++	+	++	–
Präventiv	+++	+	++	–
Laufinduzierte Sportschäden	+++	(+)++	++	–

fuß sowie an der Fußwurzel sind bislang nur mittels Klebeverbänden funktionell behandelbar, da entsprechende Orthesen am Markt nicht angeboten werden.

Charakterisierung der funktionellen Verbände

Die elastischen funktionellen Verbände.
Das Hilfsmittelverzeichnis der Spitzenverbände der Krankenkassen meint mit dem Begriff Bandagen neben Innenschuhorthesen auch wiederverwendbare Versorgungsmöglichkeiten, die aus flexiblem, elastischem oder unelastischem Material gefertigt sind und zirkulär das Gelenk umgreifen („Stabilisierungsbandagen").

Wie bei diesen besteht der wesentliche Effekt des funktionellen elastischen Verbandes in der Kompression des Gelenkes. Daraus ergibt sich eine abschwellende, ödemreduzierende Wirkung. Die Kompression kann punktuell oder flächig in bestimmten Regionen, beispielsweise perimalleolär, durch individuell zugeschnittene Pelottierungen aus speziellen Schaumstoffen noch verbessert werden. Die mechanisch-stabilisierende Wirkung dieses Verbandes ist vergleichsweise gering. Eine Verbesserung der funktionellen Sprunggelenkstabilisation aufgrund propriozeptiver Aktivierungseffekte durch den lokal betonten Druck oder durch Friktionseffekte des Verbandes ist bislang nicht nachgewiesen, wird aber vermutet.

Der funktionelle elastische Verband wirkt besonders günstig bei einer verbliebenen Schwellneigung des Gelenkes im Rahmen der Rehabilitation. Ein relevanter prophylaktischer Effekt ist nicht gesichert. Dennoch sind Verbesserungen des subjektiven Stabilitätsgefühles die Regel (mögliche propriozeptive Wirkung).

Der Tapeverband.
Als Weiterentwicklung der seit dem Mittelalter bei Distorsionsverletzungen gebräuchlichen Leinentücher und später unelastischer und elastischer Binden, wurde 1892 durch Paul Beiersdorf der Tapeverband entwickelt. Es handelt sich dabei um eine unelastische Zellwolle, welche einseitig mit Zinkoxid-Kautschuk-Harz-Kleber beschichtet und als fortlaufende Pflasterrolle angeboten wird. Der Tapestreifen ist meist 2,5/3,0 cm breit. Schmalere Zügel sind für den Einsatz an kleinen Gelenken (beispielsweise Zehen) konzipiert. Der Tapezügel kann in längs- und querer Richtung gerissen werden.

Der wesentliche Nachteil des Tapeverbandes besteht darin, daß er nicht wiederverwendbar ist. Eine individuelle Anpassung der Rigidität des Verbandes an die aktuellen, individuellen Erfordernisse seines Trägers ist leicht möglich, so daß er besonders im Leistungssport in prophylaktischer und therapeutischer Hinsicht (sportartspezifische Reintegration) allen anderen Versorgungsmöglichkeiten am Sprunggelenk und am Fuß überlegen ist. Zwischen therapeutisch geforderter Stabilität und unter dem Aspekt der Leistungsmaximierung, das heißt, der im Sport gewünschten Mobilitäts-

bzw. Flexibilitätsfreigabe, läßt sich mit Tape eine optimierte Relation individuell finden. Eine sukzessive Bewegungsfreigabe ist durch Änderung der Verbandstechnik leicht möglich.

Allein für die Betreuung der Kunstturnnationalmannschaft (10 Athleten) benötigen wir pro Jahr etwa 10 000 m Tape.

Ein Tapeverband besteht aus Ankerstreifen, Zügeln sowie aus Verschalungselementen. Besonders die Applikation der Zügel kann in vielfältiger Weise modifiziert werden.

Als Standardtechnik zur Versorgung des Sprunggelenkes hat sich im angloamerikanischen Bereich der Gibneyverband durchgesetzt, während bei uns meist der „fast-Gips" nach Montag zum Einsatz kommt.

Weitere Anlagetechniken für Tapeverbände an Fuß- und Sprunggelenk beruhen auf Empirie und sind in entsprechenden Lehrbüchern veröffentlicht. „Der Funktionelle Verband schützt, stützt und entlastet selektiv gefährdete, geschädigte oder zerstörte Anteile einer Funktionseinheit, erlaubt die funktionelle Belastung im freien Bewegungsraum und verhindert extreme Bewegungen" (Montag und Asmussen 1993). Grundsätzlich von entscheidender Bedeutung für die Qualität eines funktionellen Verbandes ist seine technisch korrekte Anlage. Diese erfordert neben einem hohen Maß an Gefühl für die Anatomie eine ausgeprägte Erfahrung, um den individuellen Anforderungen des Trägers gerecht zu werden.

Diese Tatsache ist der Grund dafür, daß sich der Tapeverband gegenüber dem Gipsverband in der poliklinischen Praxis bislang noch nicht adäquat durchsetzen konnte.

Vorteilhafte Eigenschaften des Tapes sind sein geringer Raumbedarf, seine gleichmäßige Adaption und seine Unabhängigkeit von weiteren Systemen. Ein Tapeverband kann daher auch im engsten Spezialschuh (z. B. Sprintschuh) problemlos getragen werden. Für Sportarten, die barfuß ausgeübt werden (Judo, Kunstturnen, Schwimmen), stellt er darüber hinaus die einzige Versorgungsmöglichkeit dar. Der physiologische plantare, propriozeptive Input wird durch anlagetechnische Variationen, beispielsweise durch zirkuläres Ausschneiden über dem Tuber calcanei, gesichert.

Durch den unmittelbaren Kontakt zur Haut sind bei *Tapeverbänden* gelegentlich allergische oder ekzematöse Veränderungen zu beobachten. Die Tatsache, daß der Schweiß die Struktur des Materials nur schwer durchdringen kann, begünstigt diese Nebenwirkung. Mechanische Irritationen der Haut und Epilationen beim Abreißen des Verbandes treten vor allem dann auf, wenn gegen die Wuchsrichtung der Haare gezogen wird. Die Verwendung von adhäsivem Spray verbessert die Klebkraft des Verbandes und reduziert die beschriebenen Effekte. Haftende, nicht klebende Unterzugsbinden (Undertape) verringern die mechanischen Stabilisierungseigenschaften.

Wissenschaftliche Daten zum funktionellen Tapeverband

Epidemiologische Daten. Garrick und Requa (1973) sowie Rovere et al. (1988) haben mit großen Längsschnittuntersuchungen den prophylaktischen Wert des Tapeverbandes am Sprunggelenk dokumentiert. Garrick und Requa (1973) fanden bei Basketballspielern über einen Zeitraum von zwei Jahren, daß im Halbschuh ohne Tape 33,4 Verletzungen auf 1000 Einsätze auftraten. Spieler im hochschaftigen Basketballschuh mit Tapebandagierung dagegen verletzten sich 6,5mal bei 1000 Einsätzen (Abb. 1). Einen negativen Einfluß auf die Häufigkeit von Kniegelenkverletzungen durch prophylaktische Tapeverbände konnte dagegen nicht nachgewiesen werden.

Rovere et al. (1988) haben im Football den präventiven Tapeeffekt gegenüber einer Innenschuhschnürorthese retrospektiv bei 51 931 Einsätzen untersucht. Mit Tapeverband betrug die Verletzungshäufigkeit am Sprunggelenk etwa 5 pro 1000 Einsätze, mit Schnürorthese dagegen etwa 3 pro 1000 Einsätze.

Experimentelle Daten. Immer wieder wurde darauf hingewiesen, daß der Tapeverband bereits nach kurzer sportlicher Beanspruchung wesentlich an Stabilität verliere. In einer Studie der eigenen Arbeitsgruppe (Alt et al. 1998) wurde erstmalig das im deutschen Sprachraum gebräuchliche Material geprüft. Es fanden sich dabei vergleichsweise geringe Stabilitätsverluste. Diese könnten durch das steifere Material mit höherer Klebekraft bedingt sein. Darüber hinaus scheint das getestete Material bei längerer Tragedauer sich nicht weiter zu lockern, sondern unerwarteterweise sogar wieder etwas zu festigen.

Die Applikation von Tape und/oder elastischen Klebebinden auf hautfreundlichen Unterzugsmaterialien (sogenannte Undertapes) bedingt in jedem Fall einen Stabilitätsverlust, ist aber dann erforderlich, wenn der Verband über einen Tag lang getragen werden sollte. Als maximale Tragedauer empfehlen wir 3 bis 4 Tage.

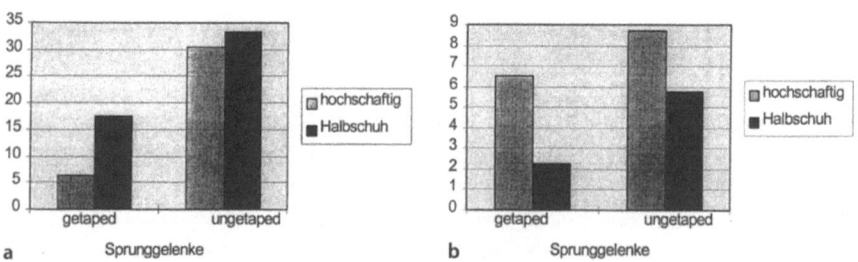

Abb. 1. Sprunggelenkverletzungen / 1000 Spiele / Athlet. Der positive Effekt des funktionellen Tapeverbandes wurde in der klassischen epidemiologischen Untersuchung von Garrick und Requa bereits 1973 nachgewiesen. Am Sprunggelenk (**a**) ergibt sich durch die Anlage eines Tapeverbandes ein signifikanter Vorteil. Durch die Verwendung eines Tapeverbandes am Sprunggelenk wird die Zahl der Kniegelenksverletzungen nicht beeinflußt (**b**)

Belastungsabhängig ist ein Rückgang der Stabilität des Verbandes nachgewiesen, dessen Ausmaß abhängig ist vom verwendeten Material (Hersteller), von der Anlagetechnik und von der Qualität des Tapers.

Mit eigenen Untersuchungen (Alt et al. 1998) wurde eine quantitative Aussage zum funktionellen Ausgleich des Stabilisierungsdefizits durch Tape zur *Prävention* von Sprunggelenkverletzungen im Verlauf der sportlichen Aktivität möglich.

Die durchschnittliche, statistisch gesicherte Reduktion der invertorischen Calcaneusbewegung beträgt 45%. Unmittelbar nach Tapeanlage bestanden zwischen den unterschiedlichen getesteten Tape-Materialien in statistischer Hinsicht keine Differenzen.

Die Materialermüdung im Verlauf einer sportlichen Beanspruchung, das heißt, der Stabilitätsverlust nach 10 bzw. 20 Minuten, ist in Abhängigkeit vom eingesetzten Tapematerial geringfügig, oder aber signifikant nachweisbar.

Bereits Rarick et al. (1962) haben auf die Abhängigkeit zwischen der stabilisierenden Eigenschaft des Tapeverbandes und der Menge des verarbeiteten Tapematerials hingewiesen. Diese Beobachtungen konnten mit eigenen Experimenten über die Tapetechnik signifikant bestätigt werden (Alt et al. 1998).

Bereits mit Materialtests konnten Andreasson und Edberg (1983) nachweisen, daß erhebliche Unterschiede zwischen den getesteten 15 unelastischen Tapes bezüglich Reißkraft (Faktor 2,5), Dehnungsfähigkeit bis zum Zeitpunkt des Risses (Faktor 2,7) und dem Young-Modul (Faktor 3,5) bestehen.

Für die Diskussion der Wirkungsweise des Tapeverbandes ist festzustellen, daß neben der passiven mechanischen Wirkung im Sinn der Aufnahme äußerer Kräfte und der verringerten Geschwindigkeit des Traumas vor allem die neurophysiologische Dimension im Sinn der propriozeptiven Stimulation und damit die Verbesserung der internen Gelenkstabilisierung zu berücksichtigen ist. Das ist vor allem unter sportbezogenen Gesichtspunkten von Bedeutung. Hier charakterisieren geringste Beeinträchtigungen in der physiologischen Mobilität (Segesser et al. 1986) und die Forderung nach wenig zusätzlicher Masse das Optimierungsproblem sportmotorischer Leistungsfähigkeit.

Unter Berücksichtigung mittlerer Latenzzeiten von 60/70 ms und einer durchschnittlichen elektromechanischen Verzögerung von 50 ms (Cavanagh und Komi 1979) ergibt sich, daß eine effektive mechanische Kraftwirkung frühestens nach 120 ms entwickelt werden kann.

Ein ungeschützter Fuß knickt beim typischen Supinationstrauma im Sport mit so hoher Geschwindigkeit um, daß reflektorische, protektive Vorgänge aufgrund der elektromechanischen Latenz (120 ms) erst in einem Inversionsbereich einsetzen können, wo die Kapselbandstrukturen bereits geschädigt sein müssen.

Die mechanische Stabilisierung des Gelenkes durch äußere Stabilisierungshilfen reduziert nicht nur das Ausmaß, sondern verlangsamt auch den Umknickvorgang, so daß motorische Schutzmechanismen greifen können, bevor das Gelenk in eine traumatisierende Inversionsstellung gelangt.

Auch im Vergleich mit anderen Sprunggelenk-Orthesen ist der initial stabilisierende Effekt des Tapeverbandes gut ausgeprägt (Bunch et al. 1985).

Zahlreiche Autoren dagegen (Malina et al. 1962, Rarick et al. 1962, Mayhew 1972, De Lacerda 1978, Laughman et al. 1980, Fumich et al. 1981, Myburgh et al. 1984, Gross et al. 1987, Greene und Hillman 1990, Wilkerson 1991, Larsen 1994, Shapiro et al. 1994) berichteten über schnelle und erhebliche Minderungen der Ausgangsstabilität ihrer Tapeverbände. Die belastungsbedingten Stabilitätsverluste der Sprunggelenk-Orthesen dagegen sind geringer ausgeprägt (Bunch et al. 1985, Gross et al. 1987, Greene und Hillman 1990) und liegen zwischen 5 und 35% bei Belastungszeiten zwischen 10 und 90 Minuten.

In eigenen Untersuchungen konnte gezeigt werden, daß die sportliche Leistungsfähigkeit (drop-jump-Test) nicht verändert wird. Beim Laufen mit ständigen Richtungswechseln wäre sogar eine verbesserte mechanische Stabilisierung der Sprunggelenke und damit eine tatsächlich höhere Reaktivität durchaus denkbar. Entsprechende Ergebnisse wurden von Pienkowski et al. (1995) bestätigt. Burks et al. (1991) dagegen fanden, wie Juvenal (1972) und Mayhew (1972), eine Einschränkung besonders der vertikalen Sprunghöhe, weniger der Sprintleistung mit Tape und Orthesen. Greene et al. (1990) fanden eine verschlechterte Laufleistung bei orthetisch versorgten Probanden.

Insgesamt kann deshalb davon ausgegangen werden, daß der Sprunggelenk-Tapeverband bezüglich der geforderten Inversionskontrolle einerseits von der gewählten Applikationstechnik abhängig ist, daß er andererseits sich durch die sportliche Belastung lockert. Das Ausmaß dieser sportinduzierten Instabilisierung muß vor allem im Zusammenhang mit der unerwartet starken Temperaturerhöhung von 4°C unter dem Tapeverband diskutiert werden, die in einer eigenen Studie nachgewiesen wurde (Alt et al. 1998). Prinzipiell können neben einer erhöhten Schweißbildung und damit einer verminderten Adhäsionskraft nicht nur die verwendeten Gewebe-, sondern auch die Klebequalitäten des Tapematerials eine wichtige Rolle spielen. Andererseits könnten temperaturbedingt beschleunigte Stoffwechselprozesse einen positiven Einfluß auf die neuromuskulären Aktivitäten ausüben.

Zusammenfassung

Der funktionelle Tapeverband ist die wissenschaftlich am besten untersuchte äußere Stabilisierungshilfe des Sprunggelenkes. Immer wieder wurde ein Nachlassen der mechanischen Wirkung im Verlauf der sportlichen Aktivität unterstellt. Gleichzeitig sind die präventiven Effekte dabei epidemiologisch und experimentell eindeutig belegt. Dies gilt sowohl für die mechanische als auch für die neuromuskuläre Schutzwirkung. Unterschiede zwischen einzelnen Tapematerialien und zwischen unterschiedlichen Anlagetechniken sind durch eigene Untersuchungen gesichert.

Aus der praktischen Erfahrung im Sport müssen als besonderer Vorteil der geringe Raumbedarf des Tapeverbandes und seine schuhunabhängige Wirkungsweise, sowie die indikationsabhängige Möglichkeit zur Modifikation der Stabilität genannt werden. Nachteilig sind die vergleichsweise hohe Ekzemgefahr und die nur einmalige Benutzbarkeit.

Literatur

Alt W, Lohrer H, Gollhofer A (1998) Tape wirkt doch ...!? Propriozeptive und mechanische Untersuchungen zur Wirksamkeit stabilisierender Tapeverbände am Sprunggelenk. Sportorthop Sporttraumat 14(2):75–85

Andreasson G, Edberg B (1983) Rheological properties of medical tapes used to prevent athletic injuries. Textile Res J 225–231

Bunch RP, Bednarski K, Holland D, Macinanti R (1985) Ankle joint support: a comparison of reusable lace-on braces with taping and wrapping. Physician Sportsmed 13(5):59–62

Burks RT, Bean BG, Marcus R, Barker HB (1991) Analysis of athletics performance with prophylactic ankle devices. Am J Sports Med 19:104–106

Cavanagh PR, Komi PV (1979) Electromechanical delay in human skeletal muscle under concentric and eccentric contractions. Eur J Appl Physiol 42:159–163

De Lacerda FG (1978) Effect of underwrap conditions on the supportive effectiveness of ankle strapping with tape. J Sports Med Fitness (Italy) 18(1):77–81

Fumich RM, Ellison AE, Guerin GJ, Grace PD (1981) The measured effect of taping on combined foot and ankle motion before and after exercise. Am J Sports Med, 9(3):165–170

Garrick JG, Requa RK (1973) Role of external support in the prevention of ankle sprains. Med Sci Sports Exerc 5(3):200–203

Greene TA, Hillman SK (1990) Comparison of support provided by a semirigid orthosis and adhesive ankle taping before, during, and after exercise. Am J Sports Med 18(5):498–506

Gross MT, Bradshaw MK, Ventry LC, Weller KH (1987) Comparison of support provided by ankle taping and semirigid orthosis. J Orthop Sports Phys Ther 9:33–39

Juvenal JP (1972) The Effects of Ankle Taping. Athletic Training 10:146–149

Larsen E (1994) Taping the ankle for chronic instability. Act Orthop Scand 55:551–553

Laughman RK, Carr TA, Chao EY, Youdas JW, Sim FH (1980) Threedimensional kinematics of the taped ankle before and after exercise. Am J Sports Med 8(6):425–431

Malina RM, Plagenz LB, Rarick GL (1962) Effect of exercise upon the measurable supporting strength of cloth and tape ankle wraps. The Research Quarterly 34(2):158–164

Mayhew JL (1972) Effects of Ankle Taping on Motor Performance. Athletic Training 7:10–11

Montag HJ, Asmussen PD (1993) Taping seminar. Perimed-spitta Medizinische Verlagsgesellschaft, Balingen

Myburgh KH, Vaughan ChL, Isaacs SK (1984) The effects of ankle guards and taping on joint motion before, during, and after a squash match. Am J Sports Med 12(6):441–446

Pienkowski D, McMorrow M, Shapiro R, Caborn DN, Stayto J (1995) The Effect of ankle stabilizers on athletic performance. Am J Sports Med 23(6):757–762

Rarick GL, Bigley G, Karst R, Malina RM (1962) The measurable support of the ankle joint by conventional methods of taping. J Bone Joint Surg 44-A(6):1183–1190

Rovere GD, Clarke TJ, Yates CS, Burley K (1988) Retrospective comparison of taping and ankle stabilizers in preventing ankle injuries. Am J Sports Med 16(3):228–233

Segesser B, Jenoure P, Feinstein R, Vogt-Sartori S (1986) Wirkung äußerer Stabilisationshilfen (Tape/Bandage/Stabilschuh) bei fibulärer Distorsion. Orthopädie-Schuhtechnik 7/86:1–24

Shapiro MS, Kabo JM, Mitchell PW, Loren G, Tsenter M (1994) Ankle sprain prophylaxis: an analysis of the stabilizing effects of braces and tape. Am J Sports Med 22(1):78–82

Wilkerson GB (1991) Comparative biomechanical effects of the standard method of ankle taping and a taping method designed to enhance subtalar stability. Am J Sports Med 19(6):588–595

13 Hallux valgus – Hallux rigidus – Konservative und operative Therapie

N. Wülker

Hallux valgus

Einleitung

Das Interesse am Hallux valgus entstand zu Beginn des letzten Jahrhunderts. Die ersten einfachen Operationsverfahren wurden entwickelt, wie die zunächst von Hueter (1871) angegebene Resektion des Metatarsale-I-Köpfchens. Dann kam eine große Zahl von Operationstechniken, insbesondere in den ersten Jahrzehnten dieses Jahrhunderts. Inzwischen sind weit mehr als einhundert Operationen zur Korrektur des Hallux valgus beschrieben worden, von Osteotomien am Metatarsale I oder an der Grundphalanx bis zu Weichteileingriffen am Metatarsophalangealgelenk der Großzehe. Einige dieser Verfahren wurden zeitweilig relativ undifferenziert angewendet, so daß alle Patienten mit einem Hallux valgus mit der gleichen Operationstechnik behandelt wurden.

Jetzt setzt sich zunehmend die Erkenntnis durch, daß sich Art und Ausprägung der Deformität bei verschiedenen Füßen unterscheiden. Die Kriterien für die Wahl der Operationstechnik bei der jeweiligen Deformität werden in dieser Arbeit vorgestellt. Vor der Operation müssen eine Reihe von Fragen geklärt werden: In welcher Art weicht der Hallux valgus von der normalen Anatomie ab? Welches der zahlreichen Operationsverfahren ist am besten geeignet, die normale Anatomie wiederherzustellen? Kann eine Wiederherstellung überhaupt erwartet werden, oder machen arthrotische Veränderungen am Metatarsophalangealgelenk weniger ehrgeizige Behandlungsziele erforderlich?

Konservative Therapie

Ein großer Bereich konservativer Anwendungen sind die Begleitsymptome des Hallux valgus. Eine Metatarsalgie kann durch Einlagen mit Vorfußweichbettung und Mittelfußpelotte gebessert werden. Gegen Druckbeschwerden an der Medialseite des Ballens stehen unterschiedliche Ringpolster zur Verfügung, die allerdings von den Patienten meist nicht gut akzep-

tiert werden. Schienen, die überwiegend nachts verwendet werden, drängen die Großzehe aus ihrer Valgusposition und vermindern so den Druck gegen die Kleinzehen. Auch Kleinzehenrichter und konfektionierte Zwischenzehenpolster werden angeboten.
Allerdings sind konservative Therapien beim Hallux valgus kaum geeignet, die Fehlstellung der Großzehe zu beseitigen oder entscheidend zu verbessern. Beim jugendlichen Hallux valgus kann die konservative Behandlung während des Skelettwachstums eine Progredienz der Deformität aufhalten. Wichtiger und wirksamer als eine konservative Therapie ist auf jeden Fall die Prävention.

Operative Therapie

Indikationsstellung

Der Hallux valgus ist eine komplexe Deformität, bei der mehr als nur die Abweichung der Großzehe nach lateral eine Rolle spielt. Die unterschiedlichen Formen des Hallux valgus können nicht mit nur einer einheitlichen Operationstechnik behandelt werden. Zusätzlich zur Achsenausrichtung der Großzehe müssen rekonstruktive Eingriffe bei Hallux valgus den Intermetatarsalwinkel korrigieren, die Kongruenz des ersten Metatarsophalangealgelenks wiederherstellen, die Pseudoexostose medial am Metatarsale I-Köpfchen entfernen, die freie Beweglichkeit des ersten Metatarsophalangealgelenks erhalten und die Funktion der Großzehe beim Abrollen wiederherstellen. Operationen, bei denen das erste Metatarsophalangealgelenk geopfert wird, müssen streng indiziert werden. Dies gilt insbesondere für die Resektionsarthroplastik. Kein anderes Gelenk des menschlichen Körpers wird so häufig reseziert wie das erste Metatarsophalangealgelenk, und nirgendwo sonst am menschlichen Skelett wird ein Gelenk nur wegen einer Achsenfehlstellung entfernt. Eine ausreichende, periphere Blutversorgung ist die wichtigste Voraussetzung für einen ungestörten, postoperativen Heilungsverlauf.

Die geeignete Operationstechnik beim Hallux valgus wird nach einer Reihe von Befunden ausgewählt, die mit einem Therapieschema erfaßt werden können. Zunächst wird das Metatarsophalangealgelenk der Großzehe auf arthrotische Veränderungen untersucht. Hierzu zählen eine Gelenkspaltverschmälerung, eine subchondrale Sklerosierung, Osteophyten oder Zysten im gelenknahen Knochen. Bei einer Arthrose des Gelenks kommen rekonstruktive Verfahren zur Korrektur des Hallux valgus in der Regel nicht mehr in Betracht. Dann ist in der Regel die Resektionsarthroplastik die Therapie der Wahl. Gelegentlich kann bei jüngeren und aktiven Patienten auch eine Arthrodese des Metatarsophalangealgelenks indiziert sein.

Bestehen am Metatarsophalangealgelenk der Großzehe keine degenerativen Veränderungen, wird in einem nächsten Schritt die Kongruenz dieses Gelenks beurteilt. Bei inkongruentem Gelenk ist der distale Weichteileingriff indiziert. Eine Subluxation der Großzehe im Metatarsophalangealelenk geht beim Hallux valgus häufig mit einem Metatarsus primus varus einher. Liegt der Intermetatarsalwinkel zwischen 10 und 15 Grad, können ausnahmsweise kräftige Adaptationsnähte zwischen der Gelenkkapsel des ersten und des zweiten Metatarsophalangealgelenks ausreichen, um den Metatarsus primus varus zu korrigieren. Bei einem Winkel von mehr als 15 Grad oder bei einem deutlich federnden Widerstand intraoperativ ist eine Osteotomie an der Basis des Metatarsale I erforderlich. Dies ist bei 80 bis 90 Prozent der distalen Weichteileingriffe der Fall.

Besteht keine wesentliche Inkongruenz am Metatarsophalangealgelenk, handelt es sich entweder nur um eine geringe Valgusdeformität, oder die Gelenkfläche des Metatarsale I-Köpfchen ist nach lateral verkippt. Ein Weichteileingriff würde in dieser Situation zu einer Inkongruenz des Metatarsophalangealgelenks führen. Ein Hallux valgus ohne Gelenkflächeninkongruenz wird daher mit einer distalen Osteotomie des Metatarsale I behandelt, durch die das Köpfchen nach lateral verschoben und ggf. nach medial gekippt wird.

Deformitäten an der Grundphalanx der Großzehe sind weniger häufig. Eine Osteotomie der Grundphalanx mit Entnahme eines medialbasigen Keils ist dann das Verfahren der Wahl.

Distaler Weichteileingriff mit Basisosteotomie

Silver (1923) und McBride (1928) gaben die ersten Weichteiltechniken an. Nur wenig modifiziert wurde die McBride-Technik auch unter dem Namen DuVries (DuVries 1959) bekannt. Mann und Coughlin (1992) präzisierten weiter die Indikation und die Technik des distalen Weichteileingriffs. Insbesondere wiesen sie darauf hin, daß bei einem Intermetatarsalwinkel von über 10 bis 15 Grad immer gleichzeitig eine Basisosteotomie des Metatarsale I erfolgen muß.

Laterales Release. Die Haut wird durch einen dorsalen Hautschnitt distal im ersten Interdigitalraum eröffnet. Das subkutane Fettgewebe wird mit der Schere zügig bis zur Sehne des M. adductor hallucis gespreizt und Langenbeck-Haken werden eingesetzt. Unter kräftigem Zug an den Haken durch einen Assistenten wird die Sehne vollständig dargestellt. Sie wird mit einem Skalpell von proximal nach distal zunächst scharf von der lateralen Kante des fibularen Sesambeins abgelöst und anschließend direkt am Knochen von der Grundphalanx abgetrennt (Abb. 1). Durch Präparation mit einer gebogenen Klemme kann das Lig. metatarseum transversum dargestellt werden. Es wird scharf unmittelbar am fibularen Sesambein durchtrennt. Dabei müssen die unmittelbar darunter gelegenen Nerven und Gefäße sorgfältig geschont werden. Schließlich wird der laterale Anteil der Kapsel des ersten Metatarsophalangealgelenks mehrfach mit einem Skalpell längsförmig inzidiert. Wird nun die große Zehe kraftvoll manuell in eine Varusstellung von etwa 30 Grad gebracht, reißt die Gelenkkapsel oft unter deutlichem Krachen fächerförmig ein.

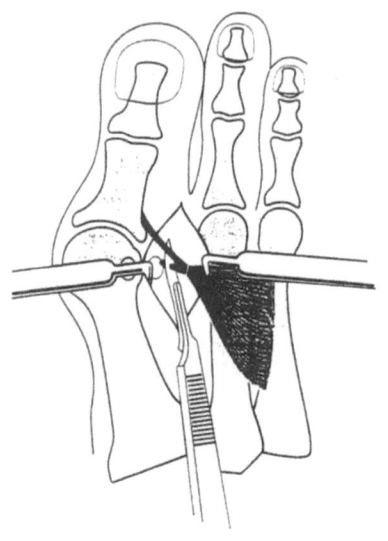

Abb. 1. Beim distalen Weichteileingriff wird zunächst durch einen dorsalen Hautschnitt die Adduktorensehne vom fibularen Sesambein und von der Grundphalanx abgelöst. Anschließend werden das Ligamentum metatarseum transversum und der laterale Teil der Gelenkkapsel durchtrennt

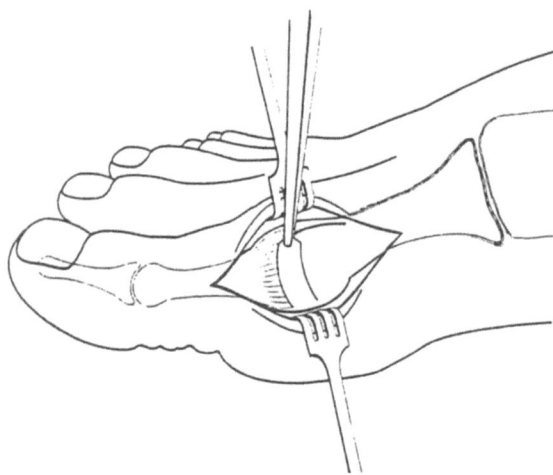

Abb. 2. Nach Entfernung der Pseudoexostose durch eine L-förmige, mediale Kapselinzision wird ein vertikal gestellter Kapselstreifen reseziert, dessen Breite sich nach dem Ausprägungsgrad der Deformität richtet und zwischen 5 und 8 mm beträgt

■ **Mediale Kapselraffung.** Durch eine mediale Inzision wird die Haut über dem Großzehenballen gespalten. Etwas proximal zum Gelenkspalt erfolgt eine vertikale Inzision der Gelenkkapsel. Von hier wird die Pseudoexostose bis an die mediale Begrenzung der Metatarsale I-Diaphyse abgetragen. Ein 5–8 mm breiter Kapselstreifen wird aus dem proximalen Anteil der Gelenkkapsel entfernt, wobei die Resektion plantar bis an das tibiale Sesambein und dorsal bis zur Sehne des M. extensor hallucis longus reicht (Abb. 2). Nach der Naht der Kapsel am Ende der Operation wird die Groß-

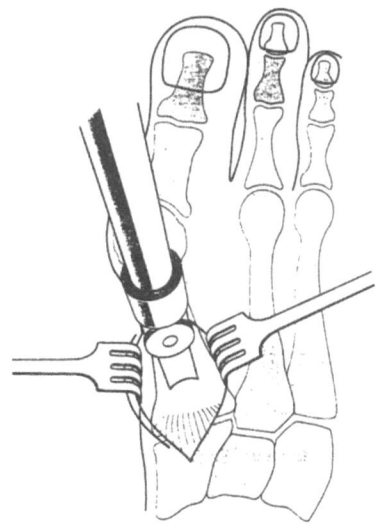

Abb. 3. Die Korrektur des Metatarsus primus varus erfolgt vorzugsweise durch eine Osteotomie an der Basis des Metatarsale I. Hierzu kann ein bogenförmiges Sägeblatt verwendet werden

zehe durch die geraffte Kapsel des ersten Metatarsophalangealgelenks in achsengerechter Stellung gehalten.

Basisosteotomie des Metatarsale I. Die Basis des Metatarsale I wird von dorsomedial durch einen separaten Hautschnitt oder durch Verlängerung des Schnitts im ersten Interdigitalraum dargestellt. Die Osteotomie erfolgt 1 cm distal zum Gelenk zwischen Metatarsale I und Kuneiforme I. Eine Osteotomie mit einem bogenförmigen Sägeblatt erhöht die Stabilität der inneren Fixierung und vermeidet eine Verkürzung des Metatarsale I (Mann und Coughlin 1992) (Abb. 3). Das proximale Fragment wird mit einer scharfen Klemme oder mit einem Raspatorium in eine Varusstellung gebracht, das distale Fragment durch Kompression des Vorfußes achsengerecht eingestellt. Alternativ kann die Osteotomie schräg von medial-proximal nach lateral-distal und mit Entnahme eines lateralbasigen Keils erfolgen. Die Fixierung erfolgt ebenfalls mit einer Kleinfragment-Spongiosaschraube, wobei zur Sicherung der Rotation zusätzlich ein Kirschnerdraht verwendet werden sollte.

Nachbehandlung. Der Wundverband wird redressierend gewickelt, um die Großzehe in der Korrekturstellung zu halten. Vollbelastung in einem Verbandsschuh mit rigider Sohle ist in aller Regel möglich. Der Verbandsschuh wird bis 6 Wochen postoperativ getragen. Während dieser Zeit wird der Redressionsverband durch den Patienten täglich erneuert.

Chevron-Osteotomie

Die Chevron Osteotomie wurde seit 1962 verwendet (Austin und Leventeen 1981) und zuerst von Corless (1976) und von Austin und Leventeen (1981) beschrieben. Ihren Namen erhielt die Osteotomie nach den als Chevron bezeichneten, V-förmigen Militärabzeichen. Das Metatarsale I-Köpfchen, also das distale Fragment der Osteotomie, wird nach lateral verschoben. Zusätzlich wird die medial am Metatarsale I-Köpfchen gelegene Pseudoexostose abgetragen. Mit der Chevron-Osteotomie kann ein medialbasiger Keil entfernt werden, durch den die Ausrichtung der Gelenkfläche des Metatarsale I-Köpfchens korrigiert wird; werden die Schenkel des V-förmigen Sägeschnitts asymmetrisch plaziert, läßt sich die Osteotomie besser stabilisieren.

Der Hautschnitt wird medial mit Zentrum über der Pseudoexostose des Metatarsale I-Köpfchens gelegt. Die Kapsel über der Pseudoexostose, die in der Regel verdickt und sklerosiert ist, wird dargestellt und L-förmig inzidiert. Die Pseudoexostose wird mit einem Meißel abgetragen. Mit einem 2 mm Bohrer wird von medial ein Loch horizontal und zentral in das Metatarsale I-Köpfchen gelegt. Mit einem kleinen Sägeblatt wird nun die biplanare, V-förmige Osteotomie angelegt (Abb. 4). In der Regel ist es für die anschließende Stabilisierung der Osteotomie vorteilhaft, wenn die plantare Osteotomie mehr horizontal und die dorsale Osteotomie mehr vertikal angelegt werden, wobei sich ein Winkel von knapp 90 Grad zwischen beiden Osteotomien ergibt. Dadurch wird zusätzlich die von plantar in das Metatarsale I-Köpfchen eintretende Blutzufuhr geschont (Shereff et al. 1987). Das Periost an der Lateralseite der Osteotomie muß ausreichend gelockert werden, um das Köpfchen anschließend weit genug nach lateral verschieben zu können. Soll mit der Osteotomie auch der distale Gelenkflächenwinkel korrigiert werden, wird ein Keil entsprechender Größe aus dem proximalen Fragment an der dorsal gelegenen Osteotomie entnommen. Anschließend kann das

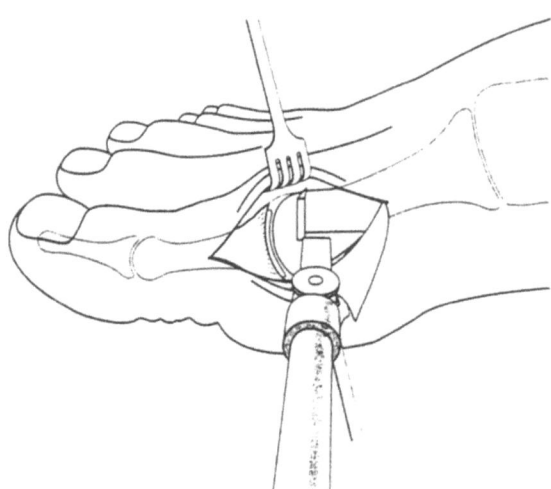

Abb. 4. Die Osteotomie erfolgt vorzugsweise mit einem plantaren, mehr horizontal gestellten und einem dorsalen, mehr vertikal gestellten Schenkel. Ggf. kann ein medialbasiger Keil aus der dorsalen Osteotomie entnommen werden

Kopffragment um etwa ein Drittel bis die Hälfte des Durchmessers nach lateral verschoben und ggf. gleichzeitig nach medial gedreht werden. Das Repositionsergebnis wird von einem Assistenten gehalten, während die Osteotomie von dorsal mit einer Kleinfragment-Kortikalisschraube fixiert wird. Beim Verschluß der Kapsel wird diese ggf. medial um einige mm verkürzt, um das Metatarsophalangealgelenk in kongruenter Position zu halten.

Nachbehandlung. Vollbelastung in einem Verbandsschuh mit rigider Sohle ist unmittelbar postoperativ möglich. Dieser Verbandsschuh wird bis 6 Wochen postoperativ beibehalten. Während dieser Zeit wird der Redressionsverband durch den Patienten täglich erneuert.

Osteotomie der Grundphalanx

Diese Technik wird allgemeinen auf Akin (1925) zurückgeführt. Die Osteotomie der Grundphalanx ist regional unterschiedlich stark verbreitet. Während manche Autoren den Eingriff beim Hallux valgus interphalangeus überwiegend als Einzeloperation einsetzen (Gerbert et al. 1979, Mann und Coughlin 1992), verwenden andere Autoren (Mitchell und Baxter 1991) die Osteotomie der Grundphalanx insbesondere in Kombination mit anderen Verfahren der Hallux valgus-Korrektur.

Der Hautschnitt erfolgt medial an der Großzehenbasis und reicht vom ersten Metatarsophalangealgelenk bis etwas distal zum Interphalangealgelenk. Die Inzision kann direkt bis auf den Knochen geführt werden. Der Knochen wird am Ort der vorgesehenen Osteotomie subperiostal freigelegt. Hohmann-Haken werden eingesetzt. Die Osteotomie erfolgt vorzugsweise mit einer oszillierenden Säge. Der entnommene Knochenkeil entspricht der präoperativ auf dem Röntgenbild festgestellten Deformität. Wenn möglich soll das Periost auf der Lateralseite der Grundphalanx intakt belassen werden, damit es für einen Zuggurtungseffekt bei der Stabilisierung der Osteotomie zur Verfügung steht. Zur Stabilisierung der Osteotomie werden kleine Bohrlöcher in die Medialseite des proximalen und des distalen Fragments gesetzt. Durch diese Löcher wird ein kräftiger, resorbierbarer Faden gelegt. Beim Knüpfen des Fadens schließt sich die Osteotomie.

Nachbehandlung. Die Großzehe wird zum Abschluß der Operation mit einem elastischen Redressionsverband versehen. Mobilisation unter Vollbelastung in einem Verbandsschuh mit starrer Sohle ist noch am Operationstag möglich. Redressionsverband und Verbandsschuh werden bis sechs Wochen nach der Operation beibehalten.

Resektionsarthroplastik

Die Debasierung der Grundphalanx war bereits Ende des letzten Jahrhunderts ein gebräuchliches Verfahren und wurde zunächst von Riedel (1886) und Rose (Heubach 1897) zur Behandlung des Hallux valgus angegeben. Später wurde die Resektionsarthroplastik insbesondere in den Jahren 1904 und 1912 von Keller (1904, 1912) und im Jahre 1929 von Brandes (1929) popularisiert.

Der Hautschnitt erfolgt medial und reicht von proximal der Pseudoexostose bis zur Höhe des Interphalangealgelenks der Großzehe. Möglichst dicke Hautlappen werden nach plantar und nach dorsal präpariert, bis das auf der Pseudoexostose befindliche Gewebe und die Kapsel des Metatarsophalangealgelenks dargestellt sind. Zur Interposition eines Gewebestreifens wird unter Retraktion der Hautränder ein distal gestielter Kapsellappen präpariert. Das proximale Drittel der Grundphalanx wird durch subperiostale Präparation und Einsetzen von Hohmann-Haken dargestellt. Der Sägeschnitt erfolgt dann 1 cm distal zum Metatarsophalangealgelenk, was in der Regel etwa der Grenze zwischen dem proximalen und dem mittleren Drittel der Grundphalanx entspricht. Die resezierte Grundgliedbasis wird vollständig vom umgebenden Weichteilgewebe befreit und entfernt.

Die Pseudoexostose wird mit einem Meißel reseziert. Die Osteotomieränder werden mit einem Luer etwas nachgeglättet. Der distal gestielte Weichteillappen wird an seinem proximalen Ende mit einer dünnen, resorbierbaren Naht gefaßt und durch den Resektionsspalt lateral an der Kapsel des Metatarsophalangealgelenks verankert. Zur Stabilisierung kann ein 1 bis 1,5 mm dicker Kirschner-Draht in die Großzehe eingebracht werden. Wurde ein Weichteillappen entnommen, kann die Kapsel auf der Resektionsfläche an der Pseudoexostose meist weitgehend verschlossen werden. Andernfalls sollte versucht werden, die plantare und dorsale Begrenzung des Weichteillappens mit dem Periost des Metatarsale I zumindest teilweise unter leichter Verkürzung zu nähen, damit die Großzehenstellung durch diese Weichteilraffung zusätzlich korrigiert wird.

Nachbehandlung. Die Patienten können am Tag nach der Operation aufstehen und in einem Verbandsschuh mit starrer Sohle voll belasten. Der Draht und die Wundfäden werden nach 14 Tagen entfernt. Anschließend führt der Patient regelmäßig und selbständig passive Bewegungsübungen der Großzehe durch. Eine Hallux valgus-Nachtschiene soll über etwa 6 Monate nach der Operation getragen werden.

Hallux rigidus

Der Begriff Hallux rigidus beschreibt eine schmerzhafte Bewegungseinschränkung des Großzehengrundgelenks, die insbesondere bei der Dorsalextension der Großzehe während des Abrollens Beschwerden macht. In der Regel ist eine Arthrose des Metatarsophalangealgelenks die Ursache, aber auch andere Erkrankungen, wie eine Osteochondrosis dissecans des Metatarsale I-Köpfchens, können zum klinischen Bild des Hallux rigidus führen. Der Hallux rigidus kommt in zwei unterschiedlichen Formen vor. Bei jungen Erwachsenen scheint der Hallux rigidus auf einer angeborenen Gelenkdeformität zu beruhen. Im jüngeren Lebensalter können auch lokale Veränderungen des Gelenkknorpels, etwa eine Osteochondosis dissecans oder osteochondrale Frakturen, zum klinischen Bild des Hallux rigidus führen. Im höheren Lebensalter gleicht der Hallux rigidus eher einer Arthrose anderer Gelenke der unteren Extremität, wobei nur gelegentlich eine konkrete Ursache, wie z. B. eine traumatische Gelenkflächenschädigung, auszumachen ist. Die geeignete Therapie des Hallux rigidus hängt vom Stadium der Erkrankung und vom Alter des Patienten ab.

Konserative Therapie des Hallux rigidus

Im frühen Stadium sind entzündungshemmende Maßnahmen häufig über einen längeren Zeitraum erfolgreich. Hierzu zählen Kälteanwendungen, lokale Antiphlogistica und physikalische Maßnahmen. Mit der Iontophorese werden ionisierte Moleküle eines Wirkstoffs an das entzündete Schleimhautgewebe gebracht. Klassisch-analgetische Reizströme wirken durch eine interneuronale Hemmung von Schmerzbahnen. Hochfrequenzstrom, der über ein Kondensator-Spulenfeld oder mit einer Dezimeterwelle appliziert werden kann, führt zu einer direkten Erwärmung des Gewebes. Ultraschallanwendung führt ebenfalls zu einer Erwärmung des Gewebes. Krankengymnastische Übungsbehandlung ist beim Hallux rigidus nur wenig erfolgreich. Lediglich die manuelle Mobilisation verspricht Erfolg. Hierzu zählen Traktionsbehandlungen mit axialem Zug an der Großzehe. Weiterhin kann die Grundphalanx als distaler, konkaver Gelenkpartner durch translatorisches Gelenkgleiten mobilisiert werden.

Zusätzlich zur entzündungshemmenden Behandlung soll die mechanische Belastung des Metatarsophalangealgelenks vermindert werden. Das Schuhwerk muß der Großzehe ausreichend Platz bieten. Bei der sog. Rigidusfeder handelt es sich um eine Einlage, in die nach vorne unter die Großzehe eine Stahlfeder eingearbeitet ist. Eine ähnliche Wirkung wird mit einer Ballenrolle, der sog. Hallux rigidus-Rolle, erzielt. Dabei handelt es sich um eine in die Schuhsohle eingearbeitete Verdickung, mit der der Schuh wie ein Tintenlöscher auf dem Boden abrollt. Einlagen ohne Rigidusfeder, z. B. normale Kork-Leder-Einlagen mit Mittelfußpelotte, sind beim Hallux rigidus nicht hilfreich.

Operative Therapie des Hallux rigidus

Indikationsstellung

Die Indikation zur konservativen oder operativen Behandlung des Hallux rigidus richtet sich nach dem Beschwerdebild des Patienten und nach dem Zustand des Großzehengrundgelenks. Bei weitgehend erhaltenen Knorpeloberflächen soll bei entsprechender Symptomatik ein längerer konservativer Therapieversuch unternommen werden. Bei fortgeschrittenem Gelenkverschleiß ist die konservative Behandlung in der Regel höchstens vorübergehend erfolgreich. Kontraindikation zur Operation ist insbesondere eine ungenügende Blutversorgung im Operationsgebiet. Wundrandnekrosen, langfristige Wundheilungsstörungen oder sogar tiefe Nekrosen können die z. T. katastrophale Folge sein.

Im mittleren Stadium des Hallux rigidus bietet sich die Cheilektomie als relativ wenig invasives Operationsverfahren an. Dabei wird der dorsale Anteil des Metatarsale I-Köpfchens mit einem Meißel abgetragen, so daß die Grundphalanx wieder ohne schmerzhaften Knochenkontakt dorsalextendiert werden kann. Der Hauptvorteil der Cheilektomie liegt darin, daß eine Arthrodese des Metatarsophalangealgelenks oder eine Resektionsarthroplastik zu einem späteren Zeitpunkt noch möglich sind. Da die Ergebnisse der Cheilektomie durchaus gut sind, kann die Indikation zu diesem Eingriff eher großzügig gestellt werden. Andere, gelenkerhaltende Operationsverfahren beim Hallux rigidus, etwa die dorsalextendierende Osteotomie der Grundphalanx (Bonney und Macnab 1952, Kessel und Bonney 1958, Moberg 1979), sind im Hinblick auf die Operationstechnik und die Rehabilitation des Patienten deutlich aufwendiger, jedoch nicht erfolgreicher als die Cheilektomie.

Gelenkerhaltende Operationen sind beim Hallux rigidus nicht mehr erfolgversprechend, wenn bereits präoperativ davon ausgegangen werden muß, daß der überwiegende Teil der Gelenkfläche zerstört ist. Die Arthrodese und die Resektionsarthroplastik des Metatarsophalangealgelenks bieten sich an. Bei der Arthrodese wird das Großzehengrundgelenk in leichter Dorsalextensions- und Valgusstellung steifgelegt. Beim Abrollen kann über die Großzehe Kraft übertragen werden, so daß die Arthrodese im Vergleich zur Resektionsarthroplastik die funktionellere Operation darstellt. Insbesondere bei jüngeren und körperlich aktiven Menschen ist die Arthrodese daher das Verfahren der Wahl. Bei älteren und körperlich weniger aktiven Menschen ist die Resektionsarthroplastik das geeignetere Verfahren. In der Regel kann die Altersgrenze zur Resektionsarthroplastik bei etwa 60 Jahren angesetzt werden. Die Resektionsarthroplastik ist technisch einfacher durchzuführen, die Rehabilitationszeit ist kürzer.

Cheilektomie

Das Verfahren wurde zuerst von DuVries (1959) beschrieben. In der Folgezeit wurde es insbesondere von Mann und Coughlin (1992) propagiert.

Der Schnitt wird dorsal mittig mit Zentrum über dem Metatarsale I-Köpfchen gelegt und ist in der Regel etwa 5 cm lang. Die Inzision kann dann direkt bis auf den Knochen geführt werden. Das Metatarsale I-Köpfchen und die Basis der Grundphalanx werden sparsam freigelegt. Unter Plantarflexion der Großzehe wird das Gelenk inspiziert. Der Übergang zwischen dem aufgebrauchten Gelenkknorpel an der Dorsalseite des Metatarsophalangealgelenks und dem noch erhaltenen Gelenkknorpel an der Plantarseite liegt

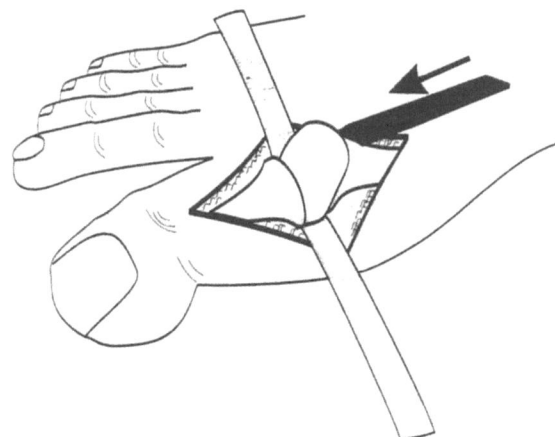

Abb. 5. Bei der Cheilektomie wird mit einem Meißel das meist entknorpelte, dorsale Drittel des Metatarsale I-Köpfchens abgetragen. Anschließend muß eine Dorsalextension der Großzehe von 60° erreicht werden

meist zwischen dem dorsalen und dem mittleren Drittel des Metatarsale I-Köpfchens. Dorsal am Metatarsale I-Köpfchen und oft etwas lateral findet sich in der Regel ein Osteophyt.

Die Cheilektomie erfolgt bevorzugt mit einem kleinen, geraden Meißel. Er wird dorsal an der proximalen Begrenzung des Metatarsale I-Köpfchens angesetzt und zielt auf den Übergang zwischen zerstörter und intakter Gelenkfläche. In der Regel liegt die Osteotomie nicht in Verlängerung der Diaphyse des Metatarsale I, sondern leicht nach plantar dazu gekippt. Dadurch wird etwa das dorsale Drittel des Metatarsale I-Köpfchens entfernt (Abb. 5). Wird mehr Knochen reseziert, ist die Stabilität des Metatarsophalangealgelenks postoperativ gefährdet. Bei zu geringer Resektion verbleibt zerstörte Gelenkfläche an der Dorsalseite, die zu einer Fortdauer der Beschwerden führen kann. Osteophyten an der lateralen und der medialen Begrenzung des Metatarsale I-Köpfchens werden ebenfalls mit einem Meißel oder mit dem Luer abgetragen. Auch an der Basis der Grundphalanx findet sich häufig ein dorsal gelegener Osteophyt, der mit dem Luer entfernt wird. Die Großzehe muß nun in eine Dorsalextension von etwa 60 Grad zu bringen sein. Gelingt dies nicht, müssen das Periost im Gelenkbereich und die Kapsel mit dem Raspatorium noch weiter gelöst werden.

Nachbehandlung. Der Patient wird unmittelbar postoperativ unter Vollbelastung mobilisiert. Ein Verbandsschuh mit starrer Sohle, der bei anderen Vorfußoperationen gebräuchlich ist, soll bei der Cheilektomie nicht verwendet werden. Im Gegenteil sollen die Patienten angehalten werden, die große Zehe beim Gehen normal abzurollen. In den ersten Tagen nach der Operation kann hierzu ein dünner Plastik-Überschuh verwendet werden. Bereits am Tag nach der Operation beginnt der Patient mit selbstständigen, passiven und aktiven Bewegungsübungen der Großzehe. Insbesondere wird die Großzehe regelmäßig und viele Male täglich bis zur Schmerzgrenze in maximale Dorsalextension gebracht und in dieser Stellung über mehrere Sekunden gehalten. Die Wundfäden werden 14 Tage belassen. Spätestens zu diesem Zeitpunkt kann wieder normales Schuhwerk getragen werden.

Arthrodese des Metatarsophalangealgelenks

Die erste Beschreibung einer Arthrodese des Metatarsophalangealgelenks findet sich bei Broca im Jahre 1852 (1852). Clutton propagierte das Verfahren im Jahre 1894 und berichtete über erfolgreiche Ergebnisse bei 7 Patienten.

Der Hautschnitt liegt dorsal mit Zentrum über dem Metatarsophalangealgelenk. Der Schnitt kann durch das Periost und durch die Kapsel direkt bis auf den Knochen geführt werden. Das Metatarsale I-Köpfchen und die Grundgliedbasis werden sparsam subperiostal freipräpariert und mit Hohmann Haken dargestellt. Osteophyten, die an der Dorsalkante des Metatarsale I-Köpfchens und der Grundphalanx regelmäßig anzutreffen sind, werden mit einem Meißel oder mit dem Luer entfernt. Häufig finden sich osteophytäre Auftreibungen auch an der Lateralseite des Metatarsale I-Köpfchens, die ebenfalls entfernt werden.

Die Großzehe muß durch die Arthrodese so eingestellt werden, daß sie beim Abrollen des Fußes Belastung aufnimmt, beim Gehen aber nicht im Schuh drückt. Dazu ist eine leichte Dorsalextension erforderlich, und zwar relativ zur Ebene des Bodens, also zur Fußsohle. Der Arthrodesenwinkel zwischen der Grundphalanx und dem Metatarsale I ist größer als der Winkel zwischen der Großzehe und der Fußsohle, da das Metatarsale I unter physiologischen Verhältnissen nach distal-plantar geneigt ist. Das Metatarsale I ist als Bezugsachse zur Ausrichtung der Arthrodese weniger geeignet, da dessen Position individuell variiert, abhängig von der Ausprägung des Fußlängsgewölbes. Außerdem muß beachtet werden, daß die Grundphalanx metaphysär deutlich dicker ist als im Bereich der Diaphyse. Die Ausrichtung der Dorsalfläche der Grundphalanx entspricht daher nicht seiner Schaftachse. Die Dorsalflächen des Metatarsale I und der Grundphalanx sind bei richtiger Arthrodesenposition nur wenig gegeneinander angewinkelt.

Der Fuß, das obere und das untere Sprunggelenk werden intraoperativ in Neutalstellung gebracht, um den Winkel zwischen der Großzehe und der Fußsohle zu bestimmen. Dieser Winkel soll zehn bis 15 Grad Dorsalextension betragen. Bei Frauen, die Schuhwerk mit höheren Absätzen bevorzugen, kann der Winkel auch auf bis zu 20 Grad vergrößert werden. Der Winkel zwischen den Achsen der Grundphalanx und des Metatarsale I beträgt bei positionsgerechter Arthrodese zwischen 15 und 30 Grad, der Winkel zwischen den knöchernen Rückflächen der Grundphalanx und des Metatarsale I 0–15 Grad. Die Valguspostion der Grundphalanx zum Metatarsale I soll etwa 10 Grad betragen. Die Rotation der Großzehe wird in allen Fällen neutral eingestellt.

Zuerst wird eine Osteotomie am Metatarsale I-Köpfchen angelegt, vorzugsweise mit einer oszillierenden Säge. Dabei darf nur soviel Knochen entfernt werden, daß gerade eben eine ausreichend große, plane Osteotomiefläche entsteht. Fällt die Knochenresektion zu großzügig aus, wird die Großzehe durch die Operation zu sehr verkürzt. Sorgfältig ist darauf zu achten, daß die lange Beugesehne der Großzehe beim Sägen durch Hohmann-Haken geschützt ist. Der Operateur faßt die Großzehe mit einer Hand und stellt sie in die gewünschte Arthrodesenstellung ein. Die Grundphalanx wird nun parallel zur Osteotomie am Metatarsale I-Köpfchen osteotomiert, vorzugsweise wiederum mit einer oszillierenden Säge. Auch an der Grundphalanx muß so sparsam wie möglich reseziert werden, die lange Beugesehne ist ebenfalls sorgfältig zu schonen. Die Knochenresektionsflächen werden aufeinandergesetzt. Die vorläufige Arthrodesenposition wird mit 2 Kirschnerdrähten gesichert.

Coughlin (1990) stellte eine motorgetriebene, schalenförmige Fräse vor, mit der das Metatarsale I-Köpfchen konvex und die Basis der Grundphalanx konkav zugerichtet werden. Zunächst wird das Metatarsale I-Köpfchen mit einer Hohlfräse in eine zylindrische Form gebracht. Dann werden die schalenförmigen Fräsen über einen in Längsrichtung der jeweiligen Knochen verlaufenden Spickdraht an das Metatarsale I und an die Grundphalanx gesetzt. Da die Krümmung der Fräsen in etwa der Krümmung der Gelenkflächen am Köpfchen des Metatarsale I und an der Basis der Grundphalanx entspricht, muß nur wenig Knochen reseziert werden.

Die stabilste Fixationsmethode der Arthrodese des Großzehengrundgelenks ist eine dorsal angelegte Drittel- oder Viertelrohrplatte mit zusätzlicher Zugschraube (Salis-Soglio 1982, Mann und Coughlin 1992). Das Plattenlager wird von verbleibendem Weichteilgewebe und Osteophyten gereinigt. Dadurch erreicht man eine zusätzliche Kompression auf der Plantarseite der Arthrodese. Bei der angestrebten, leichten Valgusposition der Arthrodese liegt die Platte distal etwas medial und im Arthrodesenbereich etwas lateral zur Knochenmitte. Eine Fünflochplatte reicht in der Regel aus. Am besten werden zunächst die proximalste und die distalste Schraube eingebracht. Bei zwei Schrauben an der Grundphalanx sollte der dynamische Kompressionsmechanismus des AO Platteninstrumentariums verwendet werden. Die Schrauben proximal zum Arthrodesenspalt reichen gelegentlich bis in die Sesambeine, was für den Erfolg der Arthrodese ohne Bedeutung ist. Nach Entfernung der temporären Kirschnerdrähte wird, zusätzlich zur Drittelrohrplatte, eine AO-Kleinfragmentschraube als Zugschraube von distal nach proximal, entweder lateral oder medial an der Grundphalanx, eingebracht. Alternativ kann die Arthrodese auch allein mit Schrauben stabilisiert werden.

Nachbehandlung. Bei der einfachen Arthrodese mit dorsaler Drittelrohrplatte kann der Patient unmittelbar postoperativ unter Vollbelastung in einem Verbandsschuh mit starrer Sohle mobilisiert werden. Der Verbandsschuh wird bis 6 Wochen postoperativ beibehalten.

Zusammenfassung

Beim Hallux valgus dient die konservative Therapie zur Beschwerdelinderung, eine Korrektur der Großzehenstellung ist in der Regel nicht möglich. Die Indikationsstellung zur Operation richtet sich nach der jeweiligen Deformität. Bei inkongruentem Großzehengrundgelenk bietet sich ein distaler Weichteileingriff an, der in der Regel mit einer Osteotomie an der Basis des Metatarsale I kombiniert wird. Bei kongruentem Großzehengrundgelenk ist die Chevron-Osteotomie das Verfahren der Wahl. Die Resektionsarthroplastik findet bei älteren und körperlich weniger aktiven Patienten Anwendung. Beim Hallux rigidus besteht die konservative Therapie aus einer Ballenrolle, einer Rigidusfeder, aus lokalen antiphlogistischen und physikalischen Anwendungen. Bei Nichterfolg kommt die Cheilektomie als gelenkerhaltendes Verfahren in Betracht. Bei vollständiger Gelenkzerstörung bietet sich die Arthrodese des Großzehengrundgelenks an.

Literatur

Akin OF (1925) The treatment of hallux valgus: a new operative procedure and its results. Med Sentinel 33:678–679

Austin DW, Leventeen EO (1981) A new osteotomy for hallux valgus. Clin Orthop 157: 25–30

Bonney G, Macnab I (1952) Hallux valgus and hallux rigidus. J Bone Joint Surg 34-B:366–385

Brandes M (1929) Zur operativen Therapie des Hallux valgus. Zbl Chir 56:2434–2440

Broca P (1852) Des difformités de la partie anterieure du pied produite par faction de la chaussure. Bull Soc Anat 27:60–67

Clutton HH (1894) The treatment of hallux valgus. St Thomas Rep 22:1–12

Corless JR (1976) A modification of the Mitchell procedure. J Bone Joint Sug 55-B:138

Coughlin MJ (1990) Arthrodesis of the first metatarsophalangeal joint with mini-fragment plate fixation. Orthopedics 13:1037–1044

DuVries HL (1959) Surgery of the foot. Mosby, St. Louis, S 381–440

Gerbert J, Massad R, Wilson F, Wolf E, Younswick F (1979) Bicorrectional horizontal V-osteotomy (Austin type) of the first metatarsal head. J Am Podiatry Assoc 69:119–126

Hueter K (1871) Klinik der Gelenkkrankheiten. Leipzig

Keller WL (1904) The surgical treatment of bunions and hallux valgus. NY Med J 80:741–742

Keller WL (1912) Further observations on the surgical treatment of hallux valgus and bunions. NY Med J 95:696–698

Kessel L, Bonney G (1958) Hallux rigidus in the adolescent. J Bone Joint Surg 40-B:668–673

Mann RA (1993) Distaler Weichteileingriff und proximale Metatarsaleosteotomie. In: Wirth CJ, Ferdini R, Wülker N (Hrsg) Vorfußdeformitäten. Springer, Berlin Heidelberg New York, S. 285–299

Mann RA, Coughlin MJ (1992) Adult hallux valgus. In: Mann RA, Coughlin MJ (Hrsg) Surgery of the foot and ankle. Mosby, St. Louis Baltimore Boston, S. 167–296

McBride ED (1928) A conservative operation for bunions. J Bone Joint Surg 10:735–739

Mitchell LA, Baxter DE (1991) A Chevron-Akin double osteotomy for correction of hallux valgus. Foot Ankle 12:7–14

Moberg E (1979) A simple operation for hallux rigidus. Clin Orthop 142:55–56

Riedel (1886) Operative Behandlung des Hallux valgus. Zbl Chir 13:753–755

Rose E (1897) zitiert nach Heubach (1897)

Salis-Soglio G (1982) 6 Jahre Arthrodese des Großzehengrundgelenkes – Ein Erfahrungsbericht. Z Orthop 120:280–282

Shereff MJ, Yang OM, Kummer FI (1987) Extraosseus and intraosseus arterial supply to the first metatarsal and metatarsophalangeal joint. Foot Ankle 8:81–93

Silver D (1923) The operative treatment of hallux valgus. J Bone Joint Surg 5:225–232

14 Tarsaltunnel-Syndrom

B. Hermann

■ Einleitung

Bei etwa 2/3 der Veröffentlichungen der letzten Jahre, die sich mit dem Tarsaltunnelsyndrom beschäftigen, handelt es sich um Einzelfallbeschreibungen. Seit 1990 sind nur 7 Studien in deutscher oder englischer Sprache erschienen, die sich mit Behandlungsergebnissen von mehr als 20 Patienten befassen, wie eine aktuelle Medline-Recherche zeigt (Baba et al. 1997, Bailie und Kelikian 1998, Carrel et al. 1994, Frey und Kerr 1993, Hermann et al. 1991, Mahan et al. 1996, Takakura et al. 1991). Aus diesen Zahlen ist abzulesen, daß es sich um eine relativ seltene Erkrankung handelt.

Zunächst eine nomenklatorische Vorbemerkung: der Begriff Tarsaltunnelsyndrom sollte für die Kompression des N. tibialis hinter dem Innenknöchel, also im Tarsaltunnel, reserviert bleiben. Davon abzugrenzen ist die weiter distal gelegene Einengung der beiden Plantarnerven, da differente anatomische Verhältnisse vorliegen und andere pathogenetische Prinzipien ggf. andere therapeutische Maßnahmen erfordern.

■ Klinik

Welche Klagen lassen an ein Tarsaltunnelsyndrom denken? Meist werden Schmerzen und Mißempfindungen hinter dem Innenknöchel beklagt. Sie können zur Fußsohle ausstrahlen oder auch in die Wade. Sie sind zunächst belastungsabhängig, im weiteren Krankheitsverlauf kann es zu quälenden Dauerschmerzen kommen. Wie beim Karpaltunnelsyndrom ist auch hier der Nachtschlaf oft gestört. Insgesamt ist jedoch das Beschwerdebild lange Zeit sehr variabel. Neurologische Defizite sind ein seltenes Spätzeichen. D.h. das Tarsaltunnelsyndrom ist eine anspruchsvolle Diagnose, sie fordert das Wissen und das „daran Denken".

Der erste diagnostische Griff geht hinter den Innenknöchel. Der Schmerz durch Druck oder Beklopfen ist das führende Symptom. Vielfach können auch elektrisierende Schmerzen in der Fußsohle ausgelöst werden. Bei subtiler Untersuchung kann man gegebenenfalls die isolierte Kompression der Endäste des N. tibialis, der Rami calcanei und der beiden Plantarnerven durch den differenten maximalen Schmerzpunkt heraustasten.

Die Plantarnerven ziehen distal des Tarsaltunnels um relativ scharfkantige Muskel- oder Faszienzüge bzw. Bänder. Wenn die Kompression an dieser Stelle liegt, können durch forciertes Auskanten des Fußes elektrisierende Schmerzen ausgelöst werden. Die Nervenäste werden in diesem Moment quasi guillotiniert. Diese Problematik ist eng mit statischen und dynamischen Fußfehlstellungen verknüpft und wird immer wieder bei Läufern beobachtet. Daher hat sie auch ihren Namen: „Jogger's foot".

Ätiologie

Beim Tarsaltunnelsyndrom ist das pathogenetische Prinzip die Kompression des Nerven insgesamt. Durch den engen und osteofibrös starr umschlossenen Tarsaltunnel ziehen alle medial zum Fuß verlaufenden Leitungsbahnen und Sehnen. Schon eine geringe Volumenzunahme führt bei knappem Reserveraum zu einer Druckerhöhung, die die vulnerabelste Struktur, nämlich den Nerven, am empfindlichsten trifft. Ursache der Kompression ist eine venöse Stase, eine Tenosynovitis, gelegentlich auch ein Tumor, z.B. ein Hämangiom oder Ganglion. Traumen werden in ihrer ätiologischen Bedeutung im allgemeinen wohl überschätzt.

Diagnostik

Eckpfeiler der Diagnostik sind Anamnese und klinische Untersuchung. Apparative Maßnahmen werden in der Regel allenfalls additiv nach Diagnosestellung bzw. zur Verfeinerung der Diagnose benutzt. In erster Linie ist hier das MRT zu nennen (Trattnig et al. 1995). Es hat seine Berechtigung, wenn eine klar abgrenzbare Pathologie, wie Tumoren, Ganglien oder Traumafolgen bestätigt oder auch ausgeschlossen werden sollen. Gerade hier gilt jedoch, daß die Kernspintomographie nicht die Diagnose eines Tarsaltunnelsyndroms liefern kann, diese muß vorher feststehen. Die Befunde können nur dann in ihrer Wertigkeit beurteilt und entsprechend eingeordnet werden. Ggf. sind sie auch als präoperative Information hilfreich.

Kritischer sind bezüglich ihrer Bedeutung neurophysiologische Untersuchungen anzusehen. Findet man eine Verzögerung der Nervenleitgeschwindigkeit der Plantarnerven, so sichert dieser Befund die Diagnose zusätzlich. Sind die Messungen allerdings unauffällig, so ist ein Tarsaltunnelsyndrom keineswegs ausgeschlossen. Eine Entscheidungshilfe wird man deshalb nur im Einzelfall erwarten können. Diese Verfahren sollten speziellen Fragestellungen vorbehalten bleiben.

Therapie

Die Therapie ist primär operativ, wenn eine klar umschriebene Raumforderung nachweisbar ist, beispielsweise im MRT. In den übrigen Fällen, die in der Zahl weit überwiegen, ist sie primär konservativ. Je nach zugrundeliegender Ätiologie kommen abschwellende Maßnahmen in Betracht, einschließlich Kompressionsstrümpfen. Bei vorliegender Tenosynovitis, die auch im Rahmen einer rheumatischen Systemerkrankung zum Tarsaltunnelsyndrom führen kann, stehen antientzündliche Behandlungen im Vordergrund.

Liegt die Problematik weiter distal, d.h. sind die Plantarnerven am medialen Fußrand betroffen, dann ist eine Einlagenversorgung, ggf. auch eine mediale Schuhranderhöhung oft sinnvoll.

Führen konservative Maßnahmen nicht zum Ziel, stellt sich die Frage nach der Operation. Bei der Indikationsstellung ist zu berücksichtigen, daß man nicht immer Schmerzfreiheit erwarten kann, allerdings ist für viele Patienten auch eine Beschwerdebesserung von großem Wert.

Leider gibt es, abgesehen von den prognostisch günstigen umschriebenen Raumforderungen, keine eindeutigen Parameter, mit denen sich das operative Ergebnis vorhersagen ließe. Eher geringe Erfolgsaussichten hat aber erfahrungsgemäß die mittelalterliche Frau im stehenden Beruf mit beidseitigen Symptomen und Varizen.

Bei der Operation ist die besondere Anatomie des Tarsaltunnels zu beachten. Während die Abgangshöhe und auch die Zahl der Rami calcanei variabel ist, liegt die Aufteilung des N. tibialis in die beiden Plantarnerven regelhaft im Tarsaltunnel selbst. Die Präparation von posterior nach anterior vermeidet hier Läsionen. Die beiden Äste werden dann nach distal dekomprimiert, bis sie um den M. abductor hallucis biegen. Der scharfe fibröse Rand des Muskelursprungs wird gespalten. Die Blutleere sollte vor Beendigung der Operation eröffnet werden, um die vielen kleinen Blutungen mit dem Bipolator zu stillen.

In der postoperativen Phase muß auf gute Kompression geachtet werden, nach Abnahme des Verbandes sollten regelhaft Kompressionsstrümpfe verordnet werden.

Endoskopische Operationen wurden vereinzelt versucht, kommen aber aus vielerlei Gründen eigentlich nicht in Frage.

Welche Resultate kann man mit der offenen Dekompression erwarten? In einer eigenen Untersuchung von 30 Patienten mit 37 Füßen wurden unter objektiven Kriterien 2/3 als geheilt oder gebessert aber immerhin auch 1/3 als nicht gebessert eingestuft. Das subjektive Patientenurteil fiel dagegen deutlich günstiger aus: 77% waren zufrieden und hätten den Eingriff wiederholen lassen (Hermann et al. 1991).

Die Operation hat also ihren schlechten Ruf zu Unrecht – eine sorgfältige Indikationsstellung vorausgesetzt.

Zusammenfassung

Das Tarsaltunnelsyndrom gehört zu den seltenen Engpaß-Syndromen peripherer Nerven. Diagnostisch hinweisend sind Anamnese und ein Druckschmerz bzw. ein positives Hoffman-Tinel-Zeichen hinter dem Innenknöchel, neurologische Ausfälle sind sehr selten. Apparative Untersuchungen sind zur Diagnosestellung in der Regel nicht erforderlich. Von der Kompression des N. tibialis im Tarsaltunnel sollte die weiter distal gelegene Irritation der beiden Plantarnerven abgegrenzt werden, da sich die Therapie aufgrund anderer pathogenetischer Prinzipien unterscheidet. Führen konservative Maßnahmen (anti-ödematös, anti-inflammatorisch, ggf. Einlagenversorgung) nicht zum Ziel, so kann die operative Retinakulumspaltung mit Neurolyse durchgeführt werden. 23/30 Patienten waren mit dem Erfolg der Operation zufrieden.

Literatur

Baba H, Wada M, Annen S, Azuchi M, Imura S, Tomita K (1997) The tarsal tunnel syndrome: evaluation of surgical results using multivariate analysis. Int Orthop 21:67–71

Bailie DS, Kelikian AS (1998) Tarsal tunnel syndrome: diagnosis, surgical technique, and functional outcome. Foot Ankle 19:65–72

Carrel JM, Davidson DM, Goldstein KT (1994) Observations on 200 surgical cases of tarsal tunnel syndrome. Clin Podiatr Med 11:609–616

Frey C, Kerr R (1993) Magnetic resonance imaging and the evaluation of tarsal tunnel syndrome. Foot Ankle 14:159–164

Hermann B, Ritter B, Steiner D, Eggers-Stroeder G (1991) Ätiologie, Diagnostik und Therapie des Tarsaltunnelsyndroms - Ergebnisse einer Retrospektivuntersuchung. Z Orthop 129:332–335

Mahan KT, Rock JJ, Hillstrom HJ (1996) Tarsal tunnel syndrome. A retrospective study. J Am Podiatr Med Assoc 86:81–91

Trattnig S, Breitenseher M, Haller J, Helbich T, Gäbler C, Imhof H (1995) Tarsaltunnelsyndrom - MR-Diagnostik. Radiologe 35:468–472

Takakura Y, Kitada C, Sugimoto K, Tanaka Y, Tamai S (1991) Tarsal tunnel syndrome. Causes and results of operative treatment. J Bone Joint Surg 73:125–128

15 Podalgia paraesthetica

M. P. HEUSER

Einleitung

Die klassischen Engpaßsyndrome peripherer Nerven im Bereich der Füße sind das senso-motorische vordere und hintere Tarsaltunnel-Syndrom sowie die Morton'sche Metatarsalgie. Dieses Spektrum wird nun durch vier weitere, rein sensible Engpaß- bzw. Drucksyndrome erweitert:

Die sog. Podalgia paraesthetica dorsalis (N. fibularis), die Podalgia plantaris (N. tibialis) sowie das äußere und innere „Kamerad-Schnürschuh-Syndrom" – (N. suralis bzw. N. saphenus).

Bericht über 50 Patienten mit umschriebenen und akut aufgetretenen Sensibilitätsausfällen im Bereich der Füße bzw. Zehen, begleitet von zum Teil heftigen, besonders nächtlichen, gelegentlich pseudo-radikulär ausstrahlenden Schmerzen, die Anlaß zu zahlreichen Fehldiagnosen gaben (Heuser 1978, Heuser 1982, Heuser 1988).

Ätiopathogenese

Pathogenetisch handelt es sich bei der Podalgia paraesthetica stets um die Symptomtrias anatomische Prädisposition, inadäquates oder zumindest neues Schuhwerk und außergewöhnliche Belastung.

Diagnose

Gesichert wird die Diagnose durch exakte klinische Sensibilitätsprüfung und den Nachweis eines evtl. vorhandenen Hoffmann-Tinel'schen Perkussionsphänomens im Bereich der Druckstelle.

Elektromyographie und Elektroneurographie, incl. der Ableitung der Somato-Sensiblen Evozierten Potentiale (SSEP), können die Diagnose derzeit noch nicht befriedigend objektivieren.

Differentialdiagnose

Differentialdiagnostisch (Mumenthaler und Schliack 1998) sind die bekannten Engpaßsyndrome der gemischten peripheren Nerven am Fuß auszuschließen, hinteres bzw. vorderes Tarsaltunnel-Syndrom, umschrieben beginnende Polyneuropathie, aber auch radikuläre Hinterwurzel-Prozesse, die Morton'sche Metatarsalgie, akrale Durchblutungsstörungen, Erfrierungen und besonders die Arthritis urica, i.E., die Podagra (keine Sensibilitätsstörungen!).

Therapie

Die Therapie besteht aus einer Beseitigung des Engpasses, exogener oder endogener Genese. Die spontane Restitution bzw. sensible Reinnervation kann – entsprechend der physiologischen Sprossungsgeschwindigkeit der Nerven – allerdings bis zu einem Jahr in Anspruch nehmen.

Ergebnisse

Bei 7 Patienten lag eine Druckläsion des N. peronaeus, Ramus superficialis medialis I am Fußrücken vor (Abb. 1).

3 Patienten wiesen eine exogene Kompression des Ramus profundus nervi peronaei auf (Abb. 2).

Bei 35 Patienten handelt es sich um eine Kompression des distalen N. tibialis, Ramus plantaris medialis digiti I, evtl. II in verschiedener Höhe (Abb. 3–6).

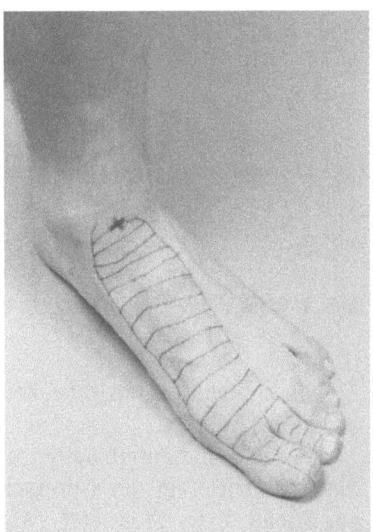

Abb. 1. Podalgia paraesthetica dorsalis. N. peronaeus superficialis, Ramus medialis I

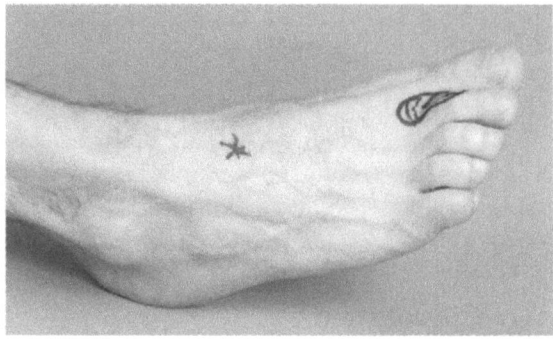

Abb. 2. Podalgia paraesthetica dorsalis. N. peronaeus, Ramus profundus.

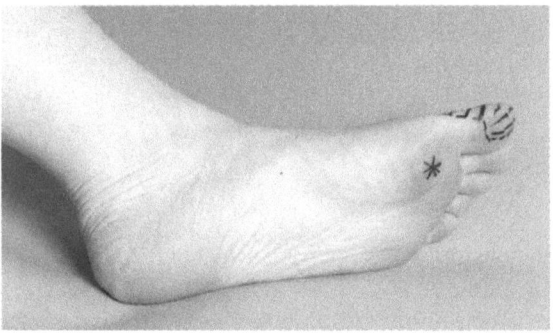

Abb. 3. Podalgia paraesthetica plantaris. N. tibialis, Ramus plantaris medialis digiti I

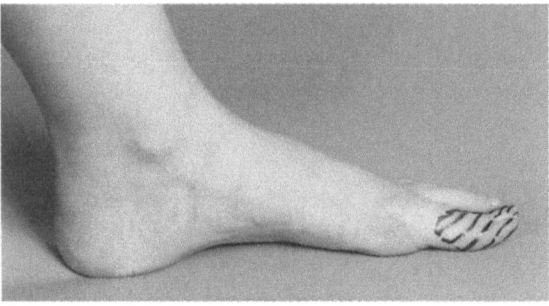

Abb. 4. Podalgia paraesthetica plantaris. N. tibialis, Ramus plantaris medialis digiti I

4 Patienten zeigten eine kombinierte plantare und dorsale Nervenkompression (Abb. 7).

5 weitere Patienten hatten eine exogene Kompression des N. suralis im distalen Drittel an der Unterschenkelaußenseite, bedingt durch hohe Springer-Stiefel bzw. Skistiefel (Abb. 8), äußeres „Kamerad-Schnürschuh-Syndrom".

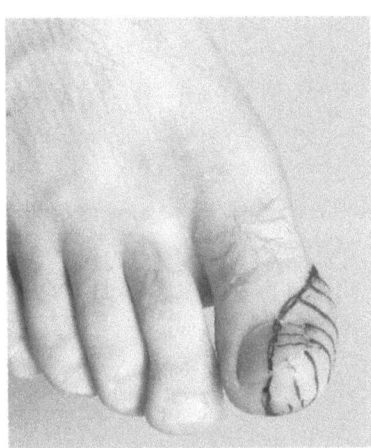

Abb. 5. Podalgia paraesthetica plantaris. N. tibialis, Ramus plantaris medialis digiti I

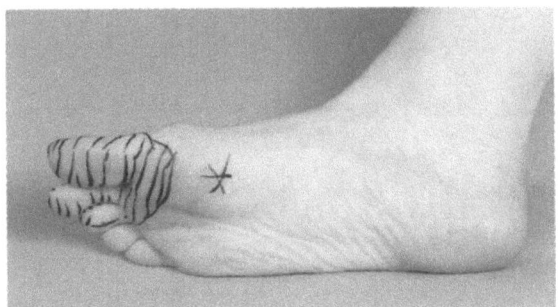

Abb. 6. Podalgia paraesthetica plantaris. N. tibialis, Ramus plantaris medialis digiti I und II

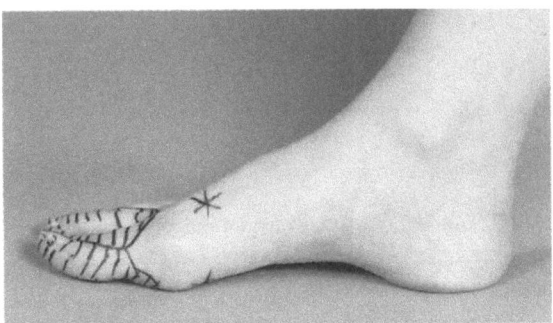

Abb. 7. Podalgia paraesthetica dorsalis et plantaris

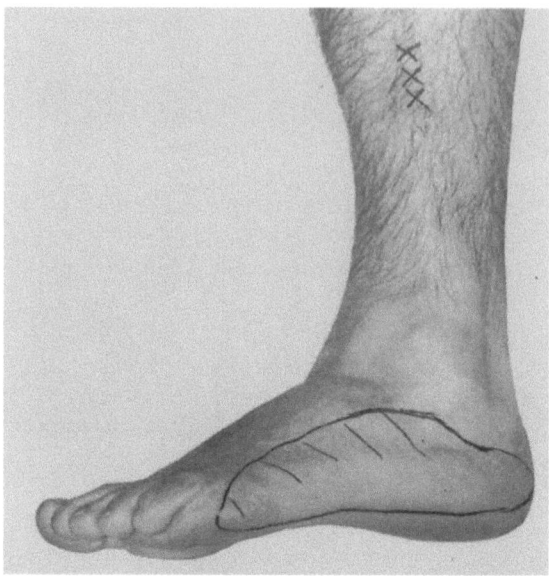

Abb. 8. Äußeres „Kamerad-Schnürschuh-Syndrom". N. suralis

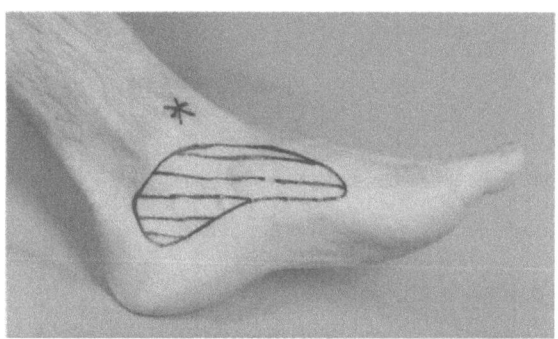

Abb. 9. Inneres „Kamerad-Schnürschuh-Syndrom". N. saphenus

2 Patienten wiesen eine exogene Kompression des N. saphenus unmittelbar proximal des Sprunggelenkes auf (Abb. 9), inneres „Kamerad-Schnürschuh-Syndrom".

Diskussion

Der Begriff der „Algia paraesthetica" wird bei selektivem Ausfall bzw. exogener Reizung sensibler Hautnerven verwendet, wenn neben dem Gefühlsdefizit undulierende und irradiierende Schmerzen auftreten.

Bekannt sind die „Cheiralgia paraesthetica" der radialen Seite des Daumenendgliedes etwa durch Druck einer Schere auf den N. digitalis dorsalis des N. radialis, sogenannte „Friseurlähmung", die „Digitalgia paraesthetica Wartenberg", die durch isolierte Reizung des Ramus dorsalis N. ulnaris V auftritt, die „Brachialgia paraesthetica" durch Schnitt-, Druck- oder Schlagverletzung des sensiblen Ramus superficialis des N. radialis an der radialen Kante des distalen Vorderarmes, sogenannte „Arrestantenlähmung", die „Meralgia paraesthetica" an der Oberschenkelvorderaußenseite durch Läsion des N. cutanaeus femoris lateralis, die sogenannte „Wachsoldatenlähmung", die „Gonyalgia paraesthetica" bzw. Neuropathia patellae durch Reizung des Ramus infrapatellaris des N. saphenus, die sogenannte „Beterlähmung" und schließlich das sogenannte laterale bzw. mediale „Kamerad-Schnürschuh-Syndrom" durch exogene Kompression des N. suralis bzw. N. saphenus am Unterschenkel.

Der Begriff der „Podalgia paraesthetica" wurde insbesondere zur Abgrenzung von der Podagra des Fußes bzw. der Chirargra der Hand bei Arthritis urica gewählt, wobei topographisch eine analoge Prädisposition der Schmerzen für das mediale Grundgelenk besteht – aber eben ohne Sensibilitätsstörungen!

Halluxalgia paraesthetica wäre zwar noch exakter zur Beschreibung, sprachlich gesehen jedoch wohl ein Zungenbrecher und im übrigen irradiieren die Schmerzen und Gefühlsstörungen in der Mehrzahl der Fälle über den Großzehenbereich hinaus, eine Parallele zur Cheiralgia paraesthetica, Brachialgia paraesthetica beim Carpaltunnel-Syndrom, die, streng genommen, analog sonst Polluxalgia paraesthetica heißen müßte.

Exogene Kompressionssyndrome der sensiblen Endaufzweigungen des N. saphenus bzw. N. suralis am Unterschenkel, bedingt durch neue Skistiefel mit hohem Schaft bzw. neue Schnürstiefel, Kampf- oder Springerstiefel, sind, besonders bei jungen Leuten, so auch mit Beginn des Wehrdienstes und den damit verbundenen Manöverbelastungen, keine Seltenheit.

Die ironisierende Bezeichnung „Kamerad-Schnürschuh" stammt aus dem 1. Weltkrieg, als die österreichischen Soldaten sich von den Knobelbecher tragenden deutschen Soldaten durch den eleganteren Schnürschuh abhoben. Innerhalb der Bundeswehr wurde gegen Ende der 60er Jahre der Knobelbecher durch den geschnürten amerikanischen Springerstiefel ersetzt. Der Knobelbecher soll bei hohem Spann häufig zu Druckschmerzen geführt haben. – Vielleicht war es aber auch eine politische Entscheidung.

Die eingebürgerte „schicke" Knotung des Springerstiefels mit Knopf und Schleife außen oder innen, evtl. auch noch hinter das Leder nach innen versenkt, kann ein exogenes Engpaßsyndrom der Nerven Suralis bzw. Saphenus mit sensibler Parese und heftigem Schmerzsyndrom bis hin zur passageren Dienstunfähigkeit provozieren. Ein analoges Krankheitsbild beobachten wir auch, seit der hohe Schaft am Skistiefel in Mode kam.

Der klassische, sensible Innervationsmodus des Fußes entspricht folgender Aufteilung:

Fußsohle, N. tibialis, Fußrücken, N. peronaeus; lateraler Fußrand; N. suralis; medialer Fußrand bis in die Kavität des Fußes hinein, N. saphenus.

Häufiger Anlaß einer Fehlbeurteilung, ob nun N. fibularis oder N. tibialis, ist die anatomische Tatsache, daß die Haut über der Streckseite der Zehenendglieder sensibel von den Nerven der Beugeseite mitversorgt wird, so die Großzehe, dorso-mediale Hälfte durch den N. tibialis (Abb. 5), analog zur Dorsalseite der Fingerendglieder I–III durch den N. medianus.

Es werden so dem N. peronaeus zahlreiche Druckläsionen fälschlicherweise angelastet, die in Wirklichkeit dem N. tibialis zuzuordnen sind. Richtungweisend bei der klinischen Diagnosefindung ist das Hoffmann-Tinelsche Perkussions-Phänomen, welches sich beim N. tibialis von ganz distal zwischen der medialen Beugefalte des Großzehenendgliedes über den Ballen bis zur Aufzweigungsstelle des Ramus communis I/II fast in der plantaren Fußmitte finden kann (Abb. 6). Beim N. peronaeus superficialis kann es sich über dem Großzehengrundgelenk, Dorsalseite, bis zum proximalen Rist (Abb. 1 und 7) in Höhe des oberen Sprunggelenkes auslösen lassen. Beim Ramus profundus findet es sich am Austrittspunkt.

Was die Objektivierung der Diagnose mit Hilfe der Somatosensiblen Evozierten Potentiale (SSEP) anbelangt, so ist das Ergebnis bisher enttäuschend. Relative Amplitudendifferenzen und gewisse Dispersionen werden nicht als für eine Objektivierung hinreichend erachtet. Etwas besser in der Aussagekraft ist ein umschriebener Abfall der Amplitude des sensiblen Nervenaktions-Potentialis – small sensory compound nerve action potential – nach der Methode von Oh (1982), angewandt zum Nachweis von Affektionen der sensiblen Interdigitalnerven.

Literatur:

Heuser MP (1978) Ischias antica et postica. Münch Med Wschr 120:1707–1710
Heuser MP (1982) Das exogene Kompressions-Syndrom des N. suralis, „Kamerad-Schnürschuh-Syndrom". Nervenarzt 53:223–224
Heuser MP (1988) Podalgia paraesthetica plantaris et dorsalis. Psycho 14:37–41
Mumenthaler M, Schliack H (1998) Läsionen peripherer Nerven. Thieme, Stuttgart
Oh SJ (1982) Elektrophysiological diagnosis of tarsal tunnel syndrome and interdigital neuropathy of the foot. Dept. of Neurology, University of Alabama/Birmingham

16 Arthroskopie des oberen Sprunggelenkes

D. Kohn, M. Dienst

Einleitung

Die Arthroskopie hat in den vergangenen beiden Jahrzehnten einen festen Platz in der Behandlung von Verletzungen und Erkrankungen des Sprunggelenkes eingenommen (van Dijk u. Scholte 1997). Nach der Knie- und Schultergelenkarthroskopie wird sie mittlerweile am dritthäufigsten durchgeführt.

Die Anatomie des Sprunggelenkes stellt den Arthroskopeur unvermindert vor technische Probleme. Bereits 1931 bezeichnete Burman das Sprunggelenk aufgrund seiner räumlichen Enge als ungeeignet für die Arthroskopie (Burman 1931). Tagaki beschrieb 1939 die erste systematische arthroskopische Beurteilung. Portale und Operationstechnik wurden insbesondere von Watanabe 1972, Guhl 1988a, Chen u. Wertheimer 1992 standardisiert. Möglichkeiten zur Gelenkdistraktion und damit verbesserten Manövrierfähigkeit von Arthroskop und Instrumenten insbesondere im dorsalen Rezessus wurden von verschiedenen Autoren vorgeschlagen (Guhl 1988b, Parisien 1988, Yates u. Grana 1988, Casteleyn u. Handelberg 1995, Cameron 1997).

Präoperative Diagnostik

Die Beschwerdesymptomatik der Patienten, die zur Sprunggelenkarthroskopie ausgewählt werden, wird durch Schmerzen dominiert. Eingeschränkte Beweglichkeit, Instabilität, Anschwellen und Einklemmungsereignisse spielen nur eine untergeordnete Rolle.

Die manuelle Untersuchung des Sprunggelenkes hat entscheidende Bedeutung in der präoperativen Diagnostik. Palpatorisch kann eine punktuelle Druckempfindlichkeit auf eine lokale Synovialitis hinweisen. Zu ertasten sind knöcherne Protuberanzen und Sporne. Bei der Beweglichkeitsprüfung im Seitenvergleich ist auf Krepitationsgeräusche als Hinweis auf fortgeschrittene Gelenkinkongruenzen oder freie Körper zu achten ebenso wie auf eine schmerzhafte Einschränkung der Dorsalextension bei vorderem Impingement. Zur Diagnose einer Außenbandverletzung und Peronealsehnenluxation hat die Stabilitätsprüfung die Wertigkeit des Lachman-Tests bei der Kreuzbanddiagnostik (van Dijk et al. 1996). Zur weiteren Differenzierung einer Insuffizienz des Außenbandapparates kann eine Überprüfung der vorderen Schublade in Plantarflexion oder Dorsalflexion spezifischer sein. Der Außenrotationstest bei 90° gebeugtem Kniegelenk kann auf eine Verletzung der tibiofibularen Syndesmose hinweisen (Boytim et al. 1991).

Die Röntgenuntersuchung in 2 Ebenen ist vor jeder Sprunggelenkarthroskopie notwendig. Gesucht wird nach knöchernen Verletzungen, osteophytären Spornen, freien Körpern und einer Gelenkspaltverschmälerung. Sporne finden sich gehäuft an den vorderen und hinteren Kanten der Gelenkflächen von Tibia und Talus und sind mögliche Ursachen von Bewegungseinschränkung und Schmerzen (Kohn 1997). Gehaltene Aufnahmen im Seitenvergleich dienen der Dokumentation von Instabilitäten, die Möglichkeit falsch negativer Ergebnisse sollte bei ihrer Bewertung berücksichtigt werden. Bei Verdacht einer frischen Syndesmosenverletzung stellt die Arthrographie bis 48 Stunden nach dem Trauma die Methode der Wahl dar.

Die Kernspintomographie ist in der Darstellung osteochondraler Läsionen und pathologischer Veränderungen der umgebenden Weichteile konkurrenzlos (Stoller 1997), die Computertomographie findet nur noch selten Anwendung (Meyer et al. 1986). Die Skelettszintigraphie spielt auch aufgrund ihrer exzellenten Sensitivität und niedrigen Kosten weiterhin eine Rolle bei dem Verdacht auf entzündliche oder neoplastische Erkrankungen oder einer Algodystrophie.

Arthroskope, Instrumente und Distraktionshilfen

Neue kurze Arthroskope mit kleinem Durchmesser in Verbindung mit einem Kamerazoom ermöglichen im Gegensatz zum Standard-4 mm-Arthroskop bei guter Bildqualität eine deutlich bessere Beweglichkeit und damit Inspektion des Sprunggelenkes. Nachteilig ist der geringere Wasserdurchfluß, der bei Gebrauch von Motorinstrumenten ein zusätzliches Portal zur Spülung notwendig macht.

In den vergangenen Jahren wurde eine Vielzahl an besonderen Instrumenten für die Arthroskopie des Sprunggelenkes entwickelt. Es sind besondere Tasthaken, Faßinstrumente, Motorsysteme, Instrumentier- und Spülkanülen, Distraktionshilfen und Zielgeräte erhältlich.

Zur Gelenkdistraktion sind verschiedene invasive und nichtinvasive Techniken bei unterschiedlichen Lagerungen beschrieben worden (Guhl 1988b, Parisien 1988, Yates u. Grana 1988, Casteleyn u. Handelberg 1995, Cameron 1997). Die Wahl oder auch die Entscheidung zur einfachen manuellen Distraktion sollte nach persönlicher Erfahrung erfolgen.

Portale

Am Sprunggelenk gibt es keine sichere Zone zum Anlegen von Zugangswegen. Die direkte Nähe zu neurovaskulären Strukturen fordert exakte anatomische Kenntnisse und eine sorgfältige Identifizierung und Markierung anatomischer Leitstrukturen (Kohn 1997).

Eine Vielzahl von Zugangswegen zum Sprunggelenk ist beschrieben worden (Kohn 1997, Buckingham et al. 1997). Standardisiert sollten anterolaterales, anteromediales und posterolaterales Portal benutzt werden, unter besonderen Indikationen die transmalleolären Zugänge (z.B. zur Anbohrung osteochondraler Läsionen des Talus). Aufgrund ihrer Komplikationsrate sind anterozentrales, posteromediales und transachilläres Portal zu vermeiden. Zum Anlegen eines Portals wird eine Hautfalte gebildet, die streng oberflächliche Inzision folgt den Hautlinien, das Subkutangewebe wird mit einer kleinen Klemme bis auf die Kapsel gespreizt. Mit einem stumpfen Trokar und der Arthroskophülse erfolgt die Kapselpenetration.

Gelenkinspektion

Die arthroskopische Inspektion des Sprunggelenkes beginnt im anteromedialen Gelenkraum, es wird zunächst die mediale talomalleoläre Artikulation inspiziert. Beim Zurückziehen der Optik fällt die Sicht auf die mediale Talusrollenkante und damit auf die häufigste Lokalisation der Osteochondrosis dissecans. Unter Distraktion kann das Arthroskop bis in den dorsomedialen Gelenkraum vorgeschoben und schließlich dorsolateral als prominente Struktur das Lig. tibiofibulare posterius darstellen (Drez et al. 1981, Guhl 1988a).

Arthroskopische Operationen

Während die rein diagnostische Sprunggelenkarthroskopie insbesondere auch aufgrund der Aussagekraft der Kernspintomographie keine Anwendung mehr findet, nehmen die Indikationen für arthroskopische Operationen am Sprunggelenk zu. Neben dem etablierten Einsatz zur Behandlung des Impingements unterschiedlicher Genese, der lokalisierten Synovialitis, von osteochondralen Läsionen und für Arthrodesen (Wolin et al. 1951, Ferkel et al. 1991, Glick et al. 1996, Amendola et al. 1996, Van Dijk et al. 1997a) ist die erfolgreiche Anwendung in der Fraktur- und Instabilitätsbehandlung, bei subtalaren Läsionen und als Tendoskopie noch zu demonstrieren (Van Dijk et al. 1997b, Williams u. Ferkel 1998).

Impingement. Wolin et al. berichteten 1951 über den therapeutischen Erfolg nach Exzision eines Narbenstückes (anterolaterales Meniskoid) nach Inversionstraumen des Sprunggelenks. 1991 definierten Ferkel et al. das anterolaterale Impingement. Verschiedene Ursachen wie hypertrophierte Anteile des anterioren tibiofibularen Ligamentes (Bassett et al. 1990) oder hypertrophierte Anteile der Synovialmembran im vorderen Kompartiment (Meislin et al. 1993) sind in Ergänzung zum Meniskoid beschrieben worden.

Knöcherne Sporne können ursächlich für eine schmerzhaft eingeschränkte Dorsalflexion sein. Die Patienten geben charakteristische Schmerzen beim Bergaufgehen und Treppensteigen an. Van Dijk et al. schlagen prognostische Faktoren für eine Spornentfernung vor: Gute Resultate sind bei einem noch weiten Gelenkspalt, einem nicht mehr als 2 Jahre zurückliegenden Schmerzbeginn und bei anteromedialer Lage der Ausziehungen zu erwarten (van Dijk et al. 1997a).

■ **Lokalisierte Synovialitis.** Die lokalisierte Synovektomie ist nur selten indiziert. Bei Beteiligung der Sehnenscheide im Rahmen einer rheumatischen Genese ist die Tenosynovektomie indiziert, die offen durchgeführt werden sollte.

■ **Osteochondrale Läsionen.** Unverändert aktuell ist die Frage, ob Osteochondrosis dissecans und osteochondrale Frakturen verschiedene Krankheitsbilder sind. Ungeachtet der Genese, sind Röntgenbilder auf den Entwicklungsstand der Epiphysenfugen zu analysieren. Entscheidende Informationen über Vitalität und Fixierung des Fragmentes können nur durch die Kernspintomographie gewonnen werden, ihre Durchführung ist daher bei der Verdachtsdiagnose einer osteochondralen Läsion obligat.

Exzellente Heilungsraten bei nichtoperativer Behandlung durch Ruhigstellung für 4–6 Wochen ergeben sich bei noch offenen Wachstumsfugen und einem fixierten vitalen Fragment. Ein fixiertes Fragment bei bereits geschlossenen Fugen sollte bei intakter Knorpelfläche retrograd, ansonsten anterograd angebohrt werden. Ist das Fragment klein oder bereits in sich gebrochen, sollte es entfernt und das verbleibende Mausbett angefrischt werden. In Zweifelsfällen ist die Entfernung und Bettanfrischung die bessere Wahl. Ein großes Fragment kann zusätzlich osteosynthetisch fixiert werden. Die Osteotomie eines Malleolus sollte aufgrund der hohen Komplikationsrate unbedingt vermieden werden, andere elegantere Zugänge zum medialen Talusdom sind beschrieben worden (Thompson u. Loomer 1984).

■ **Arthrodese.** Die anspruchsvolle arthroskopische Fusion des Sprunggelenkes eignet sich nur für Arthrosen mit beginnender knöcherner Deformierung (Glick et al. 1996). Indikationen ergeben sich häufiger für Patienten mit rheumatoider Arthritis.

Komplikationen

Die Sprunggelenkarthroskopie ist insbesondere aufgrund der anatomischen Nähe der neurovaskulären Strukturen eine komplikationsträchtige Operation. Ferkel et al. beschreiben 1996 bei ihrer detaillierten retrospektiven Analyse von 612 Patienten eine Komplikationsrate von 9%. Die Hälfte der Komplikationen resultierte aus Verletzungen sensibler Nervenäste, häufiger waren ferner oberflächliche Infektionen der Portale und Pin-Eintrittsstellen, einmalig wurde eine Algodystrophie beobachtet. Folgenlos blieben Blutsperre und Weichteilödeme.

Zur Prävention der Verletzung neuraler Strukturen sollte nochmals auf eine sorgfältige Plazierung und Präparation der Portale hingewiesen werden. Wichtig erscheint im Gegensatz zur Knie- u. Schulterarthroskopie der Verschluß der Portale durch Nahtmaterial und eine kurze postoperative Ruhigstellung, um eine synoviale Fistelung zu vermeiden.

Zusammenfassung

Die Sprunggelenkarthroskopie hat einen festen Stellenwert in der Behandlung pathologischer Veränderungen im Bereich des Sprunggelenkes erhalten. Als diagnostisches Verfahren sollte sie aufgrund der guten Aussagekraft der Kernspintomographie und ihrer Invasivität und nicht zu unterschätzenden Komplikationsrate nicht eingesetzt werden. Eine sorgfältige Vorbereitung und Präparation zur Plazierung der Portale ist obligat. Haupteinsatzbereich stellen die Osteochondrosis dissecans und osteochondralen Frakturen dar.

Literatur

Amendola A, Petrik J, Webster-Bogaert S (1996) Ankle arthroscopy: outcome in 79 consecutive patients. Arthroscopy 12:565–573

Bassett III FH, Gates III HS, Billys JB, Moris HB, Nikolaou PK (1990) Talar impingement by anteroinferior tibiofibular ligament. A cause of chronic pain in the ankle after inversion sprain. J Bone Joint Surg 72-A:55–59

Boytim MJ, Fischer DA, Neumann L (1991) Syndesmotic ankle sprains. Am J Sports Med 18:292–298

Buckingham RA, Winson IG, Kelly AJ (1997) An anatomical study of a new portal for ankle arthroscopy. J Bone Joint Surg 79-B:650–652

Burman MS (1931) Arthroscopy of direct visualization of joints. An experimental cadaver study. J Bone Joint Surg 13:669–695

Cameron SE (1997) Noninvasive distraction for ankle arthroscopy. Technical note. Arthroscopy 13:366–369

Casteleyn PP, Handelberg F (1995) Distraction for ankle arthroscopy. Arthroscopy 11:633–634

Chen DS, Wertheimer SJ (1992) Centrally located osteochondral fractures of the talus. J Foot Surg 31:134–140

Drez D, Guhl JF, Gollehan DL (1981) Ankle arthroscopy: technique and indications. Foot & Ankle 2:138–142

Ferkel RD, Karzel RP, Del Pizzo W et al (1991) Arthroscopic treatment of anterolateral impingement of the ankle. Am J Sports Med 19:440–446

Ferkel RD, Heath DD, Guhl JF (1996) Neurological complications of ankle arthroscopy. Arthroscopy 12:200–208

Glick JM, Morgan CD, Myerson MS, Sampson TG, Mann JA (1996) Ankle arthrodesis using an arthroscopic method: long-term follow-up of 34 cases. Arthroscopy 12:428–434

Guhl JF (1988a) Ankle arthroscopy – pathology and surgical techniques. Slack Inc, Thorofare, pp 49–62

Guhl JF (1988b) New concepts (distraction) in ankle arthroscopy. Arthroscopy 4:160–167

Kohn D (1997) Diagnostische und operative Arthroskopie großer Gelenke. Thieme, Stuttgart

Meislin RJ, Rose DJ, Parisien JS, Springer S (1993) Arthroscopic treatment of synovial impingement of the ankle. Am J Sports Med 21:186–189

Meyer IM, Hoffmeyer P, Savoy X (1986) High resolution computed tomography in chronically painful ankle sprain. Foot & Ankle 8:291–296

Parisien JS (1988) Arthroscopic surgery of the ankle. In: Parisien JS (ed) Arthroscopic surgery. Mc Graw-Hill, New York, pp 259–282

Stoller DW (1997) Magnetic resonance imaging in orthopaedics & sports medicine. Lippincott-Raven, Philadelphia

Takagi K (1939) The arthroscope. Jpn J Orthop Assn 14:359

Thompson JP, Loomer RL (1984) Osteochondral lesions of the talus in a sports medicine clinic. Am J Sports Med 12:110–114

Van Dijk CN, Lim LS, Bossuyt PM, Marti RK (1996) Physical examination is sufficient for the diagnosis of sprained ankles. J Bone Joint Surg 78-B:958–962

Van Dijk CN, Scholte D (1997) Arthroscopy of the ankle joint. Arthroscopy 13:90–96

Van Dijk CN, Tol JL, Verheyen CCPM (1997a) A prospective study of prognostic factors concerning the outcome of arthroscopic surgery for anterior ankle impingement. Am J Sports Med 25:737–745

Van Dijk CN, Kort N, Scholten PE (1997b) Tendoscopy of the posterior tibial tendon. Arthroscopy 13:680–691

Watanabe M (1972) Selfoc-Arthroscope (Watanabe no. 24 arthroscope). Monograph. Tokyo, Teishin Hospital

Williams MM, Ferkel RD (1998) Subtalar arthroscopy: indications, technique, and results. Arthroscopy 14:373–381

Wolin J, Glassman F, Siedeman S (1951) Internal derangement of the talofibular joint of the ankle. Surg Gynecol Obstet 91:193–200

Yates C, Grana W (1988) A simple distraction technique for ankle arthroscopy. Arthroscopy 10:103–105

17 Osteochondrosis dissecans des Talus

J. BRUNS

Die Osteochondrosis dissecans am Talus (O. d. tali) steht in der Häufigkeitsverteilung nach Knie- und Ellenbogengelenk an dritter Stelle [1, 2] und macht circa 4% aller Fälle von Osteochondrosis dissecans aus [72]. Obwohl Monroe [50] bereits 1856 über freie Gelenkkörper im Sprunggelenk berichtete und Kappis [41] die Osteochondrosis dissecans am Talus als Erster die O. d. tali beschrieb, ist die Ätiopathogenese bis heute nicht genau bekannt.

Differentialdiagnose – Abgrenzung zu osteochondralen Fragmenten

Unterschiedliche Bezeichnungen für osteochondrale Läsionen am Talus wie Osteochondritis dissecans und Osteochondrosis dissecans, flake-fracture oder talar dome fracture [3, 12, 40, 48, 59] können als Ausdruck für die klinische Schwierigkeit gelten, akut traumatische osteochondrale Frakturen von einer Osteochondrosis dissecans zu unterscheiden bzw. sind als Indiz für die nicht exakt geklärte Ätiologie zu werten. Besonders irreführend ist die Bezeichnung Osteochondritis [71], da Hinweise auf eine entzündliche Ätiologie bisher in keinem Fall gefunden wurden.

Eine traumatische Genese ist eindeutig, wenn röntgenologisch unmittelbar posttraumatisch eine Gelenkflächenläsion des Talus röntgenologisch erkennbar ist. Osteochondrale oder chondrale Läsionen am verscheidenenen Knochen des Fußskelettes nach Distorsionstraumen sind häufig und führten aufgrund ihrer Verteilung zur Bezeichnung „Frakturlinie" der Supination [10, 16, 29, 37].

Sehr selten werden keine vorangegangenen Distorsionstraumen ohne oder mit Bandruptur vor Auftreten der O. d. tali angegeben [10].

Schwierig wird die Unterscheidung *traumatisch bedingte osteochondrale Läsion vs. nicht-traumatisch entstandene Osteochondrosis dissecans*, wenn der zeitliche Zusammenhang mit einem Trauma durch ein längeres freies Intervall unterbrochen ist und röntgenologisch Läsionen zu erkennen sind, die nicht mehr die Kriterien einer osteochondralen Fraktur – scharfkantige Fragmente, Fehlen einer Sklerosierung – aufweisen, sondern eine zirkumskripte Osteolyse mit umgebender Sklerosierung zeigen. Nosologisch kommt hinsichtlich der Unterscheidung *osteochondrale Fraktur vs. Osteo-*

chondrosis dissecans dem Fehlen bzw. dem röntgenologischen Nachweis einer Sklerosierung eine wesentliche Bedeutung zu.

Epidemiologie und Ätiopathogenese

Die Inzidenz der O. d. tali wird mit ca. 0,09% [32], die Prävalenz mit 0,002 [7] angegeben. Die Altersverteilung zeigt, daß überwiegend Patienten in der 2. u. 3. Dekade und Männer häufiger als Frauen betroffen sind (Abb. 1) [3, 18, 32, 40, 43, 48, 51]. Die O. d. tali kann jedoch in allen Lebensdekaden auftreten.

Die Lokalisation am Talus zeigt eine Auffälligkeit: In den meisten Fällen findet man talusrandständige Läsionen mit deutlichem Überwiegen an der medialen Taluskante, weniger häufig ventro-lateral (Abb. 2). Neben diesen typischen Lokalisationen (posteromedial; anterolateral) stellt die antero-mediale und postero-laterale Lage eine atypische Lokalisation dar [7, 8, 18, 23, 40, 64, 66, 76]. Selten tritt eine O. d. zentral in der Talusmitte auf.

Obwohl röntgenologisch häufig eine bilaterale Veränderung erkennbar ist, die teilweise nur einseitig Beschwerden verursacht, gibt es kaum konkrete Zahlenangaben [7, 36, 59].

Ätiologisch besitzt das Distorsionstrauma den höchsten Stellenwert. Dies stützt sich auf die Beobachtung, daß bei dem überwiegenden Teil der Patienten ein Distorsions- bzw. Supinationstrauma der O. d. tali (Alexander u. Lichtman [3]: 92%; Canale u. Belding [23]: 25/31 Patienten) - auch mit langem freien Intervall - vorangegangen ist. Die Inzidenz der O. d. tali nach Supinationstraumen wird mit bis zu 6,5% angegeben [8, 14, 46, 52,

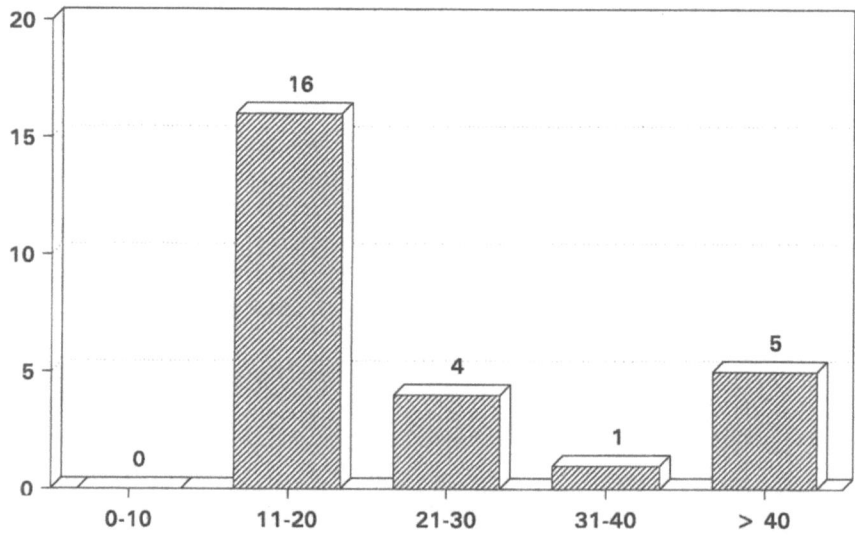

Abb. 1. Alterverteilung von 26 operativ behandelten Patienten (eigene Untersuchung [8])

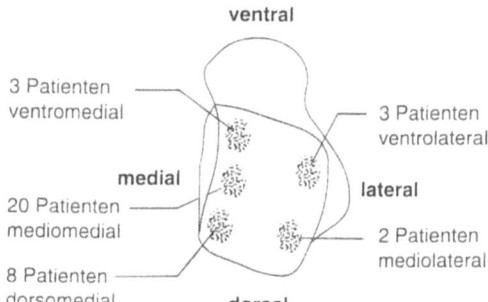

Abb. 2. Hauptlokalisation der O.d. tali (eigene Untersuchung [18])

76, 77]. Unwichtig scheint es dabei zu sein, ob tatsächlich eine Bandruptur oder „nur" eine Distorsion ohne Unterbrechung der Bänderkontinuität vorgelegen hat. Ein weiteres Indiz für eine traumatische bzw. mikrotraumatische Ätiopathogenese wird in der hohen sportlichen Aktivität der betroffenen Patienten gesehen [3, 6, 18, 19, 20, 35, 40].

Neben diesen nahezu eindeutigen klinischen Zusammenhängen werden konstitutionelle Faktoren wie eine generalisierte Bandlaxität, Übergewichtigkeit als weitere mögliche Ursachen genannt [18, 25, 26, 46].

Genetische, stoffwechselbedingte, vaskuläre und mikrobiologische Faktoren scheinen keinen großen Einfluß zu besitzen und finden in der Literatur wenig Berücksichtigung. Ihre prädisponierende Funktion ist jedoch nicht ausgeschlossen.

Der von verschiedenen Autoren beschriebene Pathomechanismus für die Entstehung kantenständiger Läsionen ist in Abb. 3 schematisch dargestellt: Durch eine Rückfußvarusstellung und/oder Supinationsbewegung kann es zu einer Abscherverletzung durch den Kontakt der lateralen Taluskante mit der medialen Fibulagelenkfläche kommen; die momentane Stellung des Fußes in der Sagittalebene (Plantarflexion oder Dorsalextension) bestimmt die Lokalisation in ventro-dorsaler Richtung. Für die mediale Taluskantenläsion wird der gleiche (Supinations-)Mechanismus angeschuldigt. Anders als lateral kommt es medial zu einer Impaktion des Talus an der medialen horizontalen Tibiagelenkfläche. Die momentane Plantarflexion oder Dorsalextension bestimmt die Lage in ventro-dorsaler Richtung (Abb. 3b).

Als Indiz für die Richtigkeit dieser Hypothese wird die röntgenologische Form der Läsion – sog. waffelförmig (waver-shape) lateral und tassenförmig (cup-shape) medial – angesehen [22] (Abb. 4). Bestätigung findet diese Vermutung in verschiedenen experimentellen Untersuchungen. Berndt u. Harty [8] konnten als Erste laterale Talusläsionen durch axiale Belastung, Inversion und Dorsalflexion sowie mediale Läsionen durch Inversion, Plantarflexion und Innenrotation des Fußes experimentell auslösen. In eigenen experimentellen Untersuchungen [19] konnten am Leichenpräparat osteochondrale Läsionen erzeugt und unter axialer Belastung Druckmaxima am medialen Talusrand bei Supinations- bzw. Varusstellung und am lateralen Talusrand unter Valgus- und Pronationsstellung nachgewiesen werden.

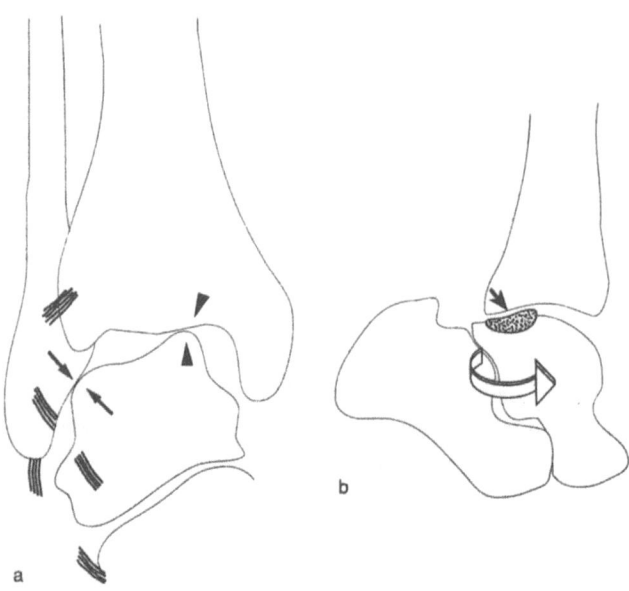

Abb. 3. Vermuteter Pathomechanismus der Entstehung einer O.d. tali: (**a**) bei Rückfußvarus- oder Supinationsstellung: Abscherung des lat. Talusrandes an der Fibula (Pfeile); Entstehung der medialen Läsion durch Impaktion des medialen Talusrandes an der distalen Tibiagelenkfläche (Pfeilspitzen). (**b**) seitliches Schema: die jeweilige Plantarflexion/Dorsalextension bestimmt die Lage in sagittaler Richtung

Für die laterale Talusläsion könnte demnach auch ein Pronationstrauma auslösend sein. Auffällig ist, daß experimentell bereits ohne Banddurchtrennung des lateralen und medialen Bandapparates relativ hohe Druckwerte gemessen werden konnten (Abb. 5).

Auch die relativ seltene zentral gelegene O. d. tali kann mit diesen experimentellen Ergebnissen plausibel gemacht werden, da die Druckübertragungsflächen in Neutralstellung ein Druckmaximum zentral am Talus aufweisen.

Vorstellbar wird es, daß durch vermehrte streng axial-vertikale Belastungen der Talusgelenkfläche auch hier die O. d. mechanisch ausgelöst wird.

Andere experimentelle Untersuchungen zeigen, daß besonders die Taluskanten unter verschiedenen Bedingungen hohen Druckbelastungen ausgesetzt sind [38, 47, 55, 57, 58, 62, 63].

Durch diese Untersuchungen wird die Gültigkeit des von Bandi [4, 5] und zuvor 1903 von Boerner [13] beschriebenen Pathomechanismus der Entstehung einer Osteochondrosis an den Femurcondylen auch für den Talus plausibel. Nach dieser Theorie führen zentrifugale Kräfte, die als eine Reaktion auf konvergenten Gelenkdruck im Inneren von konvex geformten Gelenkkörpern entstehen, zu einer subchondralen Distraktions-Ermüdungsfraktur (als erste Läsion). Diese soll die Lokalisation der O. d. bestimmen. Am unterbrochenen, konvex geformten Gelenkflächengewölbe des Talus soll dann bei weiterbestehender Belastung durch sekundäre Bie-

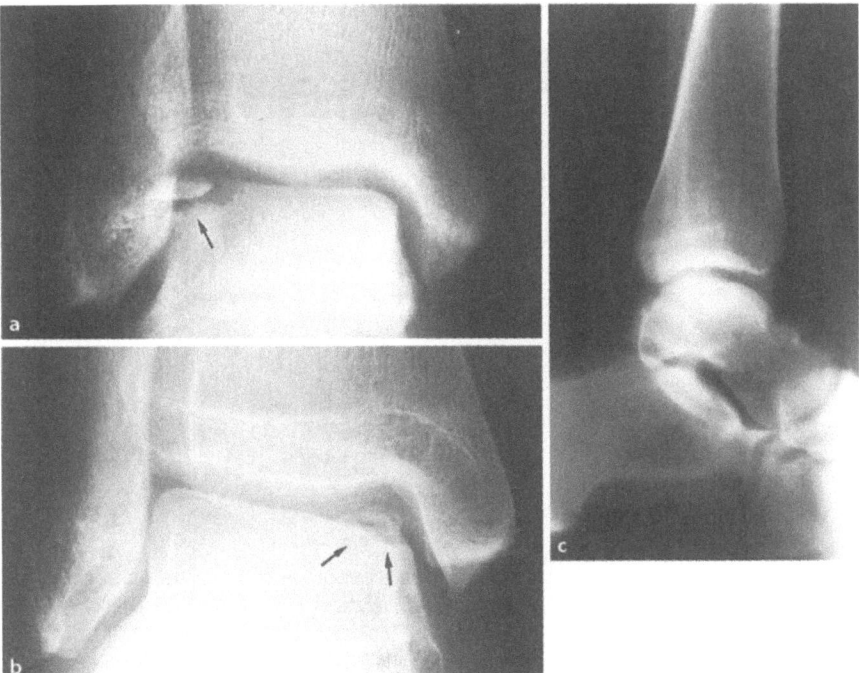

Abb. 4. Röntgenbilder einer O.d. tali mit typischer Konfiguration im a.-p.-Bild: (**a**) waffelförmige Läsion lateral; (**b**) tassenförmige Läsion medial; (**c**) Darstellung einer O.d. tali im Stadium II im seitlichen Strahlengang

gungskräfte über einen türflügelartigen Mechanismus ein zweiter Defekt, der das Ausmaß der subchondralen Läsion bestimmen soll, entstehen. Erst sekundär entsteht dann der Knorpeldefekt. Diese Theorie steht im Einklang mit dem typischen Stadienverlauf der O. d. Biomechanisch wäre damit auch der Einfluß von anderen als ätiopathogenetisch wichtig erachteten Faktoren – generelle Bandlaxität, Übergewicht, rezidivierende Mikrotraumata, hohe sportliche Aktivität [18, 19, 20] – erklärbar. Die von Rodegerdts [64] aufgestellte Forderung nach drei Faktoren, die auf eine mechanische Genese hindeuten – 1. adäquates Trauma, 2. lückenlose Anamnese und 3. kantenständiger Herd als Hinweis für eine traumatische Genese – relativiert sich damit.

Über andere, nicht-traumatische ätiopathogenetische Faktoren gibt es hinsichtlich der O. d. tali kaum Berichte. Dies schließt jedoch nicht aus, daß bekannte prädisponierende Faktoren auch bei der Entstehung der O. d. tali zumindest mitwirken.

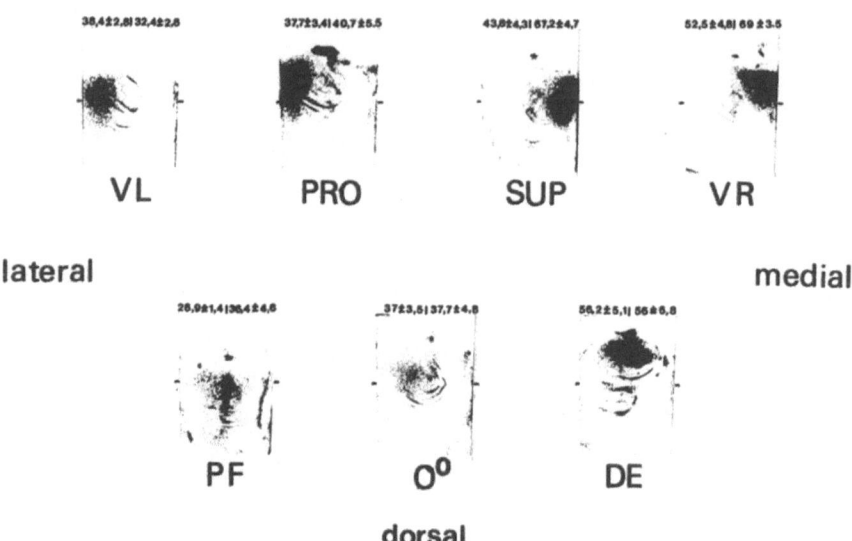

Abb. 5. Druckverteilung am Talus im Experiment unter verschiedenen Gelenkstellungen und axialer Druckbelastung: Man erkennt unter Valgus (VL)- und Pronations (PRO)-Stellung ein deutliches Druckmaximum am lateralen Talusrand mehr ventral, bei Supination (SUP)- und Varus (VR)-Stellung ein ebensolches am medialen Talusrand. Dagegen liegen die Druckmaxima unter Plantarflexions (PF)-, Neutral (0°)- und Dorsalextensions (DE)-Stellung zentral und sind unter Plantarflexion und Neutralstellung deutlich geringer ausgeprägt [19]

Stadieneinteilung

Stadieneinteilungen gibt es verschiedene. Die von Berndt u. Harty [8] ist eine röntgenologische und bezieht sich eigentlich auf traumatische Läsionen. Eine ebenfalls vierstufige Einteilung der O. d. tali beschreibt Biedert [10], die mit der von Berndt u. Harty [8] korreliert. Die eigene, übergreifende Einteilung [15] sieht ebenfalls 4 Stadien mit einer zusätzlichen Unterteilung der Stadien III und IV in eine malazische und eine Dissekatform vor. Außerdem korreliert sie die Befunde von Röntgen, MRT, Arthroskopie und Pathohistologie (Abb. 6).

Symptomatik

Die Symptome der O. d. tali sind unspezifisch. Neben Schwellungen, Bewegungseinschränkungen, Schmerzen und Blockierungen kann ein Klicken oder Schnappen im Gelenk empfunden werden [60]. Das Gangbild kann normal sein oder ein Schonhinken aufweisen. Der klinische Verdacht auf eine O. d. tali wird durch die anamnestische Angabe von vorangegangenen Distorsionstraumen (Supinations/Pronationstraumen) ohne oder mit Bandruptur erhärtet. Bei der klinischen Untersuchung ist immer die Bandstabi-

	Klinische Symptome	Röntgen	MRT	Arthroskopie	Pathohistologie	Bemerkungen
I	SCHMERZEN (fakultativ)	normal, evtl. in Tomogr.: Osteolyse	beginnende Osteolyse. Marködem. evtl. bone bruise	Knorpel intakt mechan. normal	bisher nicht vorhanden, vermutl.: Osteolyse. evtl. Mikrokallus	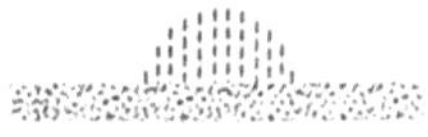
II	Schmerzen evtl. givingway-Phanomen u. Blokkierung	Sklerosesaum subchondral	Sklerose und Osteolyse bzw. Osteonekrose	Knorpel intakt mechan. evtl. leicht eindruckbar. Demarkierg. d. Knorpel zirkulär	subchondrale Sklerose mit Osteonekrose teilw. vitaler, Knochen i. Diss.	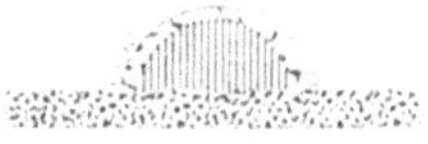
III$_D$	Schmerzen, evtl. Synovitis u. Erguß. Blockierung. Bewegungseinschrankung	Dissekat in situ, evtl. teilw. Dislokation erkennbar. Sklerose	Dissekat in situ, evtl. Eindringen v. Erguß unter d. Dissekat. Unterbrechg. d. Knorpel	Dissekat in situ kann mit Haken unterfahren werden, teilw. Fixation des Dissekates, evtl. Synovialitis	Dissekat mit Knorpelschicht; subchondr. Knochen: Osteonekrose; Dissekatbett: Sklerose	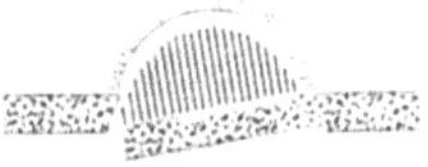
III$_M$	wie III$_D$	wie III$_D$, Dissekat in mehreren Teilen erkennbar	wie III$_D$, Dissekat in mehreren Teilen erkennbar, Erguß. Synovialitis	wie III$_D$; Knorpel dünn, in mehreren Teilen u. malazisch verändert	wie III$_D$ Chondromalazie	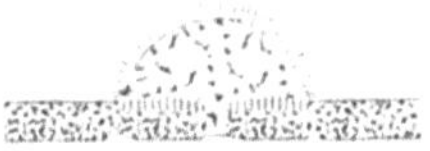
IV$_D$	wie III Blockierungen. Dissekat evtl. tastbar; evtl. fixierte Bewegs.einschr.	Dissekatbett leer. Dissekat disloziert evtl. bereits Arthrosezeichen	wie III. Dissekat disloziert, Erguß. Synovialitis	Dissekatbett leer, Knorpelrand gerundet, ausgefranst, Dissekat frei flottierend Synovialitis	wie III$_D$ im Dissekatbett über Sklerose: fibröses Gewebe	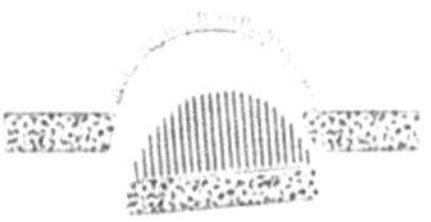
IV$_M$	wie IV$_D$	wie IV$_D$, evtl. als einzelnes Dissekat n. zu erkennen. mehrere Corpora libera	wie IV$_D$	wie IV$_D$, evtl. noch Knorpelteile am Defektrand	wie IV$_D$ mehrere kleine Dissekate oder Chondromalazie	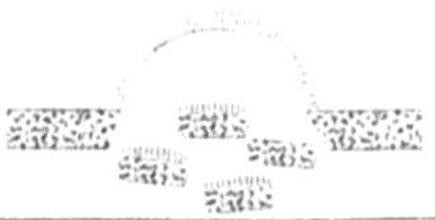

Abb. 6. Übergreifende Stadieneinteilung der O.d. für klinische, röntgenologische, magnetresonanztomographische und pathohistologische Befunde [15]

lität zu überprüfen und ggfs. durch bildgebende Verfahren (z. B. Sonographie, gehaltene Röntgenaufnahmen, Arthrographie) zu überprüfen.

Diagnostik

Die Anfertigung von Röntgenaufnahmen in 2 Standardebenen stellt die erste diagnostische Maßnahme dar (Abb. 4). In Zweifelsfällen sind zusätzliche Röntgeneinstellungen notwendig, da sehr weit ventral und dorsal liegende Herde in den Standardebenen nicht erkannt werden können. Im seitlichen Strahlengang kann die Überlagerung des Talus mit der Fibula den Defekt verdecken. Blom u. Strijk [12] sowie Thompson u. Loomer [72] empfehlen dafür zusätzlich schräge Aufnahmen und evtl. Tomographien. Postero-mediale Läsionen lassen sich im a.p.-Strahlengang in maximaler Plantarflexion und antero-laterale Läsionen in plantigrader Stellung des Sprunggelenkes häufig besser darstellen [10, 72]. Daneben werden a.p.-Röntgenaufnahmen in verschiedenen Rotations- und Beugestellungen [74] sowie Röntgenvergrößerungsaufnahmen [43] beschrieben.

Auf eine Röntgentomographie sollte aufgrund der Strahlenbelastung zugunsten einer Magnetresonanztomographie (MRT, Abb. 7) verzichtet werden [28, 45]. Diese hat die früher empfohlene Knochenszintigraphie [6, 22, 40], Computertomographie (CT) [75] und CT-Arthrographie [24] aufgrund verschiedener Vorteile – multiplanare und multimodale Darstellung, gleichzeitige Beurteilbarkeit des Knorpels und Knochens, keine Strahlenbelastung – weitgehend abgelöst. Der Vergleich von MRT-Untersuchungen mit arthroskopischen Befunden ergibt eine gute Übereinstimmung [53]. MR-tomographisch läßt sich außerdem häufig eine Signalalteration an der korrespondierenden Stelle der distalen Tibiagelenkfläche erkennen. Diese Beoachtung erhärtet die biomechanischen Überlegungen zur Ätiopathogenese.

Der diagnostische Wert der Arthroskopie ist bei der O. d. auf die Beschreibung der intraartikulären Knorpel- und Synovialisverhältnisse be-

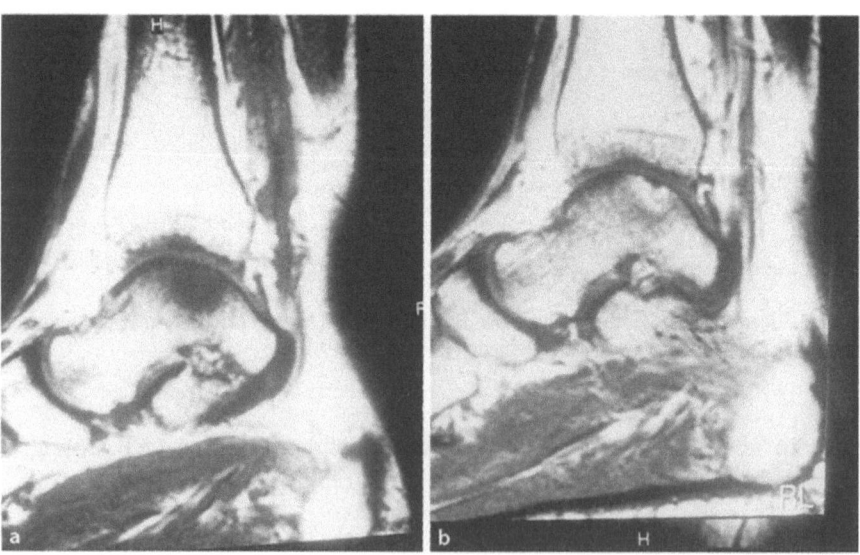

Abb. 7. Magnetresonanztomogramm (sagittale Schnittebene) mit Darstellung einer O.d. tali im Stadium II–III n. Bruns [15]: Die Knorpelschicht erscheint noch intakt. (**a**) T1-gewichtet ohne und (**b**) mit Gadolinium als Kontrastmittel: Bis auf einen kleinen Bereich unmittelbar subchondral nimmt der subchondrale Knochen deutlich Kontrastmittel auf

grenzt, deckt jedoch im Vergleich zur röntgenologischen Stadieneinteilung, die nur eine indirekte Aussage über den Knorpelzustand zuläßt, häufiger als vermutet Knorpelschäden auf [61]. Ihr Vorteil liegt darin, daß sich mit ihr eine therapeutische Maßnahme verbinden läßt. Aufgrund der Komplikationsmöglichkeiten am Sprunggelenk [30] erscheint die rein diagnostische Arthroskopie bei O. d. tali nicht indiziert. Eine Arthrographie des oberen Sprunggelenkes [42] ist heute kaum noch indiziert.

Im Gegensatz zur Primärdiagnostik der O. d. tali ist die Verlaufsbeurteilung mit bildgebenden Verfahren schwierig. Das Röntgenbild entspricht meist nicht dem klinischen Bild [21, 36, 49]. Eine Beurteilung der knorpeligen Einheilung ist begrenzt und nur indirekt möglich, die knöcherne nur in groben Zügen. Dagegen erlaubt die MRT eine gute Beurteilung der Dissekateinheilung [45].

Differentialdiagnostik

Differentialdiagnostisch sind alle synovialen Erkrankungen (posttraumatische oder rheumatische Synovialitiden, Chondromatosen, synoviale Tumoren [40] zu berücksichtigen. Daneben sind Veränderungen aller gelenkbildenden Strukturen wie Osteoid-Osteome, peritendinöse Verkalkungen, Talusnekrosen, chronische Instabilitäten, das Sinus-tarsi-Syndrom, das Os trigonum-Syndrom und arthrotische Veränderungen sowie tumorähnliche Läsionen im Talus (Knochencysten, juvenil, aneurysmatisch, intraossäre Ganglien) in Erwägung zu ziehen [9, 40, 69].

Therapie

Das Ziel besteht darin, Beschwerden, eventuelle Einklemmungsmechanismen und subchondrale Sklerosen zu beseitigen [70]. Dies kann unterschiedlich erfolgen. Die Behandlung richtet sich neben den Beschwerden nach dem röntgenologischen Stadium der O. d. sowie dem Alter. Symptomlose Patienten sollten operativ nicht behandelt werden [65, 70]. Über Spontanheilungen gibt es kaum verläßliche Daten [27, 44], meist erfolgte doch eine konservative Behandlung.

Konservative Therapie. Im Initialstadium I und im Stadium II [15] (korrespondierend Stadium 1 und 2 n. Berndt u. Harty [8] sowie nach Biedert [10]) ist zunächst die konservative Therapie angezeigt. Diese beinhaltet eine Sportkarenz, Gewichtsentlastung sowie eventuell die Gabe von Schmerzmitteln. Verschiedentlich wird eine Immobilisation im Gipsverband oder in einer rigiden Orthese empfohlen. Aufgrund der Gelenkphysiologie [11, 67, 68] erscheint eine absolute Immobilisation als sehr zweifelhaft, da am Sprunggelenk die Nachteile einer Immobilisation wie Störung der Proprioception, Muskelbalance und -trophie besonders evident sind. Häufig reicht eine Gewichtsentlastung unter Belassung der Mobilität als konservative Maßnahme aus.

Neben diesen Maßnahmen sind weitergehende therapeutische Überlegungen anzuraten, die eventuelle ätiopathogenetische Faktoren reduzieren helfen: Gewichtsnormalisierung, Stabilisierung des Sprunggelenkes durch Muskelkräftigung, Verbesserung der Proprioception oder evtl. Bandnaht.

Die Länge der konservativen Therapie richtet sich insbesondere nach dem Alter. Während man bei Kindern und Jugendlichen die konservative Behandlung auf bis zu 3 Monate ausdehnen kann, ist eine derartige Therapie bei Erwachsenen (Kriterium: Epiphysenschluß) auf ca. 6 Wochen zu begrenzen.

Im Stadium III und IV (entspr. 3 u. 4 nach Berndt u. Harty [8] sowie nach Biedert [10]) ist eine konservative Therapie wenig aussichtsreich und sollte auch bei Jugendlichen auf höchstens 4-6 Wochen beschränkt werden. Eine rationale Erklärung dafür, laterale Herde eher zu operieren als mediale [23, 59] besteht u. E. nach nicht.

Operative Therapie. Ist eine Beschwerdelinderung bzw. -freiheit im Stadium I u. II mit konservativen Mitteln nicht in der angegebenen Zeit erreichbar, bzw. verbessern sich Stadium und Beschwerden im Stadium III und IV nicht deutlich in den genannten Zeiträumen, ist die operative Intervention indiziert. Die bei Kindern und Jugendlichen noch bestehende Regenerationsfähigkeit des Knorpels erlaubt, den Entschluß zur Operation später zu fällen als bei Erwachsenen. Wird eine Operation über 12 Monate verzögert, ist mit einem deutlich schlechteren Ergebnis zu rechnen [59].

Die Prinzipien der operativen Therapie beinhalten folgendes: Die Knorpelschicht stellt ein „noli me tangere" dar. Nur bei bereits vorliegendem Knorpelschaden ist ein anterogrades Vorgehen, d.h. Beseitigung der Sklerose von der Gelenkflächenseite aus durch den Knorpeldefekt hindurch angezeigt. Der operative Zugang richtet sich nach der Lage der Läsion. Laterale Läsionen sind meist ventral am Talus lokalisiert. Diese lassen sich leicht in Neutralstellung oder leichter Plantarflexion des Sprunggelenkes über einen antero-lateralen Zugang erreichen. Mediale Läsionen sind schwieriger darstellbar, da sie weiter hinten liegen. Liegt der Herd in sagittaler Richtung im mittleren Drittel, kann er durch maximale Plantarflexion von ventral einsehbar werden, bei weit dorsal liegenden Defekten ist dies schwierig, da die Tibiaepiphyse die Sicht versperrt. Für diese Lokalisationen wurde ein medialer Zugang mittels Malleolusosteotomie empfohlen, der jedoch nicht unproblematisch ist [7, 34, 56] und eine relativ hohe Rate von Restbeschwerden hat. Flick u. Gould [32] erreichen den Einblick auf die Läsion mittels ventralem Zugang über eine zusätzliche Kerbung des vorderen Teiles der medialen Tibiagelenkfläche (sog. grooving). Diese Maßnahme erscheint ungewöhnlich, schädigt sie doch die Tibiagelenkfläche zusätzlich.

Als Alternative wird von Thompson u. Loomer [72] für schwer erreichbare Herde ein kombinierter ventraler und retromalleolärer Zugang empfohlen. Unter Verzicht auf eine Malleolenosteotomie wird der vordere Teil der Läsion über eine antero-mediale Kapsulotomie und maximale Plantarflexion und der hintere durch eine dorsal des Malleolus medialis bogenförmig dem Verlauf der Sehne des M. tibialis posterior folgende Kapselinzision und maximale Dorsalextension unter Schonung der medialen Gelenkflächenanteile erreicht (Abb. 8).

Bei bereits geschädigtem Knorpel wird von verschiedenen Autoren die alleinige Excision des geschädigten Knorpelgewebes mit anschließender Curettage des subchondralen Knochens [18, 20] empfohlen. Eine spontane Regeneration des hyalinen Gelenkknorpels ist dabei nicht zu erwarten. Der subchondrale Knochendefekt scheint sich spontan aufzufüllen und mit Bildung von Faserknorpel gegen die Gelenkfläche abzugrenzen, setzt aber eine längere postoperative Bewegungstherapie voraus [67, 68].

Das eigene Vorgehen sieht folgendermaßen aus: Im Stadium III u. IV wird via Arthrotomie (je nach Lokalisation) der Defekt dargestellt, die gelöste Knorpelschuppe – soweit möglich – intakt gelassen und nach anterograder Entfernung der subchondralen Sklerose die Auffüllung des knöchernen Defektes mit autogener Spongiosa, entnommen entweder aus der distalen Tibiametaphyse oder der Crista iliaca, durchgeführt. Zur Kontrolle der lokalen Durchblutungsverhältnisse ist es sinnvoll, die Esmarch'sche Blutsperre zu öffnen, um bei mangelnder Durchblutung ggf. die Aufbereitung des knöchernen Lagers zu verbessern. Ein erhaltenes Knorpelfragment wird danach mittels Fibrinkleber oder ausnahmsweise Polydioxanonsäure-(PDS)-Stiften refixiert. Ist dies nicht möglich, wird bei kleinen Knorpeldefekten (Durchmesser <7 mm) der Gelenkflächendefekt belassen; bei größeren Defekten wird der Knorpeldefekt durch Transplantation autogenen Rippenperichondriums ersetzt [17, 39].

Als weitere erfolgversprechende operative Behandlungsmethoden zum Knorpelersatz bei nicht mehr replantierbarem Dissekat stehen die Mosaikplastik als osteochondrale Technik oder die sog. autologe Chondrozytentransplantation zur Verfügung [14a, 36a].

Bei *noch intaktem Knorpel* (Stadium I u. II n. Bruns [15]) wird die subchondrale Sklerose retrograd über ein kleines Korticalisfenster am Vorderrand der Talusgelenkfläche – je nach Lage des Herdes mehr lateral oder medial durch Tunnelung der gesunden Spongiosa erreicht und möglichst vollständig entfernt. Eine iatrogene Schädigung des Knorpels ist zu vermeiden. Da die lokal verfügbare Spongiosa selten in der von Wagner [73] beschriebenen Weise als Zylinder entnommen und umgedreht replantiert werden kann bzw. die entnommene vitale Spongiosa den Defekt nicht ausreichend füllen kann, wird auch beim retrograden Vorgehen der Defekt mit autogener Spongiosa – entnommen durch den gleichen Zugang aus der distalen Tibiametaphyse – unterfüttert.

Sowohl beim antero- als auch beim retrograden Vorgehen ist eine intraoperative Röntgendokumentation mit liegender Sonde obligat.

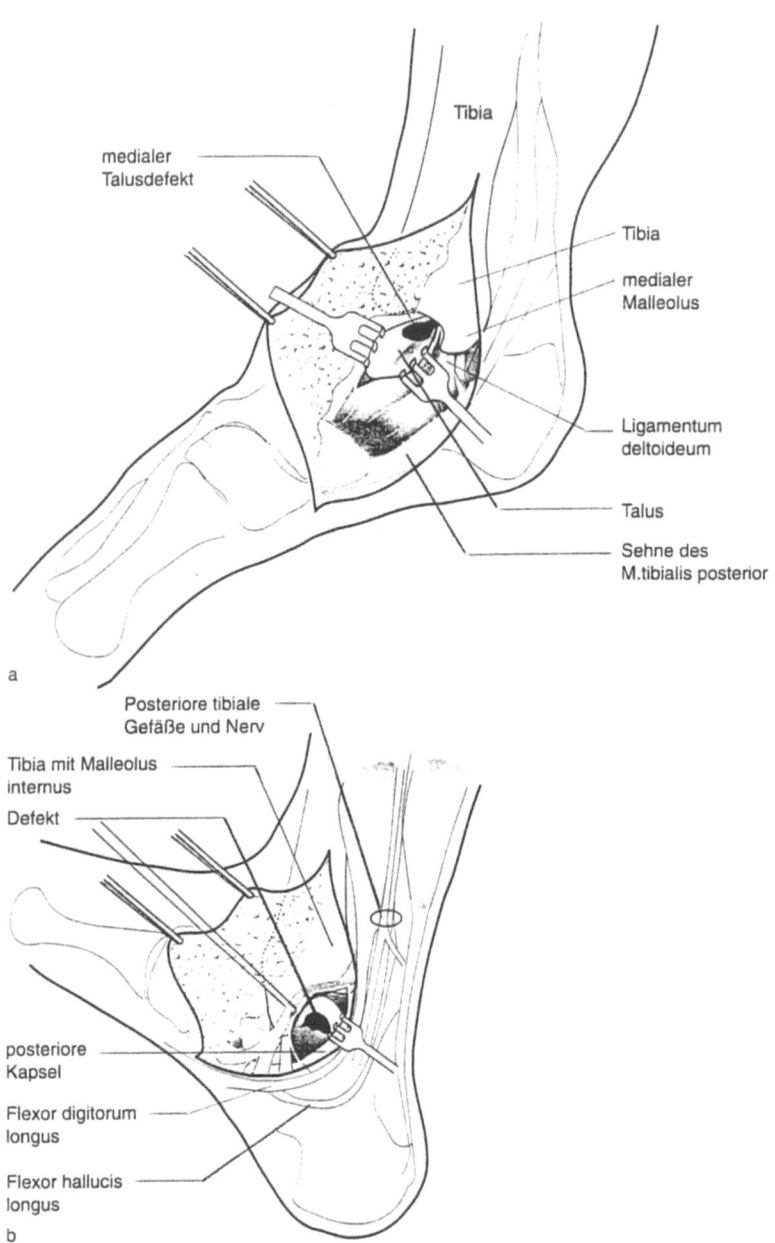

Abb. 8. Schematische Darstellung des medialen perimalleolären Zuganges zur Darstellung der medialen O.d. tali: Durch Plantarflexion zeigt sich der vordere Teil der Knorpelläsion vor (**a**) und durch Dorsalextension der hintere Bereich der Läsion hinter dem medialen Malleolus (**b**)

Bei Anbohrung des sklerotischen Herdes durch den intakten Knorpel hindurch ist aus knorpelbiologischen Gründen nicht zu empfehlen, zudem lassen sich keine zufriedenstellenden Ergebnisse erzielen. Die perkutane Herdanbohrung unter Durchleuchtungskontrolle dürfte unabhängig vom Stadium nur in Ausnahmefällen bei high-risk-Patienten indiziert sein [33].

Im Gegensatz zur Arthrotomie mit der Möglichkeit zur Spongiosaplastik und eventueller Refixation erlaubt die Sprunggelenksarthroskopie nur die Excision und Kürettage des O. d.-Herdes. Eine Refixation des Dissekates ist zwar prinzipiell möglich, technisch jedoch sehr anspruchsvoll [30, 31], ein Knorpelersatz ist dagegen arthroskopisch kaum möglich.

Zweifel müssen an den Berichten erhoben werden, die bei O. d.-Herden mit intaktem Knorpelbelag nach arthroskopischer Anbohrung gute Ergebnisse erzielt haben wollen [61]. Dies widerspricht den Berichten über Anbohrungen durch intakten Knorpel bei Arthrotomie [54].

Als Alternative im Stadium I u. II n. Bruns [15] kann unter arthroskopischer Kontrolle eine retrograde Anbohrung der subchondralen Sklerose unter gleichzeitiger Röntgendurchleuchtungskontrolle erfolgen (Abb. 9).

Bisher liegen noch keine Daten über vergleichende Untersuchungen *Arthrotomie und retrograde Skleroseausräumung mit oder ohne Spongiosaplastik vs. -Arthroskopie und retrograde Anbohrung* vor.

Postoperative Weiterbehandlung. Auch die postoperative Therapie wird sehr unterschiedlich durchgeführt. Unter gelenkphysiologischen Aspekten ist die Bewegungstherapie – soweit nach Refixation früh möglich – bei gleichzeitiger Gewichtsentlastung einer starren Immobilisation bei eventuell gleichzeitiger Belastung vorzuziehen. Das eigene Therapiekonzept sieht eine Gewichtsentlastung für 8–12 Wochen vor. Zugunsten einer Bewegungstherapie wird, wenn möglich, auf eine strikte Immobilisation verzichtet. Auch nach Fragmentrefixation wird nach kurzfristiger Immobilisation

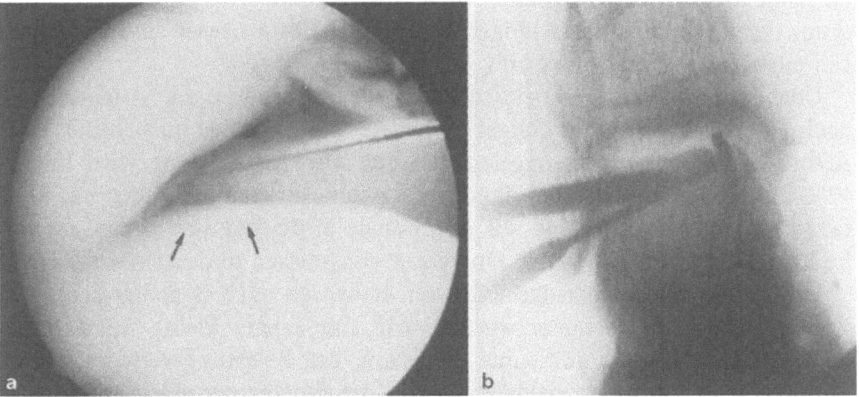

Abb. 9. Arthroskopische (**a**) und Durchleuchtungsaufnahme (**b**) bei einer minimal-invasiven, retrograden Anbohrung einer medialen O.d. tali Stadium II n. Bruns

(7-10 Tage) eine frühzeitige Bewegungstherapie angeschlossen. Erfolgte nur eine Defektanbohrung, kann die Bewegungstherapie sofort postoperativ ohne Immobilisationsphase begonnen werden. Mittlerweile gibt es auch für das Sprunggelenk motorbetriebene Bewegungsschienen zur Applikation der continuous passive motion – CPM [11].

Zusätzlich sind Übungen zum Erhalt bzw. Verbesserung der aktiven Stabilisierung und Koordination des Gelenkes sinnvoll.

Ob für die Zeit der Gewichtsentlastung ohne Immobilisation auch eine Thromboseprophylaxe notwendig ist, ist derzeitig in der Diskussion.

Ergebnisse und Prognose

Zur Klassifikation wird meist das Schema von Berndt u. Harty [8] verwandt: Gut bedeutet = gelegentlich Beschwerden, befriedigend = Beschwerden gebessert, aber noch deutlich vorhanden, schlecht = keine Beschwerdebesserung. Daneben geben Alexander u. Lichtman [3] ein vierstufiges Schema an, das zusätzlich die Klassifikation „excellent" verwendet. Außerdem gibt es ein klinisches Bewertungsschema mit maximal 100 Punkten [15].

Die einzelnen Berichte weisen jeweils nur kleine Patientenzahlen auf. Eine unterschiedliche Zuordnung bzw. Unterteilung in verschiedene Altersgruppen, Lokalisationen und Therapien macht den Vergleich schwierig.

Mit der konservativen Therapie wurde eine gute Erfolgsquote nur bei Initialstadien (I u. II) erzielt. Höhergradige Läsionen (III u. IV) müssen häufig der Operation zugeführt werden. Nach alleiniger Excision und Curettage wird ein gutes operatives Ergebnis in 43%, 60% und 90% erzielt [8, 18, 36, 52, 61]. Der Erfolg ist tendenziell vom Alter, Stadium und der Operationsmethode abhängig. Patienten mit Refixation weisen im Vergleich zur einfachen Excision und Curettage ein besseres Ergebnis auf [8, 18]. Deutlich bessere Ergebnisse bieten auch Kinder und Jugendliche im Vergleich zu Erwachsenen [6, 20]. Prinzipiell scheint zu gelten: Je niedriger das Stadium der O. d. tali und je jünger der Patient, desto besser sind die Chancen einer restitutio ad integrum.

Unabhängig vom therapeutischen Vorgehen scheint die Osteoarthrose nach einer O. d. tali nicht obligat zu folgen. Die Prognose hinsichtlich einer Arthrose im oberen Sprunggelenk ist gut. Die Arthroserate wird mit 8-12% angegeben und ist bei älteren Patienten (Erkrankungsalter der O. d. tali) eher zu beklagen [6, 18, 20, 48]. Canale u. Belding [23] finden ein hohe Korrelation von schlechten Operationsergebnissen und der Arthroserate.

Der Grund für die geringe Rate von Arthrosen nach O. d. tali kann biomechanisch darin vermutet werden, daß das relativ kleine Ausmaß der Knorpelläsion keine signifikante Änderung der Belastungsverhältnisse am Sprunggelenk nach sich zieht, wie es für die Entstehung einer Arthrose zu vermuten ist (s. o. Druckmessungen am Sprunggelenk).

Zusammenfassung

Die O. d. tali steht in der Häufigkeit des Auftretens an dritter Stelle. Betroffen sind, wie beim Kniegelenk, besonders Jugendliche und junge Erwachsene. Als ätiopathogenetisch wichtigster Faktor gilt die biomechanische Alteration mit Mehrbelastung der Taluskanten. Therapeutisch sind zunächst konservativ entlastende, in höheren Stadien operative Maßnahmen indiziert. Operativ sollte möglichst eine Rekonstitution der Gelenkfläche angestrebt werden. Das Behandlungsergebnis ist insbesondere vom Alter und vom Stadium abhängig. Je höher das Alter und das Stadium, desto schlechter werden die Resultate. Eine Arthrose nach Osteochondrosis dissecans tali ist selten und meist nur von geringem Ausmaß.

Literatur

1. Aichroth, P (1971a) Osteochondritis dissecans of the knee. J Bone Joint Surg 53-B:440-447
2. Aichroth, P (1971b) Osteochondral fractures and their relationsship to osteochondritis dissecans of the knee. J Bone Joint Surg 53-B:448-454
3. Alexander H, Lichtman D (1980) Surgical treatment of transchondral talar dome fractures (Osteochondritis dissecans). J Bone Joint Surg 62-A:646-652
4. Bandi W (1951) Über die Ätiologie der Osteochondrosis dissecans. Helv chir Acta 3:221-247
5. Bandi W (1978) Zur Pathogenese der Osteochondritis dissecans (König). Unfallheilkunde 81:295-298
6. Bauer M, Jonsson K, Linden B (1987) Osteochondritis of the ankle. J Bone Joint Surg 69-B:93-97
7. Bauer RS, Ochsner PE (1987) Zur Nosologie der Osteochondrosis dissecans der Talusrolle. Z Orthop 125:194-200
8. Berndt AL, Harty M (1959) Transchondral fractures (osteochondritis dissecans) of the talus. J Bone Joint Surg 41-A:988-1020
9. Berreux P, Pelet D (1981) Dissecate und Cysten an der Talusrolle. Orthopäde 10:95-98
10. Biedert R (1989) Osteochondrale Läsionen des Talus. Unfallchirurg 92:199-205
11. Blauth W (1991) Die CPM-Behandlung mit motorisierten Übungsgeräten. [Historie und heutiger Stand Praktische Hinweise]. Urban & Vogel, München
12. Blom JMH, Strijk SP (1975) Lesions of the trochlea tali. Radiologica clin 44:387-396
13. Boerner E (1903) Klinische und pathologisch-anatomische Beiträge zur Lehre von den Gelenkmäusen. Dt Z Chir 70:363-416
14. Bosien WR, Staples OS, Russell SW (1955) Residual disability following acute ankle sprains. J Bone Joint Surg 37-A:1237-1243
14a. Britberg M, Lindahl A, Nilsson A, Ohlsson C, Isaksson O, Peterson L (1994) Treatment of deep cartilage defects in the knee with autologous chondrocyte transplantation. New England J Med 331:889-895
15. Bruns J (1996) Osteochondrosis dissecans. Pathogenese, Diagnose und Therapie. Enke, Stuttgart
16. Bruns J, Dahmen G (1987) Das Supinationstrauma des Sprunggelenkes. Chir Praxis 38:633-643

17. Bruns J, Kersten P, Lierse W, Silbermann M (1992) Autologous rib perichondrial grafts in experimentally induced osteochondral lesions in the sheep-knee joint: morphological results. Virchows Archiv A Pathol Anat 421:1–8
18. Bruns J, Rosenbach B (1989) Osteochondrosis dissecans tali – Ergebnisse einer Nachuntersuchung. Z Orthop 127:549–555
19. Bruns J, Rosenbach B (1990) Pressure distribution at the ankle joint. Clin Biomech 5:153–161
20. Bruns J, Rosenbach B (1992) Osteochondrosis dissecans of the talus. Arch Orthop Trauma Surg 112:23–27
21. Bruns J, Rosenbach B, Maas R (1991) Osteochondrosis dissecans tali – Das röntgenologische Bild in Diagnostik und Verlauf nach operativer Therapie. Chir praxis 43:192–200
22. Cahill B, Berg B (1983) 99m-technetium phosphate compound joint scintigraphy in the management of juvenile osteochondritis dissecans of the femoral condyles. Am J Sports Med 11:329–335
23. Canale ST, Belding RH (1980) Osteochondral lesions of the talus. J Bone Joint Surg 62-A:97–102
24. Davies AM, Cassar-Pullicino VN (1989) Demonstration of osteochondritis dissecans of the talus by coronal computed tomographic arthrography. Brit J Radiol 62:1050–1055
25. Davis MW (1970) Bilateral talar Osteochondritis dissecans with laxe ankle ligaments. J Bone Joint Surg 52-A:168–170
26. DeGinder WL (1955) Osteochondritis of the talus. J Trauma 65:590–598
27. Demark Rv (1952) Osteochondritis dissecans with spontaneous healing. J Bone Joint Surg 34-A:143–148
28. DeSmet AA, Fisher DR, Burnstein MI, Graf BK, Lange RH (1989) Value of MR imaging in staging osteochondral lesions of the talus (osteochondritis dissecans). Am J Roentgenol 154:555–558
29. Dihlmann S, Meenen N, Bruns J (1992) Die Frakturlinien des Fußes. Unfallchirurg 95:148–151
30. Ehrchen K (1991) In: Burri C, Harder F, Bauer R (eds) Die Arthroskopie des oberen Sprunggelenkes. Huber, Bern, pp 85–90
31. Ferkel RD, Scranton PE (1993) Arthroscopy of the ankle and foot. J Bone Joint Surg 75-A:1233–1242
32. Flick AB, Gould N (1985) Osteochondritis dissecans of the talus (transchondral fractures of the talus): review of the literature and new surgical approach for medial dome lesions. Foot & Ankle 5:165–185
33. Gepstein R, Conforty B, Weiss RE, Hallel T (1986) Closed percutaneous drilling for osteochondritis dissecans of the talus. Clin Orthop 213:197–200
34. Greenspoon J, Rosman M (1987) Medial osteochondritis of the talus in children: review and new surgical management. J Ped Orthop 7:705–708
35. Gschwend M (1960) Zur Häufigkeit und Ätiologie der lateralen Form der Osteochondritis dissecans. Arch Orthop Unfallchir 51:491ff.
36. Hakimzadeh A, Munzinger U (1979) Die Osteochondrosis dissecans des oberen Sprunggelenkes: Langzeitstudie. Orthopäde 8:135–140
36a. Hangody L, Kish G, Karpati Z, Szerb, Eberhardt I (1997) Treatment of osteochondritis dissecans of the talus: use of mosaicplasty technique – a preliminary report. Foot & Ankle 18:628–634
37. Hellpap W (1963) Das vernachlässigte untere Sprunggelenk. Die „Frakturlinie" der Supination. Arch Orthop Unfallchir 55:289–292
38. Hille E, Schulitz KP, Perzborn V (1984) In: Hackenbroch MH, Refior HJ, Jäger M, Plitz W (eds) Druck- und Kontaktflächenverläufe des oberen Sprunggelenkes unter verschiedenen Funktionen. Thieme, Stuttgart New York, pp 52–57

39. Homminga GN, Bulstra SK, Bouwmeester PM, Linden Avd (1990) Perichondral grafting for cartilage lesions of the knee. J Bone Joint Surg 72-B:1003-1007
40. Huylebroek JF, Martens M, Simon JP (1985) Transchondral talar dome fracture. Arch Orthop Trauma Surg 104:238-241
41. Kappis M (1922) Weitere Beiträge zur traumatisch-mechanischen Entstehung der „spontanen" Knorpelablösungen. Dt Z Chir 171:13-29
42. Lambiris E, Zilch H, Groher W (1980) Diagnostik und Therapie bei der Osteochondrosis dissecans der Trochlea tali. Chir praxis 27:439-448
43. Langer M, Langer R (1981) Diagnostik und Verlaufsbeurteilung der Osteochondrosis tali durch direkte Röntgenvergrößerungstechnik. Unfallheilkunde 84:37-40
44. Löfgren L (1954) Spontaneous healing of osteochondritis dissecans in children and adolescents. Acta Chir Scand 106:460-478
45. Lütten C, Lorenz H, Thomas W (1988) Refixation bei der Osteochondrosis dissecans mit resorbierbarem Material unter Verlaufsbeobachtung mit der Kernspintomographie (MR). Sportverletzung/Sportschaden 2:61-68
46. Mannis CI (1983) Transchondral fractures of the dome of the talus sustained during weight training. Am J Sports Med 11:354-356
47. Martinek H, Egkher E (1978) Untersuchung zur Biomechanik des oberen Sprunggelenkes bei Verkürzung des Außenknöchels. Arch Orthop Trauma Surg 91:39-43
48. McCullough CJ, Venugopal V (1979) Osteochondritis Dissecans of the talus. Clin Orthop 144:264-268
49. Michiels I (1986) Ist die Osteochondritis dissecans tali operationsbedürftig? Med.-orthop Technik 106:181ff.
50. Monroe (1856) In: Wolbach SB, Allison N (1928) Osteochondritis dissecans. Arch Surg 16:1176-1186
51. Mukherjee SK, Young AB (1973) Dome fracture of the talus. J Bone Joint Surg 55-B:319-326
52. Naumetz VA, Schweigel JF (1980) Osteocartilagenous lesions of the talar dome. J Trauma 20:924-927
53. Nelson BH, Anderson DD, Brand RA, Brown TD (1988) Effect of osteochondral defects on articular cartilage. Acta Orthop Scand 59:574-579
54. Nitzschke E, Moraldo M, Aksu M, Ropsenthal A (1990) Die Osteochondrosis dissecans des Kniegelenks mit geschlossener Knorpeldecke: Spongiosaplastik oder Anbohrung. Arthroskopie 3:116-121
55. Noguchi K (1985) Biomechanical Analysis for Osteoarthritis of the ankle. J Jpn Orthop Ass 59:215-222
56. O'Farrell TA, Costello BG (1982) Osteochondritis dissecans of the talus. J Bone Joint Surg 64-B:494-497
57. Paar O, Rieck B, Bernett P (1983) Experimentelle Untersuchungen über belastungsabhängige Druck- und Kontaktflächenverläufe an den Fußgelenken. Unfallheilkunde 86:531-534
58. Paar O, Rieck B, Bernett P (1984) Druck- und Kontaktflächenverläufe auf der Talusrolle nach Durchtrennung der lateralen Bandverbindungen am oberen Sprunggelenk. Akt Chir 19:21-23
59. Pettine KA, Morrey BF (1987) Osteochondral fractures of the talus. J Bone Joint Surg 69-B:89-92
60. Portillo RL (1981) Osteochondritis dissecans of the talus: diagnosis, treatment, and case report. J Foot Surg 20:239-242
61. Pritsch M, Horoshovski H, Farine I (1986) Arthroscopic treatment of osteochondral lesions of the talus. J Bone Joint Surg 68-A:862-864
62. Ramsey PL, Hamilton W (1976) Changes in tibiotalar area of contact caused by lateral shift. J Bone Joint Surg 58-A:356-357

63. Riede UN, Willenegger H, Schenk R (1969) Experimenteller Beitrag zur Klärung der sekundären Arthrose bei Frakturen des oberen Sprunggelenkes. Helv Chir Acta 3:343–348
64. Rodegerdts U (1975) Ätiologie, Therapie und Prognose der Osteochondrosis dissecans der Talusrolle. Arch orthop Unf-Chir 83:45–55
65. Röden S, Tillegard P, Unander-Scharin L (1953) Osteochondritis dissecans and similar lesions of the talus. Acta Orthop Scand 23:51–66
66. Rosenberg NJ (1965) Fractures of talar dome. J Bone Joint Surg 47-A:1279–1283
67. Salter RB, Simmonds DF, Malcolm BW, Rumble D, McMichael D (1975) The effects of continuous passive motion on the healing of articular cartilage defects. J Bone Joint Surg 57-A:570–571
68. Salter RB, Simmonds DF, Malcolm BW, Rumble D, McMichael D, Clements ND (1980) The biological effect of continuous passive motion on the healing of full-thickness defects in articular cartilage. J Bone Joint Surg 62-A:1232–1251
69. Scharling M (1978) Osteochondritis dissecans of the talus. Acta Orthop Scand 49:89–94
70. Smillie IS (1957) Treatment of osteochondritis dissecans. J Bone Joint Surg 39-B:248–260
71. Spatt JF, Frank NG, Fox IM (1986) Transchondral fractures of the dome of the talus. J Foot Surg 25:68–72
72. Thompson JP, Loomer RL (1984) Osteochondral lesions of the talus in a sports medicine clinic. Am J Sports Med 12:460–463
73. Wagner H (1964) Operative Behandlung der Osteochondrosis dissecans des Kniegelenkes. Z Orthop 98:333–355
74. Yvars MF (1975) Osteochondral fractures of the dome of the talus. Clin Orthop 114:185–191
75. Zinmann C, Reis ND (1982) Osteochondritis dissecans of the talus: use of the high resolution computed tomography scanner. Acta Orthop Scand 53: 697–700
76. Zollinger H, Dexel M (1981) Zur Ätiologie der Osteochondrosis dissecans des Talus. Orthopäde 10:92–94
77. Zollinger H, Dietschi C (1975) Osteochondrosis dissecans des Talus bei rezidivierenden Fußdistorsionen. Z Unfallmed u Berufskrankh 68:39–43

18 Der Rheumatische Fuß – Konservative und operative Therapie

R. K. Miehlke

Einleitung

Der häufige Mitbefall des Fußes bei rheumatischen Erkrankungen macht die gesamte Breite konservativer und operativer Behandlungsmöglichkeiten erforderlich. Der Frühphase ist die konservative Therapie mit Krankengymnastik und gezielter Injektionsbehandlung vorbehalten; letzteres unter dem prophylaktischen Gesichtspunkt der Beseitigung von Entzündungsgewebe. Die Einlagenversorgung und orthopädieschuhtechnischen Maßnahmen sind sowohl früh als auch bei bereits eingetretenen irreversiblen Schäden bzw. Kontrakturen am Platz, wobei die weitgefächerten Möglichkeiten der orthopädischen Maßschuhversorgung auch späte Stadien der rheumatischen Erkrankung abdecken können, wenn operative Maßnahmen aus anderen Rücksichten nicht in Frage kommen. Die operative Therapie soll in Form der Teno- und Artikulosynovektomien früh einsetzen, um Sekundärschäden vermeiden zu helfen oder geringer zu halten. Versteifungen kommen insbesondere im Bereich des Rückfußes und der Fußwurzel in Frage, während die Resektionsarthroplastiken ihre Domäne am rheumatischen Vorfuß haben. Im Bereich des oberen Sprunggelenks konkurriert die Endoprothetik nach wie vor mit der Arthrodese; nur die individuelle Indikationsstellung sollte hier entscheidend sein.

Klinik

Im Verlauf der rheumatoiden Arthritis ist der Fuß faktisch immer mitbetroffen (Vainio 1956, 90%; Johnson 1989, nahezu 100%).

Für den Rückfuß und Fußwurzelbereich bedeutsam sind die Tenosynovitiden des M. tibialis posterior sowie des M. peronaeus longus und M. peronaeus brevis. Durch die entzündlichen Veränderungen geht die „Steigbügelfunktion" für das Längsgewölbe des Fußes verloren. Endgültig kann dieser Zustand bei Infiltration der Sehnen durch rheumatisches Synovialgewebe und Rupturen dieser Sehnen eintreten. Von entscheidender Bedeutung ist ferner das Talonavikulargelenk, das nach eigener Beobachtung im Lauf einer rheumatoiden Arthritis zu 98% betroffen ist. Durch den entzündlichen Prozeß kommt es zur Gefügeverschiebung und Subluxation. In zweiter Linie sind auch das untere Sprunggelenk und das Calcaneocuboidalgelenk beteiligt. Das Zusammenspiel der Veränderungen bewirkt die Ausbildung einer Valgusdeformität des Rückfußes und mündet in das Bild des rheumatischen Knicksenkfußes, sofern das Os navikulare noch keinen Kontakt zum Boden hat. Ist letzteres jedoch der Fall, so ist das Endresultat der rheumatische Knickplattfuß. Die Ausbildung einer Varusstellung des Rückfußes ist bei entzündlich-rheumatischen Erkrankungen selten anzutreffen. Obere und untere Fersensporne sowie die Bursitis achillea bedürfen in therapeutischer Hinsicht der besonderen Beachtung.

Entzündliche Veränderungen im Bereich der Lisfranc'schen-Gelenklinie werden beim Fortschreiten einer rheumatoiden Arthritis ebenfalls häufig angetroffen.

Am Vorfuß entsteht die typische rheumatische Vorfußdeformität mit Ausbildung eines Spreizfußes und Hallux valgus bzw. Hallux rigidus. Die dreigliedrigen Zehen imponieren als Krallenzehen. Nach Viladot (1962) werden drei typische Vorfußdeformitäten unterschieden: Beim sogenannten „pied rond" besteht ein Hallux valgus, Krallenzehenstellungen der kleinen Zehen und eine Varuseinstellung der V. Zehe. Beim „Windmühlenfuß" weichen alle Zehen nach fibular ab; häufiger ist hierbei eine Rigidität des I. Strahls vorhanden. Beim dritten Typ handelt es sich um irreguläre Vorfußveränderungen.

Der I. Mittelfußstrahl ist bei allen Formen gewöhnlich varisch und supinatorisch richtungsverändert. Allen Typen der Vorfußdeformität sind die ausgeprägten Druckschwielen, vornehmlich unter den mittleren Mittelfußköpfchen gemein, beim Windmühlenfuß werden gehäuft auch Druckschwielen unter dem I. Mittelfußstrahl sowie unter dem PIP-Gelenk angetroffen.

Zunächst sind die rheumatischen Fußdeformitäten noch mobil, d.h. passiv korrigierbar. Erfahrungsgemäß tritt jedoch verhältnismäßig schnell ein Übergang in eine teilkontrakte und dann vollständig kontrakte Deformität ein.

Im Sinne von Protrahierung der Veränderungen und Zeitgewinn ist es daher von besonderer Wichtigkeit, Therapiemaßnahmen frühzeitig einzuleiten.

Konservative Therapie

Die konservative Therapie des rheumatischen Fußes ruht auf drei Säulen: Krankengymnastik, Injektionstherapie sowie orthopädieschuhtechnische Versorgungen.

Krankengymnastik. Die krankengymnastische Übungsbehandlung soll bei frühen Veränderungen auf die aktive Korrektur, insbesondere den Erhalt der Steigbügelfunktion im Bereich des Fußlängsgewölbes abzielen. Die Peronealsehnen der M. tibialis posterior, aber auch die Dorsalextensoren werden gekräftigt. Weiter ist die Kontrakturprophylaxe im allgemeinen wichtig. Mit zunehmend kontrakten Verhältnissen sinken die Möglichkeiten der krankengymnastischen Therapie.

Injektionstherapie. Zur Hemmung der Entzündungsprozesse sind frühzeitig Kortikoide zur Sehnenscheideninfiltration bzw. zur intraartikulären Gabe einzusetzen. Die chemische Synovektomie mit Na-Morrhuat bzw. die Radioisotopen-Synoviorthese sind gerade am Fuß hervorragend einzusetzen, da die Fußwurzelgelenke oder beispielsweise auch die Zehengrundgelenke II bis V für eine chirurgische Synovektomie allein eher schlecht geeignet sind.

Einlagen und Orthopädieschuhtechnik. Eine hervorragende Bedeutung kommt den orthopädieschuhtechnischen Versorgungen des rheumatischen Fußes zu, sowohl im Anfangsstadium wie auch im weiteren Verlauf.

Die Einlagenversorgung soll bereits früh unter der Vorstellung einsetzen, die Fußstatik aufrechtzuerhalten und über Stützung und Bettung zur Schmerzreduktion beizutragen. Prinzipiell kann bei einer mobilen Deformität noch eine korrigierende Wirkung einer Einlage in Betracht kommen, beim Übergang in eine teilweise Kontraktur bestehen hierzu jedoch keinerlei Möglichkeiten mehr; die Korrektur ist dann bereits kontraindiziert. Einlagen werden in Schalen oder Halbschalenformen indiziert, wobei eine Schaleneinlage den Rückfuß besonders gut fassen kann. Wenn grundlegend der Rückfuß und Mittelfuß gestützt werden sollen und nur schmerzhafte Bereiche weich zu betten sind und im Vorfußbereich eine retrokapitale Pelotte das Quergewölbe zu stützen hat, und schmerzhafte Bereiche an den Metatarsalköpfchen weicher gebettet werden können, so ist bereits deutlich, daß beim Rheumatiker regelhaft eine Einlagenversorgung erforderlich ist, die gleichzeitig stützende wie bettende Funktionen zu übernehmen hat. Erst die Kombination von Materialien verschiedenster Härtegrade (anzugeben in Shore-Werten) macht die Einlage zum sachgerechten Hilfsmittel.

Von der Materialseite kommen Korkledereinlagen oder geschäumte Kunststoffe in Betracht. Zur Längsgewölbe- und Quergewölbestützung können verschiedene Module verwendet werden. Besonders weich zu bettende Areale werden als Silikonpolster ausgeführt.

Demzufolge ist beim Rheumatiker die Einlage nach Gipsabdruck zu bevorzugen, und genaue Angaben über die zu stützenden bzw. zu polsternden oder weichzubettenden Areale sind vorzugeben.

Konfektionsschuhe für Rheumatiker sollen über ein weiches Oberleder, genügende Weite, eine gute Rückfußführung und ein ausreichend festes Schuhgelenk verfügen. Als orthopädische Zurichtungen kommen grundsätzlich die Einarbeitung einer Einlage, die Hohllegung der Fersenkappe bei Achillodynie oder Bursitis achillea, Versteifungen im Sohlenbereich, z. B. durch Kohlefasermodule, Mittelfußrollen bzw. rückverlagerte Mittelfußrollen, der Pufferabsatz oder Absatzverbreiterungen in Frage. Die mediale Absatzverbreiterung wirkt der Valgusstellung des Rückfußes entgegen, bezieht aber auch eine Valgusdeformität des Kniegelenks mit ein.

Bei ausgeprägten, in der Regel kontrakten Deformitäten, ist die orthopädische Maßschuhversorgung notwendig. Ebenso kommt sie für den postoperativen Bereich in Frage. Der Maßschuh wird nach Gipsabdruck am belasteten Fuß hergestellt und hat allen bislang dargestellten Prinzipien zu folgen. Nur bei sehr schweren Veränderungen des oberen Sprunggelenkes ist ein hoher Maßschuh erforderlich, ansonsten ist mit dem Halbschuh, bzw. knöchelhohen Schuh auch bei schweren Veränderungen auszukommen. Insgesamt kann die Mobilität der Rheumatiker mit exakt indiziertem orthopädischem Schuhwerk noch lange aufrecht erhalten werden.

Der hohe orthopädische Schuh bei fortgeschrittener Mitbeteiligung des OSG muß grundsätzlich über ein hohes, sehr festes Fersenteil, eine Laschenversteifung, einen stoßdämpfenden Absatz, die entsprechende Abrollhilfe und einen weiten Einstieg verfügen. Schließlich ist auch im Hinblick auf Dysfunktionen der rheumatischen Hände auf den Komfort der Schuhverschlüsse zu achten.

Operative Therapie

Tenosynovektomien. Im Frühstadium sollte mit der Indikation zur Tenosynovektomie im Bereich des Tibialis posterior, der Peronealsehnen, aber auch des Tibialis anterior und der Strecker nicht gezögert werden, wenn Kortikoidinjektionen zur Entzündungsdämpfung nicht ausreichen. Mit der frühen Tenosynovektomie läßt sich die aktive Funktion des Muskel-Sehnenapparates noch erhalten, und es wird somit das Fortschreiten in die kontrakte Deformität aufgehalten.

Artikulosynovektomien. Auch für die Gelenke gilt grundsätzlich das Gebot der Frühsynovektomie.

Am oberen Sprunggelenk wird heutzutage vornehmlich arthroskopisch vorgegangen. Bei lockeren Kapselbandverhältnissen kann sowohl der ventrale wie dorsale Gelenkabschnitt gut übersehen und synovektomiert werden. Anderenfalls kann in Kombination mit der Eröffnung der retromalleolär gelegenen Sehnenscheiden eine dorsale Arthrotomie kombiniert werden, von der aus die Synovektomie der hinteren Gelenkabschnitte einfach zu bewerkstelligen ist. Wegen der räumlichen Verhältnisse ist an vielen anderen Gelenken des Fußes eine Synovektomie als Einzelmaßnahme kaum indiziert oder möglich. Eine Ausnahme hiervon kann die Synovektomie des Großzehengrundgelenks als frühe Therapiemaßnahme bilden.

Arthrodesen der Fußwurzel. Zentrale Bedeutung kommt dem Talonavikulargelenk für die Weiterentwicklung rheumatischer Fußdeformitäten zu.

Demzufolge sollte es frühzeitig neben der Synovektomie arthrodesiert werden, um so auf skelettärer Seite dem Zusammenbruch der Fußwurzel und des Rückfußes wirksam vorzubeugen. Die OP-Technik wird sich an der Knochenbeschaffenheit ausrichten und regelhaft mit Blount'schen Klammern oder Schrauben erfolgen, die Titanklammern n. Shapiro haben sich weniger gut bewährt. In nächster Linie wird bei der Rückfußdeformität neben dem Talonavikulargelenk das Calcaneocuboidalgelenk und das untere Sprunggelenk als sog. Triple-Arthrodese einbezogen. Zur Aufrichtung des Rückfußes aus der Valgusdeformität kann in den Sinus tarsi ein Beckenkammspan eingenutet werden. Dieses Verfahren entspricht der Operationsmethode n. Grice sowie Green und Grice (1952, 1953) und wurde für den rheumatischen Fuß von Vainio (1956) angegeben.

Bei hochschmerzhaft entzündlichen Prozessen im Bereich der Keilbeingelenke bzw. der Lisfranc'schen Gelenklinie sind auch in diesem Bereich Arthrodesen angezeigt.

Schwerste Veränderungen des oberen Sprunggelenkes können entweder mit der Arthrodese oder mittels einer Endoprothese therapiert werden. Die Arthrodese des oberen Sprunggelenkes ist bei dominierendem Befall dieses Gelenks als Einzeleingriff vorzugsweise mit Schrauben durchzuführen, aber auch in Kombination mit dem unteren Sprunggelenk allein oder unter zusätzlicher Einbeziehung des Talonavikulargelenks und Calcaneocuboidalgelenks als pantalare Arthrodese auszuführen. In der eigenen Erfahrung haben sich Schraubenarthrodesen besser bewährt als Arthrodesen mittels Fixateur externe. Beim Fixateur externe liegt auch die Rate von Wundheilungsstörungen höher.

Vereinzelte Erfahrungen mit der Arthrodese des Talocruralgelenks auf arthroskopisch assistiertem Weg wurden bereits gemacht, jedoch kann das Verfahren noch nicht als Routinemethode gelten.

Alle Arthrodesen der Fußwurzel bedürfen postoperativ der orthopädieschuhtechnischen Versorgung. Späterhin kann auf Konfektionsschuhe einschließlich orthopädisch-schuhtechnischer Zurichtungen häufig übergegangen werden.

Resektionsarthroplastiken. Der rheumatische Vorfuß ist die Domäne der Resektionsarthroplastik.

Unter vielen Verfahren hat sich im deutschsprachigen Raum weitgehend die Vorfußkorrektur n. Tillmann (1973, 1977, 1997) anderen Verfahren gegenüber durchsetzen können. Das Verfahren beinhaltet die Resektionsarthroplastik im Großzehengrundgelenk n. Hueter (1871) bzw. Mayo (1908) in Kombination mit der Resektionsarthroplastik der MTP II bis V n. Hoffmann (1912). Eine plantare Druckschwielenausschneidung mit zusätzlichem Dermodeseeffekt, die sorgfältige Entfernung der plantaren Bursen, die Synovektomie der Zehengelenke, die Entfernung der Sesambeine am Großzehengrundgelenk, kapselplastische Maßnahmen, Rezentrierung der Sehnen und Sehnenmuskelraffungen (z.B. Raffung der Sehne des M. abductor hallucis) kommen bei diesem Verfahren zur Resektion hinzu, um neben der skelettären Komponente durch Balancierung der Weichteile zum endgültigen Korrekturresultat beizutragen.

Früh postoperativ wird ein Aufbauschuh zum Übergang verordnet; später wird er vom Konfektionsschuh mit Zurichtungen abgelöst. Orthopädische Maßschuhe sind meist nur wegen begleitenden Veränderungen erforderlich.

Über im 80%-Bereich liegende, gute Gesamtresultate wird mit diesem Verfahren berichtet (Gschwend 1977, Miehlke et al. 1987, Tillmann und Rüther 1993, Zenger und Wessinghage 1993).

Über ähnlich gute Resultate wird auch mit Hinblick auf andere Korrekturverfahren am rheumatischen Vorfuß berichtet (Swoboda et al. 1997). Die Vorfußkorrektur n. Tillmann zeigt überdies subjektiv und objektiv hochbefriedigende langfristige Resultate (12 bis 15 Jahre).

Die Verwendung von Silastik-Platzhaltern als Interponat am Großzehengrundgelenk ist mit Hinblick auf die Belastungsverhältnisse am Großzehengrundgelenk in besonders starkem Maß von implantatumgebenden Granulationsgewebsbildungen und Osteolysen behaftet.

Alternativ diskutabel zur Großzehengrundgelenkarthroplastik ist die Arthrodese dieses Gelenks. Eine Dorsalextensionsstellung von ca. 30° als Kompromißstellung ist anzustreben. Die Stützfunktion des I. Strahls bleibt insbesondere erhalten. Nachteilig können aber die lange initiale Ruhigstellung und erschwerte Verhältnisse im Schuhwerk sein.

Endoprothetik. Alternativ zur Arthrodese des oberen Sprunggelenks stehen seit langem Endoprothesen zur Verfügung. Die früheren Modelle konnten jedoch in den Gesamtergebnissen noch nicht an das hohe Niveau der Endoprothetik anderer Gelenke anschließen (Buchholz et al. 1973, Scholz 1974, Engelbrecht 1975, Pappas et al. 1976, Hipp et al. 1979, Stauffer und Segal 1981, Kaukonen und Raunio 1983, Pipino und Calderale 1983, Lachiewicz et al. 1984, Thabe 1987).

Etwas vielversprechender, zumindestens im mittelfristigen Verlauf, scheinen diejenigen Sprunggelenksprothesen zu sein, die als „Gleitkern-Implantate" konstruiert sind. Zwischen tibialer und talarer Komponente ist eine bewegliche PE-Komponente eingeschaltet. Die LCS-Endoprothese (DePuy) n. Buechel (1988) und die STAR-Endoprothese (W. Link) n. Kofoed (1995) beschreiten diesen Weg.

Für die Indikation entscheidend ist jedoch eine genügende Knochenqualität. Höchstgradige gelenknahe Osteoporose und partielle Nekrosen des Talus beim Rheumatiker stellen sicherlich Kontraindikationen zur Endoprothese dar. Ferner ist entscheidend, daß bei Einsatz einer Endoprothese des OSG auch die Fußwurzel und der Rückfuß in eine lotrechte Einstellung gebracht werden; anderenfalls wären die Fehlbelastungen an den endoprothetischen Implantaten zu hoch.

Klarer Vorteil der Endoprothese ist freilich der Erhalt einer restlichen Beweglichkeit im oberen Sprunggelenk. Beim gegenwärtigen Stand bleiben dennoch die längerfristigen Ergebnisse abzuwarten.

Literatur

Buchholz HW, Engelbrecht E, Siegel A (1973) Totale Sprunggelenksendoprothese Modell St. Georg. Chirurg 44:241-244

Buechel FF, Pappas MJ, Ioro LJ (1988) New Jersey low contact stress total ankle replacement: biomechanical rationale and review of 23 cementless cases. Foot & Ankle 8:279-290

Engelbrecht E (1975) Ankle joint endoprosthesis model St. George. Z Orthop 113:546-548

Green WT, Grice DS (1953) The surgical correction of the paralytic foot, American Acadamy of Orthopaedic Surgeons Instructional Course Lectures, vol. 10. JW Edwards, Ann Arbor

Grice DS (1952) An extra-articular, arthrodesis of the subastralagar joint for correction of paralytic flat feet in children. J Bone Joint Surg 34-A:927

Gschwend N (1977) Die operative Behandlung der chronischen Polyarthritis. Georg Thieme, Stuttgart

Hipp E, Mang W, Karpf PM, Draenert K, Krosbacher H (1979) Arthroplastik des oberen Sprunggelenkes. Fortschr Med 97:2065-2071

Hoffmann P (1912) An operation for severe grades of contracted or clawed toes. Am J Orthop Surg 9:441-449

Hueter C (1871) Klinik der Gelenkkrankheiten. FCW Vogel, Leipzig, pp 338-350

Johnson K (1989) Surgery of the foot and ankle. Raven Press, New York

Kaukonen JP, Raunio P (1983) Total ankle replacement in RA: a preliminary review of arthroplasties in 24 patients. Ann Chir Gyn 72:196-199

Kofoed H, Danborg L (1995) Biological fixation of ankle arthroplasty. The Foot 5:27-31

Lachiewicz PF, Inglis AE, Ranawat CS (1984) Total ankle replacement in rheumatoid arthritis. J Bone Jt Surg 66-A:340-343

Mayo CH (1908) The surgical treatment of bunion. Ann Surg 48:300-302

Miehlke RK, Blanke R, Stegers M (1987) Die Rekonstruktion des rheumatischen Vorfußes nach Tillmann: Bericht über 100 Fälle. Akt Rheumatol 12:43-37

Pappas MJ, Buechel FF, De Palma AF (1976) Cylindrical total ankle joint replacement: surgical and biochemical rationale. Clin Orthop 118:82-92

Pipino F, Calderale PM (1983) PC ankle prosthesis. Five year follow-up. Acta Orthop Belg 49:725-735

Scholz KC (1974) Total ankle replacement arthroplasty. Saunders, Philadelphia

Swoboda B, Kladny B, Weseloh G (1997) Klinik und Therapie rheumatischer Fußdeformitäten. Med Orth Tech 117:111-117

Stauffer RN, Segal NM (1981) Total ankle arthroplasty; four years experience. Clin Orthop 160:217-221

Thabe H (1987) Die endoprothetische Versorgung des oberen Sprunggelenks bei rheumatoider Arthritis. Akt Rheumatol 12:38-40

Tillmann K (1973) Vorfußkorrektur. Orthopädie 2:99-100

Tillmann K (1977) Der rheumatische Fuß und seine Behandlung. In: Otte P, Schlegel KF (Hrsg) Bücherei der Orthopäden, Bd 18, 1. Aufl. Enke, Stuttgart

Tillmann K (1997) Surgery of the rheumatoid forefoot with special reference to the plantar approach. Clin Orthop 340:39-47

Tillmann K, Rüther W (1993) Die Korrektur des Hallux valgus rheumaticus. Operat Orthop Traumatol 5:24-32

Vainio K (1956) The rheumatoid foot. Ann Chir Gynaecol Finn (Suppl 1):45

Viladot A (1962) Fisiopathologia de l'antepied. Podologie 1:87

Zenger J, Wessinghage D (1993) Ergebnisse der Metatarsalköpfchenresektion bei rheumatischer Vorfußdeformität. Orthop Prax 7:488-491

19 Kleinzehendeformitäten und ihre operative Behandlung

R. A. Fuhrmann, J. P. Benthien

Einleitung

Komplexe degenerative Erkrankungen des Vorfußes beinhalten in aller Regel neben der Fehlstellung des ersten Mittelfußstrahls und der Großzehe auch Deformitäten einer oder mehrerer Kleinzehen. Funktionell betrachtet ist die fibulare Zehengruppe für das Ausbalancieren des Fußes verantwortlich und reduziert durch ihre aktive Beugung beim Abrollvorgang den auf die Mittelfußköpfe einwirkenden Druck. Ist der Bodenkontakt der Kleinzehen fehlstellungsbedingt nicht mehr gewährleistet, können sie ihre statische und dynamische Aufgabe nicht mehr erfüllen und leiten damit ein funktionelles Derangement des Vorfußes ein.

Während das Krankheitsbild am ersten Strahl meist analysiert und in die operative Planung mit einbezogen wird, ist es immer noch weit verbreitet, unabhängig von der Art und Schwere der Kleinzehendeformität nur eine Operationsmethode als Standardverfahren einzusetzen. Meist ist dies die Grundgliedkopfresektion nach Hohmann. Als Folge dieser unkritischen Anwendung stellen sich vor allem bei längerfristigen Verlaufskontrollen oft kosmetisch und funktionell unzureichende Ergebnisse ein.

Klassifikation

Diese Unsicherheit hinsichtlich der Wahl des geeigneten Operationsverfahrens hat verschiedene Ursachen, beginnt jedoch schon bei der uneinheitlichen deutschen Nomenklatur, die sich zudem von der im angloamerikanischen Schrifttum gebräuchlichen unterscheidet.

Eine *Hammerzehe* (mallet toe) ist gekennzeichnet von einer isolierten Beugekontraktur des Kleinzehenendgelenkes. Steht eine Beugekontraktur des Kleinzehenmittelgelenkes im Vordergrund, die mit einer Fehlstellung des Endgelenkes in der Sagittalebene einhergehen kann, so handelt es sich um eine *Krallenzehe* (hammer toe). Eine dorsale Subluxation oder Luxation im Kleinzehengrundgelenk, die sich beim „Push-up"-Test nicht spontan ausgleicht und aus anatomisch-funktionellen Gründen immer mit einer Beugefehlstellung im Mittelgelenk und gelegentlich auch im Endgelenk kombiniert ist, erfüllt die Kriterien einer *Klauenzehe* (claw toe).

Ätiologie

Die häufigste Ursache der Kleinzehendeformitäten ist die Hallux valgus-Fehlstellung, die vor allem in unphysiologischem Schuhwerk (hohe Absätze, schmaler Vorfußbereich) zu einer räumlichen Enge vor allem für die zweite und dritte Zehe führt. Begünstigend wirkt sich auch die sog. „griechische Fußform" mit einer Überlänge der zweiten Zehe aus. Neurologische Grunderkrankungen wie der Ballenhohlfuß gehen oft mit Klauenzehendeformitäten einher. Erkrankungen aus dem rheumatischen Formenkreis sind im Vorfußbereich neben der markanten Fehlstellung der Großzehe durch dorsale und/oder fibulare Luxationen in den Kleinzehengrundgelenken und Beugekontrakturen in den Mittelgelenken (Klauenzehen) gekennzeichnet. Kleinzehenfehlstellungen nach Traumen oder Operationen (Korrektureingriffe des ersten Strahls oder Zehenamputationen) sind ebenfalls möglich.

Pathogenese

Die Ausbildung einer Kleinzehendeformität ist unabhängig von den genannten Ätiologien maßgeblich durch anatomische Gegebenheiten bedingt. Ohne auf die gesamte Anatomie des Zehenbewegungsapparates einzugehen, ist die genaue Betrachtung der intrinsischen Muskulatur hilfreich. Die Mm. interossei und Mm. lumbricales, die seitlich an den Basen des Grund- und Mittelgliedes inserieren und in die Seitenzügel der langen Strecksehne einstrahlen, sind die hauptsächlichen Stabilisatoren der Zehengrundgelenke. Sind sie insuffizient, so wird das Kleinzehengrundgelenk nicht mehr ausreichend stabilisiert, so daß die Streckmuskulatur die Hyperextension des Grundglieds einleitet. Die daraus resultierende relative Verkürzung der Beugemuskulatur führt zur Ausbildung der Beugefehlstellung in Mittel- und Endgelenk. Ähnlich der Knopflochdeformität an der Hand kommen die Seitenzügel der Streckaponeurose plantar der Bewegungsachse des Zehenmittelgelenkes zu liegen und forcieren ihrerseits die Beugefehlstellung (Kapandji 1992, McGlamry 1992).

Beschwerden

Die betroffenen Patienten beklagen je nach Ausbildung der Zehendeformität meist belastungsabhängige Schmerzen über der Zehenkuppe (Hammerzehe), streckseitig über dem flektierten Zehenmittelgelenk (Krallenzehe) oder bei gleichzeitiger transversaler Abweichung im betroffenen Zehenzwischenraum. Wird hingegen eine Metatarsalgie als beschwerdeführend angegeben (Klauenzehe), so liegt eine komplexe Vorfußpathologie zugrunde, die detailliert analysiert werden muß.

Untersuchung

Die klinische Untersuchung muß die gesamte untere Extremität umfassen, um Achsenabweichungen, die sich auf den Fuß auswirken, zu erfassen. Speziell bei Systemerkrankungen muß die Stellung des Rückfußes und der Fußwurzel analysiert werden, da sich ein bleibendes Korrekturergebnis am Vorfuß nur bei korrekter Stellung dieser Fußabschnitte erzielen läßt. Die Untersuchung des Vorfußes selbst umfaßt die Inspektion bei Belastung und die Befunderhebung im Sitzen oder Liegen am unbelasteten Fuß. Am belasteten Fuß sollte darauf geachtet werden, ob die Kleinzehen noch ausreichenden Bodenkontakt haben. Auch das Längenverhältnis der Zehen zueinander muß in Einzelfällen, besonders bei einer „griechischen Fußform", berücksichtigt werden.

Die Lokalisation der Druckstellen oder Schwielen ist bereits hinweisend auf die Art der Deformität. Während die Hammerzehendeformität meist mit einer starken Beschwielung der plantaren Zehenkuppe, manchmal auch verbunden mit einer Nagelwachstumsstörung (Abb. 1), einhergeht, zeigt die Krallenzehe typischerweise eine Schwiele streckseitig über dem prominenten Zehenmittelgelenk. Länger bestehende Klauenzehen führen wegen des fehlenden Bodenkontakts (Abb. 2) und der daraus resultierenden fehlenden Abstützung zu einer Überbelastung des Mittelfußkopfes, was sich in einer vermehrten plantaren Beschwielung und einer gelegentlich nachvollziehbaren distalen Verlagerung des plantaren Fettpolsters äußert.

Neben der Einteilung der Kleinzehendeformitäten gemäß der oben angegebenen Nomenklatur ist die Unterscheidung zwischen einer flexiblen und einer kontrakten Deformität wesentlich. Um dies gegeneinander abzugren-

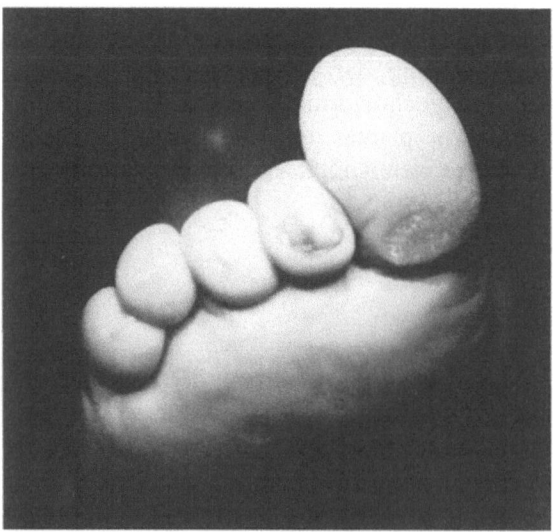

Abb. 1. Nagelwachstumsstörung an der 2. Zehe aufgrund einer kontrakten Hammerzehendeformität

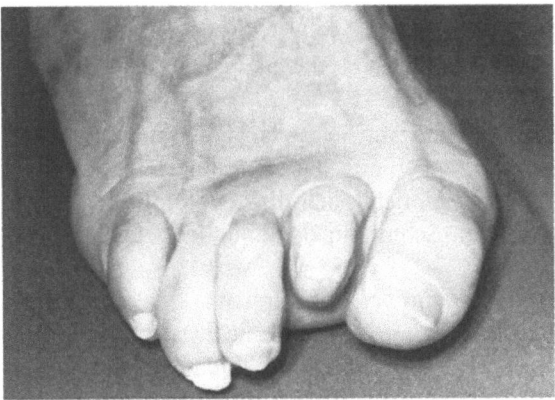

Abb. 2. Klauenzehendeformität der 2. Zehe mit deutlicher Luxation im Grundgelenk und fehlendem Bodenkontakt

zen, empfiehlt sich die Durchführung eines „Push-up"-Testes, bei dem der Untersucher den Fuß mit beiden Händen so umfaßt, daß beide Daumen plantar zu liegen kommen und er so in der retrokapitalen Mittelfußregion einen manuellen Druck ausüben kann. Kommt es bei diesem Manöver zu einem Ausgleich der Deformität, so liegt eine flexible Fehlstellung vor. Auch wenn scheinbar nur eine Zehe, meist die zweite, von der Fehlstellung betroffen ist, sollte man die fibular benachbarte Zehe hinsichtlich der Vorspannung ihrer Zehenbeuger beurteilen.

Selbstverständlich muß neben der orientierenden neurologischen Untersuchung des Fußes, beispielsweise zum Ausschluß einer Morton'schen Neuralgie, und der Überprüfung der Perfusion die Fehlstellung des ersten Strahls mit in das operative Therapiekonzept einbezogen werden.

Die *Röntgendiagnostik* umfaßt zum Ausschluß knöcherner Pathologien standardmäßig eine posterior-anteriore Aufnahme des belasteten Vorfußes, auf der sich vor allem die Stellung des Grundgelenks beurteilen läßt. Die klassische seitliche Aufnahme ist wegen der Überlagerung nur schwer zu beurteilen. Oft ist eine schräg eingestellte Aufnahmetechnik hilfreicher.

Operative Therapie

Nach der Klassifikation der Zehendeformität empfiehlt sich das Aufstellen eines Behandlungsalgorhythmus, der die Grundlage zur Festlegung des geeigneten operativen Vorgehens darstellt und je nach Befundkonstellation variiert werden kann. Wenngleich nachfolgend nur auf die Kleinzehendeformitäten eingegangen wird, ist es unerläßlich, eine gleichzeitige Korrektur der begleitenden Fehlstellung des ersten Strahls durchzuführen.

Hammerzehendeformität. Auch wenn die Fehlstellung noch flexibel ist, führen die Weichteileingriffe meist nicht zum gewünschten langfristigen Therapieerfolg, so daß in aller Regel eine Arthrodese oder Resektionsarthroplastik des Endgelenkes indiziert ist.

Bei der präoperativen Untersuchung am belasteten Fuß muß besonders auf die Vorspannung der langen Beugesehne der benachbarten Zehen geachtet werden. Ist dies der Fall, so empfiehlt sich die Tenotomie der langen Beugesehne, die über einen kleinen Schnitt in der Endgliedbeugefalte vorgenommen werden kann.

Als Hautschnitt zur *Resektionsarthroplastik* empfiehlt sich eine quere dorsale Inzision über der Streckseite des Zehenendgelenkes, die nach proximal und distal zu beiden Seiten in einem Winkel von 60° verlängert werden kann. Der Vorteil dieses Zugangs liegt in dem besseren kosmetischen Resultat, da die meist vorhandenen überschüssigen Hautareale entsprechend der Hautspaltlinien ovalär exzidiert werden können. Strecksehne und Kapsel werden ebenfalls quer durchtrennt, so daß der Mittelgliedkopf nach Durchtrennung der Seitenbänder subperiostal dargestellt werden kann. Die Präparation der Endgliedbasis ist zu diesem Zeitpunkt wegen der vorliegenden Beugekontraktur oft nicht möglich. Aus diesem Grund empfiehlt es sich, zunächst die Resektion des Mittelgliedkopfes am Übergang zur Diaphyse auszuführen. Sie wird bevorzugt mit einer kleinen oszillierenden Säge durchgeführt, um vor allem bei osteoporotischem Knochen eine plane Osteotomiefläche zu gewährleisten (Fuhrmann, 1998). Ist eine Resektionsarthroplastik geplant, wird nach Überprüfung der korrekten Zehenstellung die Kapsel readaptiert. Ein Kirschner-Draht kann in axialer Richtung zur temporären Stabilisation eingebracht werden.

Wird eine *Arthrodese* des Endgelenks angestrebt, kann die Endgliedbasis mit einer Kürette nun sparsam entknorpelt werden. Bei einer Probereposition wird die Ausrichtung der Arthrodese in der transversalen und sagittalen Ebene überprüft. Anzustreben ist die Endgliedversteifung in Neutralposition.

Zur Stabilisation können verschiedene Verfahren angewandt werden, wobei die alleinige axiale Kirschner-Drahtfixation wegen fehlender Rotationsstabilität und zu geringer Kompressionswirkung nicht empfohlen werden kann. Geeignet ist eine Kombination von Kirschnerdraht-Osteosynthese und intraossärer Drahtnaht, wozu zwei kleine parallel zur Resektionsebene verlaufende Knochenkanäle in das End- und Mittelglied gebohrt werden, durch die Drahtnähte geführt und schließlich an beiden Seiten gegeneinander verknotet werden. Der Kirschner-Draht sollte dabei so positioniert werden, daß er das Nagelbett nicht tangiert und nach proximal das Zehenmittelgelenk nicht überschreitet.

Der Weichteilverschluß gelingt durch Readaptation der Kapsel-Strecksehneneinheit, bevor die Hautnaht ggf. unter ovalärer Resektion überstehender Hautareale die Operation abschließt.

Die postoperative Mobilisation ist in einer Vorfußentlastungsorthese möglich. Diese sollte bis zur Entfernung des Kirschnerdrahtes (Abschluß der 3. postoperativen Woche) getragen werden, um einem Bruch des Drahtes vorzubeugen. Anschließend ist die plantigrade Belastung in einem flachen Schuh mit starrer Sohle möglich. Die vollständige Konsolidierung ist nach 6 Wochen erreicht.

Krallenzehendeformität. Vor der definitiven Festlegung der Operationsmethode (Tabelle 1) muß durch Ausführen des „Push-up"-Tests nochmals die Position des Metatarsophalangealgelenkes (MTP) überprüft werden. Wenn sich dabei Hinweise auf eine Subluxationstendenz ergeben, muß dem eigentlichen Eingriff am Mittelgelenk (PIP) die schrittweise Weichteilkorrektur des Grundgelenkes vorausgehen. Dieser Eingriff hat zum Ziel, das Grundgelenk zu reponieren und damit der intrinsischen Muskulatur wieder eine aktive Stabilisation zu ermöglichen.

Werden diese Grundsätze mißachtet, so kommt es unweigerlich trotz stellungskorrigiertem Mittelgelenk zu einer „Cock-up"-Deformität. Dabei gerät die gesamte Kleinzehe aufgrund der dorsalen Instabilität im Zehengrundgelenk in eine Hyperextensionsstellung.

Flexible Krallenzehe. Liegt eine flexible Krallenzehendeformität vor, so wird die Flexor digitorum longus-Sehne über eine kleine Stichinzision plantar in Höhe der Endgliedbeugefalte tenotomiert und über eine weitere Inzision über der Grundgliedbeugefalte hervorluxiert (Abb. 3). Die Sehne wird anschließend in zwei Zügel gespalten. Streckseitig legt man eine S-förmig geschwungene Schnittführung über dem Zehenmittelgelenk an, um die Strecksehnenhaube darzustellen. Die Zügel der Flexor digitorum longus-Sehne können nun medial bzw. lateral um das Grundglied geführt werden. Unter mäßiger Vorspannung und Redression der Zehe werden die bei-

Tabelle 1.

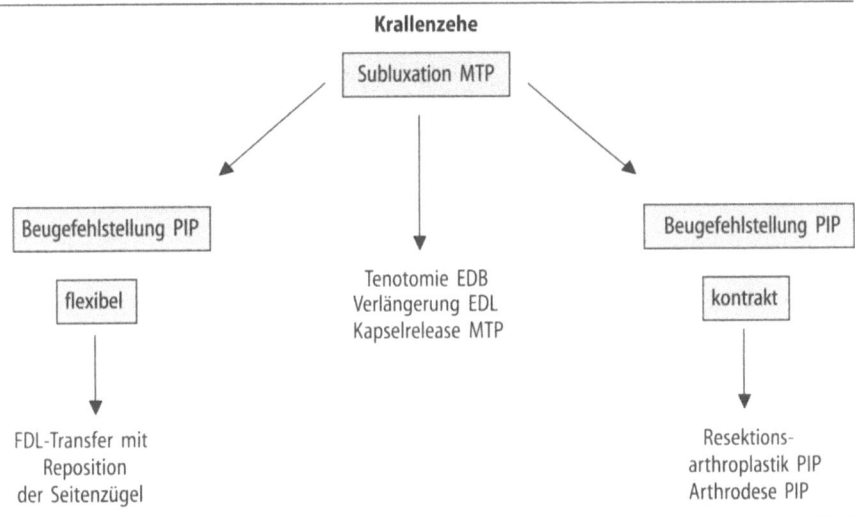

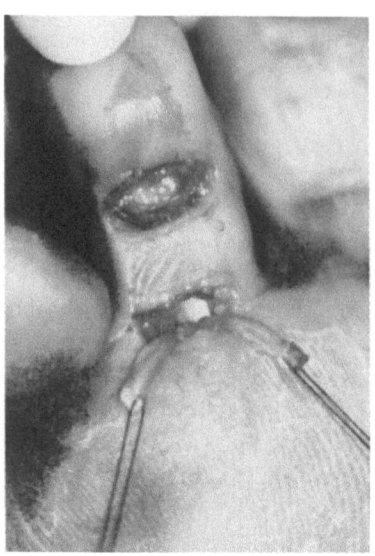

Abb. 3. Beugesehnentransfer bei flexibler Krallenzehe: hervorluxierte und in zwei Zügel gespaltene Flexor digitorum longus-Sehne zur anschließenden Umlagerung auf die Streckaponeurose

den Beugesehnenzügel etwa im mittleren Grundglieddrittel auf der Streckaponeurose vernäht (Walsh, 1998). Die Hautnaht schließt den Eingriff ab.

Als Nachbehandlung empfiehlt sich ein Zügelverband, der über mehrere Wochen konsequent angelegt wird. Unmittelbar postoperativ ist die plantigrade Belastung erlaubt.

Kontrakte Krallenzehe. Ist ein *Release des Zehengrundgelenks* nötig, muß der Hautschnitt so gewählt werden, daß er die Hautspaltlinien über dem streckseitigen Grundgelenk nicht senkrecht überkreuzt und damit die Entstehung kontrakter Narbenstränge induziert. Deshalb empfiehlt sich eine S- oder zickzack-förmige Schnittführung. Nun wird zunächst die fibularseitig gelegene Extensor digitorum brevis-Sehne tenotomiert. Anschließend kann durch den „Push-up"-Test überprüft werden, ob weiterhin eine dorsale Subluxation im Zehengrundgelenk vorliegt. Ist dies der Fall, so wird als nächstes die Extensor digitorum longus-Sehne nach entsprechender Isolierung aus dem Streckapparat z-förmig durchtrennt. Erneut entscheidet der Operateur anhand des „Push-up"-Tests, ob ein Kapselrelease erforderlich ist. Dazu müssen das Gelenk eröffnet und die Seitenbänder durchtrennt werden. Jetzt läßt sich die plantare Platte vor allem proximal mobilisieren. Abschließend erfolgt die Readaptation der Kapsel und des Streckapparates mit Verlängerung der tenotomierten langen Strecksehne.

Als Zugang zur Durchführung einer *Resektionsarthroplastik* des Mittelgelenkes empfiehlt sich eine querverlaufende Schnittführung parallel der Hautspaltlinien, die es ermöglicht, von der überdehnten und schwielenähnlich verdickten Haut ein ovaläres Areal zu exzidieren (Fuhrmann u. Roth 1998). Die Durchtrennung der kurzen Strecksehne als auch der Kapsel erfolgen in gleicher Richtung, bevor die Seitenbänder gelöst und der Grund-

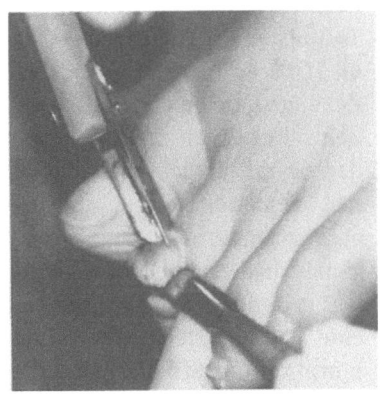

Abb. 4. Grundgliedkopfresektion bei kontrakter Krallenzehe: Resektion des Grundgliedkopfes mit der oszillierenden Säge

gliedkopf ausreichend exponiert werden kann. Die Resektion des distalen Grundgliedanteils mit einer oszillierenden Säge erfolgt am metaphysären Übergang genau senkrecht zur Schaftachse (Abb. 4). Ein Kirschner-Draht zur temporären Stabilisation der Resektionsarthrodese ist optional.

Ist eine *Arthrodese* des Mittelgelenkes geplant, muß nun noch die Mittelgliedbasis sparsam entknorpelt werden. Ähnlich wie am Endglied sollte eine rotationsstabile Osteosynthese durchgeführt werden, was sich am einfachsten über eine intraossäre Drahtnaht und einen axial gebohrten Kirschner-Draht realisieren läßt.

Die Readaptation der Kapsel-Sehnen-Strukturen und die Hautnaht, ggf. nach Exzision eines dorsalen Hautareals, schließen die Operation ab.

Die Nachbehandlung der Resektionsarthroplastik sollte einen Zügelverband, der die Zehe nach plantar redressiert, beinhalten. In diesem Fall ist die sofortige plantigrade Belastung in einem Schuh mit starrer Sohle möglich. Die Arthrodese im Mittelgelenk erfordert den Einsatz einer Vorfuß-Entlastungsorthese, um einem Bruch des Kirschner-Drahts vorzubeugen. Dieser kann in der Regel nach 3–4 Wochen entfernt werden, so daß anschließend die plantigrade Belastung möglich ist.

Klauenzehendeformität. Die Behandlung dieser Zehenfehlstellung ist komplex, betrifft meist mehrere Zehen und ist nicht selten von Komplikationen oder unbefriedigenden Ergebnissen begleitet. Wesentlichen Anteil an der dauerhaften Behebung einer solchen komplexen Vorfußdeformität ist das Wiederherstellen eines lastaufnehmenden stabilen ersten Strahls, so daß die nachfolgend beschriebenen Eingriffe in der Regel mit einer Korrektur des ersten Mittelfußstrahls kombiniert werden.

Eine langfristig vorbestehende Luxation im Zehengrundgelenk beinhaltet eine Verkürzung der dorsalen Weichteile, die aufwendige hautplastische Eingriffe (Z-Plastiken) erforderlich machen kann. Oft verhindern die kontrakten Weichteile eine komplette Reposition der Zehe, so daß eine Verkürzung des betreffenden Strahls nicht zu umgehen ist. Dabei bietet die alleinige diaphysäre Grundgliedverkürzung (Operation nach O'Connell) keine ausreichende Längenreduktion (Uthoff 1990). Die Grundgliedbasisresektion (Operation nach Gocht) führt zu einer unvermeidbaren Instabilität des Zehengrundgelenks und damit zu einem kompletten Funktionsverlust der Zehe. Deswegen stellt eine *metatarsale Verkürzung* die Methode der Wahl dar. Grundsätzlich kann die Verkürzung des Mittelfußstrahls an verschiedenen Regionen vorgenommen werden. Die weit verbreitete retrokapitale Schrägosteotomie nach Helal hat den Nachteil, daß die Verkürzung nicht genau dosierbar ist und zwingend an eine sofortige Vollbelastung des Fußes gebunden ist. Die basisnahe Verkürzung bzw. Keilentnahme erfordert eine stabile Osteosynthese und birgt zudem das Risiko einer übermäßigen Elevation des Strahls. Weiterhin kann der Fuß erst nach deutlich erkennbarer knöcherner Konsolidierung teilbelastet werden.

Aus diesen Gründen erscheint die diaphysäre Schrägosteotomie nach Weil das am besten geeignete Verfahren zur Durchführung einer metatarsalen Verkürzung. Sie läßt sich je nach Befundkonstellation an einem oder mehreren Strahlen durchführen und hat den Vorteil, daß die Längeneinstellung intraoperativ genau festgelegt werden kann. Die Osteotomie-Ebene verläuft parallel der Fußsohle, so daß nach Durchführung einer Minimalosteosynthese die Vollbelastung möglich ist (Barouk 1994).

Der Hautschnitt verläuft bevorzugt längsgestellt von der betreffenden Kommissur nach proximal ziehend, so daß je nach Operationsplanung zwei Metatarsalia erreicht werden können. Nach Tenotomie der Extensor digitorum brevis-Sehne erfolgt die Kapseleröffnung und die Luxation der Zehe nach plantar. Das Ausmaß der notwendigen Kapseldiszission hängt vom Ausgangsbefund ab. Bei ausgeprägten Klauenzehen ist meist ein komplettes Release einschließlich der Z-förmigen Durchtrennung der Extensor digitorum

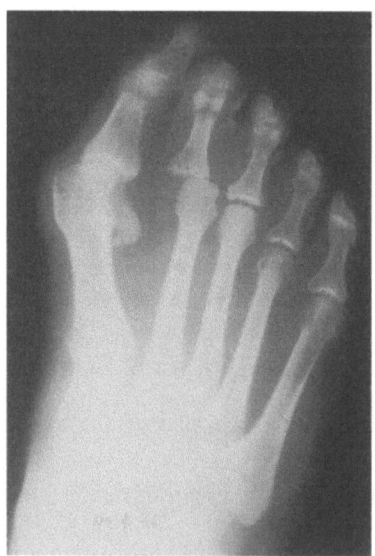

Abb. 5. Präoperatives Röntgenbild: deutliche Hallux valgus-Fehlstellung mit vergrößertem 1. Intermetatarsalwinkel und dorsotibialer Luxation im 2. Zehengrundgelenk

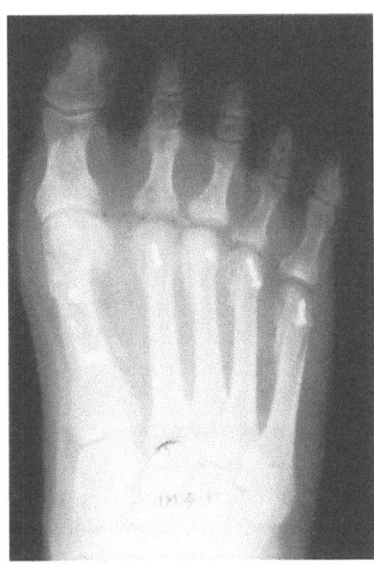

Abb. 6. Postoperatives Röntgenbild: Korrekturosteotomie des Metatarsale 1 nach Scarf sowie metatarsale Verkürzungsosteotomien 2–5 nach Weil

longus-Sehne notwendig, um die Zehe luxieren zu können. Die langstreckige diaphysäre Schrägosteotomie beginnt am dorsalen knorpeligen Überzug des Mittelfußkopfes und läuft parallel der Fußsohle nach proximal. Die Verkürzung des kopftragenden plantaren Fragmentes tritt spontan in einer ausgeglichenen Weichteilspannung ein. Unter Berücksichtigung eines ausgewogenen Alignements der Mittelfußstrahlen erfolgt die Stabilisation retrokapital über einen Kirschner-Draht mit Gewinde oder eine Kleinfragment-Schraube. Abschließend wird der dorsale knöcherne Überstand entfernt, die Kapsel verschlossen und die Strecksehnenhaube readaptiert (Abb. 5, 6).

Aufgrund der Weichteilentspannung ist es ausreichend, die Beugekontraktur im Mittelgelenk nur manuell zu redressieren. Zur Nachbehandlung kann der Patient den Fuß plantigrad bis zur Schmerzgrenze belasten.

Komplikationen. Intraoperative Komplikationen sind bei Operationen an den Kleinzehen vergleichsweise selten und meist auf eine unzureichende Technik oder überdimensioniertes Instrumentarium zurückzuführen. Bei Verwendung einer kleinen oszillierenden Säge anstelle einer Knochenschneidezange lassen sich Frakturen vermeiden. Straffe Pseudarthrosen sind gelegentlich zu beobachten, stellen jedoch nur selten eine Indikation zur Revision dar. Häufiger sind unzureichend positionierte Osteotomieebenen, die zu einer Achsenabweichung der Zehe führen sowie unangemessen dimensionierte Knochenresektionen bei Resektionsarthroplastiken. Sowohl eine zu geringe Resektion (schmerzhafte Kontaktarthrose) als auch eine übermäßige Resektion („floppy toe") führen zu glaubhaften Beschwerden.

Gefäß-Nerven-Verletzungen sind selten. Bei lange vorbestehenden Flexionskontrakturen müssen die Patienten allerdings präoperativ über ein erhöhtes Risiko der Minderperfusion aufgeklärt werden. Zeigt sich nach Eröffnen der Blutleere und subtiler Präparation der Weichteile ohne iatrogene Gefäßläsion auch nach 15 Minuten kein ausreichender Kapillarpuls, so kann man über ein Nitropflaster (Nitroderm® TTS 10), das in Höhe der Kniekehle über dem Gefäßstrang appliziert wird, oft eine deutliche Besserung innerhalb der nächsten 30 Minuten erzielen.

Weichteilschwellungen sind postoperativ vor allem nach komplexen Vorfußrekonstruktionen häufig und können mehrere Wochen anhalten. Konsequente Hochlagerung des Fußes, Kryotherapie, Antiphlogistika, Kompressionsstrümpfe, Lymphdrainage und aktive Bewegungsübungen sind geeignete Maßnahmen zu ihrer Behandlung.

Zusammenfassung

Die adäquate Behandlung von Kleinzehendeformitäten erfordert neben einer exakten klinischen Befunderhebung sowie einer einheitlichen Nomenklatur die Entwicklung eines Behandlungsalgorhythmus, der die für die Indikationsstellung entscheidenden Kriterien enthält. Dies ist für die Hammer-, Krallen- und Klauenzehendeformität exemplarisch aufgeführt.

Während die Abgrenzung einer flexiblen von einer kontrakten Zehendeformität klinisch gut möglich ist, erfordert die unerläßliche Beurteilung der Gelenkstellung im Kleinzehengrundgelenk eine gewisse Erfahrung und subtile Untersuchungstechnik. Da dem Grundgelenk die Rolle eines "Schlüsselgelenks zukommt, muß bei Vorliegen einer dorsalen Subluxations- oder Luxationsstellung zusätzlich zur operativen Behandlung der weiter distal gelegenen Zehendeformität ein geeigneter Eingriff zur Reposition des Zehengrundgelenks durchgeführt werden. Auch hierzu sind die maßgeblichen Indikationskriterien und geeigneten Operationsverfahren aufgeführt.

Literatur

Barouk LS (1994) L'osteotomie cervico-capitale de Weil dans les métatarsalgies medianes. Méd Chirurg Pied 10:1-11

Fuhrmann R, Roth A (1998) Kleinzehendeformitäten: Kondylenresektion an Grund- und Mittelphalanx. In: Wülker N, Stephens M, Cracchiolo A III (Hrsg) Operationsatlas Fuß und Sprunggelenk. Enke, Stuttgart, pp 77-83

Kapandji IA (1992) Funktionelle Anatomie der Gelenke. 2 Aufl, Bd 2. Enke Stuttgart, pp 196-201

McGlamry ED (1992) Lesser Ray Deformities. In: McGlamry ED, Banks AS, Downey MS (eds) Comprehensive textbook of forefoot surgery, Vol 1, 2nd ed. Williams & Wilkins, Baltimore, pp 321-377

Uhthoff HK (1992) Operative Behandlung der nicht kontrakten Hammerzehe. Operat Orthop Traumatol 2:46-50

Walsh HPJ (1998) Kleinzehendeformitäten: Transfer der Beugesehne und Weichteilrelease des Metatarsophalangealgelenks. In: Wülker N, Stephens M, Cracchiolo A III (Hrsg) Operationsatlas Fuß und Sprunggelenk. Enke, Stuttgart, pp 85-92

20 Der Fuß bei Stoffwechselerkrankungen

B. GREITEMANN

Der Fuß steht bei Stoffwechselerkrankungen in der Regel selten im Vordergrund, wenn man von der Ausnahme der Gicht absieht. Dennoch ist die Kenntnis der möglichen Veränderungen, die derartige Erkrankungen am Fuß verursachen können für die Differentialdiagnose von Beschwerden im Fußbereich unerläßlich. Im Wesentlichen ist an folgende Erkrankungen zu denken (Tabelle 1).

In der Folge soll auf die wesentlichen Stoffwechselstörungen und deren Veränderungen am Fuß eingegangen werden. Es wurde nicht eingegangen auf die Arthropathien bei Bluterkrankungen (Hämophilie, Hämoglobinopathien) bzw. bei neoplastischen Veränderungen (paraneoplastisch, Synovialom, leukämisch, Sweet-Syndrom).

Tabelle 1. Mögliche Stoffwechselerkrankungen mit Fußbeteiligung

Hypo- bzw. Hypervitaminosen (Rachitis/Skorbut/Vitamin A-Hypervitaminose)	Osteomalazie (Vitamin D-Mangel/renale Osteodystrophie)
Hyper- bzw. Hypothyreose	Hyper- bzw. Hypoparathyreoidismus
Hypophyseninsuffizienz	Hyperlipoproteinämie
Akromegalie	Kristallarthropathien (Gicht, Chondrocalcinose, Hydroxylapatit)
Osteoporose	Schwermetallvergiftungen
Morbus Paget	Morbus Sudeck (Algodystrophie)
Neuropathien	Diabetes mellitus
Angeborene Stoffwechselstörungen	

Metabolische Arthropathien

In der Übersicht sei vor Darstellung der Arthropathien bei Stoffwechselerkrankungen, der Osteoporose und der Osteomalazie noch einmal auf die Bedeutung der körpereigenen Hormone und deren Wirkung hingewiesen, da diese zum Verständnis der pathophysiologischen Veränderungen bei den in der Folge angesprochenen Erkrankungen unerläßlich sind:

- *Parathormon*
  Das Parathormon reguliert in Anwesenheit von Vitamin D die Ca^{++}-Homöostase. Es führt zu verstärkter Calciumresorption intestinal und Rückresorption im Nierenbereich unter Steigerung der Phosphatausscheidung. Es aktiviert die Osteoklasten und fördert die Transformation von Osteoblasten in Fibroblasten. Dadurch mobilisiert es Ca^{++} aus dem Skelett.

- *Calcitonin*
  Calcitonin ist der Antagonist des Parathormons. Es senkt den Ca^{++}-Spiegel, hemmt die Osteoklastenaktivität generell und steigert die Aktivität der Osteoblasten.

- *Schilddrüsenhormon T_3/T_4*
  Fördert die Calciumaufnahme, Rückresorption, mobilisiert Ca^{++} aus dem Skelett.

- *Corticosteroide*
  Führen über eine Minderung der Calciumrückresorption zu Knochenabbau, steigern die renale Calciumausscheidung und führen teilweise zu sekundärem Hyperparathyreoidismus.

- *Vitamin D*
  Erhöht die Resorption von Calcium und Phosphat in Darm und Niere, fördert die Osteoidmineralisation und senkt sekundär über eine verstärkte Ca^{++} Resorption im Darm die Parathormonsekretion.

Metabolische Osteopathien werden unterschieden in:
- Vitaminmangelosteopathien (beispielsweise Rachitis, Skorbut)
- Renale Osteopathien
- Endokrine Osteopathien

Vitaminmangelosteopathien

Rachitis

Pathophysiologie. Der Rachitis liegt ein Vitamin D-Mangel zugrunde mit verminderter Calciumresorption und Störung der endostalen und periostalen Ossifikation mit Bildung von nicht-mineralisiertem Osteoid. Es bildet sich somit in der Jugend ein weicher, deformierbarer Knochen aus mit resultierenden Achselfehlstellungen, statikbedingt. Die Osteoidsäume sind breiter, speziell im metaphysär-epiphysären Bereich, die Wachstumsfugenknorpel werden ungenügend verknöchert.

Klinik. Typisch sind becherartige Metaphysenauftreibungen, Anschwellungen der Knöchel, Varus- oder Valgusfehlstellungen der Extremitäten, der rachitische Rosenkranz, Kraniotabes, Harrison-Furche durch Zwerchfelleinziehungen. Zudem sind Kiel- und Hühnerbrust, Skoliosen und Kartenherzbecken häufige Veränderungen der Rachitis.

Röntgenologisch zeigen sich Wachstumsfugenverbreiterungen mit verwaschener Struktur der Corticalis sowie becherartige metaphysäre Auftreibungen und Extremitätenverbiegungen.

Vom *Labor* her zeigt sich die alkalische Phosphatase deutlich erhöht bei Hypophosphatämie und vermindertem Calcium im Serum.

Fußbeteiligung. Am Fuß manifestiert sich die Erkrankung primär seltener. Probleme können im Erwachsenenalter die Varus- und Valgusfehlstellung in der Knöchelgabel und dadurch bedingte statische Fehlhaltungen bzw. Überlastungen des Fußes verursachen.

Therapie. In der Jugend Vitamin D-Prophylaxe mit 500–1000 Einheiten pro Tag. Je nach Fußfehlstellung ggf. orthopädietechnische Schuhversorgungen.

Vitamin C-Mangel (Skorbut)

Pathophysiologie. Meist in der ersten Hälfte des ersten Lebensjahres auftretende Erkrankung mit Mangel an Vitamin C. Hauptsächlich wird das Bindegewebe betroffen mit mangelhafter Produktion von Hydroxyprolin, mangelhafter Produktion von Fibroblasten und nachfolgender Störung der Osteoblastenproduktion sowie der Collagenmatrix.

Klinik. Ausgesprochen starke Osteoporose (DD: Osteogenesis imperfecta) mit Calcificierungszonen an den Epiphysen (Wimberger-Ringe), teilweise begleitet von Epiphysenabrutschen.

Fußbeteiligung. Im Fußbereich kann es durch die hochgradige Osteoporose zu Frakturierungen und Deformierungen kommen, allerdings sehr selten resultiert eine starke Ausprägung dieser Erkrankung.

Vitamin A-Hypervitaminose

Pathophysiologie. Bedingt durch exzessive Vitamin A-Zufuhr verursachte Erkrankung mit corticalen Hyperostosen, oft begleitende Hypercalcämie und Wachstumsretardierungen.

Fußbeteiligung. Typischerweise manifestiert sich die Erkrankung oft zuerst an den Mittelfußköpfchen (selten am I. Strahl) mit Hyperostosen, Deformierungen und Schmerzen. Bei Reizungen teilweise arthritisches Bild.

Therapie. Je nach Fehlstellung und Lage der Hyperostose ggf. Schuhzurichtungen/Einlagen.

Renale Osteopathien (s. Osteomalazie)

Im Rahmen der renalen Osteodystrophie kommt es durch Glomerulusinsuffizienz zur Retention von Phosphat und verminderter Vitamin D_3-Synthese mit Entstehung eines sekundären Hyperparathyreoidismus und hieraus resultierender Knochenmineralisationsstörung (s. unter Osteomalazie).

Endokrine Osteopathien

Hyperthyreose

Pathophysiologie. Überfunktion der Schilddrüse mit vermehrter Freisetzung beider Hormone, unterschiedlicher Ursachen.

Klinik. Die Hyperthyreose manifestiert sich klinisch durch die bekannte Muskelschwäche und Muskelschmerzen, Schwellungen der Weichteile, insbesondere im Bereich der Hand, Polyarthralgien, Enthesiopathien und einer Achillodynie sowie der Osteoporose. Im Rahmen eines hypophysären Defektes kommt es zur Wasserretention und zur Mukopolysaccharideinlagerung in retrobulbäre Weichteile, aber typischerweise auch prätibial als Myxödem.

Im *Labor* sind TSH basal abgesunken, fT_3 und fT_4 erhöht, ggf. Schilddrüsenantikörper vorliegend.

Röntgenologisch zeigt sich häufig eine deutliche osteoporotische Entkalkung des Knochenskelettes durch die Ca^{++}-Mobilisation (Abb. 1).

Fußbeteiligung. Im Fußbereich kann die myxödematöse Schwellung in der Haut teilweise erhebliche Ausmaße aufweisen. Begleitend besteht oft einer Hyperhydrosis der Füße. Typisch sind Beschwerden im Bereich des Achillessehnenansatzes sowie der Ferse im Sinne einer Enthesiopathie. Teilweise auch Nervenkompressionssymptome bei Myxödem im Sinne des Tarsaltunnelsyndroms.

Therapie. Im Vordergrund steht die Primärtherapie, bei osteoporotischen Frakturen ggf. Entlastung über Orthesen notwendig.

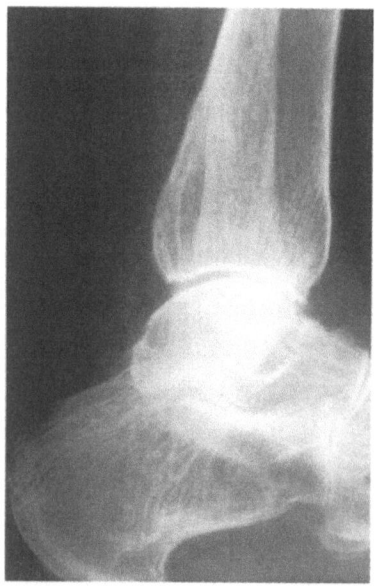

Abb. 1. Osteoporose des Calcaneus bei Hyperthyreose

Hypothyreose

Pathophysiologie. Unterfunktion der Schilddrüse, angeboren oder sekundär erworben.

Klinik. Die Hypothyreose manifestiert sich neben den bekannten Symptomen der Myopathie und Adynamie ggf. auch durch myxödematöse Weichteilschwellungen mit Nervenengpaßsyndromen so beispielsweise dem Carpaltunnel- aber auch dem Tarsaltunnelsyndrom. Polyarthralgien sind nicht selten, betreffen dann aber auch das Fußskelett. Bei Entwicklung eines sekundären Hyperparathyreoidismus sind auch Weichteilverkalkungen möglich mit Kontrakturen (Abb. 2 u. 3).

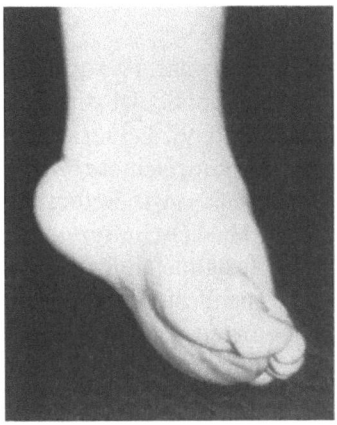

Abb. 2 u. 3. Kontrakter Klumpfuß (Abb. 2) und Weichteilverkalkungen (Abb. 3) bei Hypothyreose und sekundärem Hyperparathyreoidismus

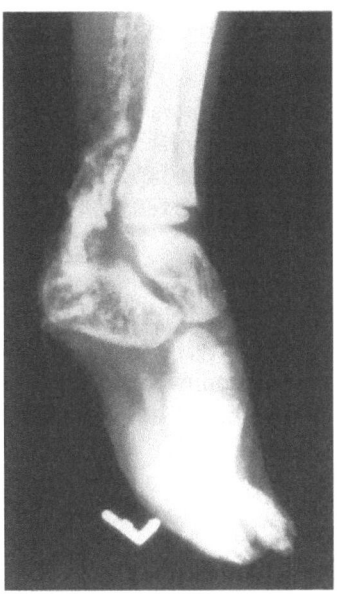

Abb. 3

Diagnostik. TSH basal erhöht, fT$_3$ und fT$_4$ erniedrigt, ggf. Schilddrüsenantikörper.

Fußbeteiligung. Durch Myxödem verursachtes Tarsaltunnelsyndrom, Oligo- bis Polyarthralgie des Fußskelettes.

Hyperparathyreoidismus

Pathophysiologie. Man unterscheidet einen primären Hyperparathyreoidismus aufgrund von Epithelkörperchenadenomen von einem sekundären Hyperparathyreoidismus bei hypocalcämischen Zuständen, Vitamin D-Mangel sowie eine Osteomalazie und einen tertiären Hyperparathyreoidismus mit Entwicklung einer autonomen Parathormonproduktion bei Niereninsuffizienz.

Klinik. Primär Hypocalcämie, sekundär aber Hypercalcämiesyndrom mit Gewichtsabfall, Obstipation, Magenatonie, Meteorismus, ggf. Pankreatitis kalzifizierend, Polyurie und Polydipsie, Herzrhythmusstörungen, Urolithiasis, Nephrocalcinose, Ostitis fibrosa cystica mit polyarthralgischen Beschwerden sowie Enthesiopathien, insbesondere im Becken- und Fersenbereich, Muskelschmerzen und Muskelschwächen, teilweise auch polyarthritische Zustände ähnlich der Kristallarthropathien sowie später dann die typische manifeste Osteoporose mit Frakturierungen (Osteoklastose). Klinisch imponieren zudem Kalkeinlagerungen in Weichteile, aber auch Gelenke (Pseudogicht). Reaktiv können Sekundärarthrosen entstehen.

Labor. Primär Hypocalcämie, sekundär Erhöhung des Serumcalciums, des Phosphates und der alkalischen Phophatase. Deutlich Parathormonerhöhung.

Röntgenologisch subperiostale Knochenresorptionszonen sowie Osteoporose, teilweise Frakturierungen.

Fußbeteiligung. Im Bereich der Füße zeigen sich häufig subperiostale Resorptionszonen und sekundäre chondrocalcinöse Verkalkungszustände, Fersenschmerzen und Enthesiopathien sowie Polyarthralgien und Sekundärarthrosen bevorzugt an den großen Gelenken. Durch Verkalkungen teilweise Schmerzen im Schuh bzw. Gelenkbewegungsminderungen.

Therapie
- Steigerung der Calciumausscheidung im Urin durch Infusionstherapien mit 0,9%iger NaCl-Lösung, Natriumsulfatinfusionen, Furosemid- bzw. Calcitonin-Gaben.
- Hemmung des Knochenumsatzes durch Phosphatgaben, Corticoidgaben ggf. Zytostatika (Mitromycin), Calcitonin.
- Verminderung der enterale Calciumresorption durch orale Phosphattherapie, Gabe von Corticoiden oder Cellulosephosphat.
- Operative Therapie beim primären Hyperparathyreoidismus durch Adenomresektion.

- Je nach klinischem Bild ggf. orthopädische Schuhzurichtungen oder Maßschuhe erforderlich, teilweise auch operative Eingriffe zur Arthrosetherapie oder Verkalkungsextirpation.

Hypoparathyreoidismus (Morbus Albright)

Pathophysiologie. Hormonmangelzustand mit verminderter oder fehlender Hormonausschüttung entweder primär oder sekundär (meist nach Schilddrüsen-OP).

Klinik. Bei der angeborenen Version, dem Morbus Albright typischerweise klinisches Bild mit Kleinwuchs, Brachymetacarpalia, Rundgesicht, Adipositas, Oligophrenie und auch Brachymetatarsalia (Fußbeteiligung). Typisch auch das Auftreten von subcutanen Verkalkungen und tetanischen Zuständen durch die Hypocalcämie.

Fußbeteiligung. Brachymetatarsalia, periartikuläre Verkalkungen, Spasmen der Fußmuskulatur.

Therapie. Orale Calciumsubstitution (2–4 g pro Tag) sowie Dihydrotachysterolgaben (A.T.10) von 1 mg pro Tag oral.
Selten Schuhversorgungen oder operative Entfernung der Verkalkungen.

Hyperlipoproteinämien

Pathophysiologie. Fettstoffwechselstörungen mit Vermehrung der Neutralfette und/oder des Cholesterins im Serum.

Klinik. Xanthome an unterschiedlichen Körperregionen, Oberbauchkoliken, Gefäßstenosen. Auch bei Störungen des Fettstoffwechsels können arthropathische Veränderungen auftreten.

Fußbeteiligung. Im Bereich der unteren Extremitäten kann es zu symptomatischen Oligo- und Polyarthritiden kommen. Typisch ist das Auftreten von Sehnenxanthomen, speziell im Bereich der Achillessehne und der Fußextensoren, auch auf dem Fußrücken am Sprunggelenk.

Therapie. Behandlung der Grunderkrankung, NSAR, ggf. operative Entfernung der Xanthome.

Akromegalie

Pathophysiologie. Erkrankung durch gesteigerte Produktion von Wachstumshormonen mit Symptomen des Gigantismus.

Klinik. Typischerweise Polyarthralgien über Wochen bis Monate mit Crepitation in den Gelenken, teilweise polyarthritische Verlaufsformen mit Beteiligung der Knie, der Schultern, der Hüften, der Hände und auch der Vorfüße. Oft begleitende Lumbalgien, Myopathien sowie Engpaßsyndrome im Bereich des Carpaltunnels oder Tarsaltunnels.

Fußbeteiligung. Typischerweise im Fußbereich Entwicklung von sogenannten „big feet". Hierunter ist ein breiter, spatenähnlicher Fuß mit erheblichem Zuwachs an Weichteilgewebe zu verstehen. In der Fersenregion wird insbesondere das Fersenpolster teilweise ausgesprochen prominent. Am Ansatzbereich der Achillessehnen kommt es zu Enthesiopathien. Oft sind röntgenologisch periostale Anbauten an den Bandansätzen festzustellen (appositionelle Exostosen).

Diagnostik. Röntgenologisch Gelenkspaltverbreiterung und Vergröberung der Trabekelstruktur, Fibroostosen und Enthesiopathien mit Verkalkungen der Sehnenansätze, Extremitätenverplumpungen.

Therapie. Resektion eines evtl. vorhandenen Hypophysenadenoms. Je nach individuellem Bild orthopädische Therapie.

Kristallarthropathien

Hyperurikämie (Gicht)

Die Gicht ist eine Stoffwechselstörung, die mit ihrem Leitsymptom der Podagra klassischerweise den Fuß betrifft. Der akute Gichtanfall beginnt üblicherweise mit einer hochakuten Monarthritis, wobei sich dieser erste Gichtanfall in mehr als 60% der Fälle am Großzehengrundgelenk manifestiert. Das Geschlechtsverhältnis zeigt ein Überwiegen zu Ungunsten der männlichen Bevölkerung von 9:1. Neben der häufig vorkommenden monarthritischen Verlaufsform ist aber auch eine oligo- und polyarthritische Verlaufsform der Gicht bekannt.

Epidemiologie. Die Hyperurikämie zeigt eine Häufung in der Gesamtbevölkerung von etwa 20–25% mit einem Häufigkeitsgipfel bei Männern im 40. Lebensjahr, bei Frauen um das 50. bis 60. Lebensjahr. Einer der bedeutendsten Risikofaktoren ist die Übergewichtigkeit.

Pathophysiologie. Man unterscheidet eine primäre von einer sekundären Hyperurikämie. Die primäre Hyperurikämie ist familiär gehäuft, die Ursachen sind bisher nicht genau bekannt, auslösend werden Streßfaktoren diskutiert. Bei der sekundären Hyperurikämie liegt entweder eine renale Harnausscheidungstörung vor (Niereninsuffizienz, starke Fastenkuren), allgemeine proliferative Erkrankungen (Tumorerkrankungen, Leukämie, Polyzytämie, Paraproteinämien etc.), ein vermehrter Zellumsatz (beispielsweise Psoriasis-Schub, Sarkoidose), oder iatrogene Hyperurikämien, verursacht durch medikamentöse Therapien mit Saluretika, Isoniazid, Nikotinsäure und Zytostatika sowie Röntgentiefenbestrahlungen.

Klinik
- *Akuter Gichtanfall*
    Der akute Gichtanfall manifestiert sich in über 60% am Großzehengrundgelenk in Form der hochakuten, sehr schmerzhaften Podagra (Abb. 4). Lo-

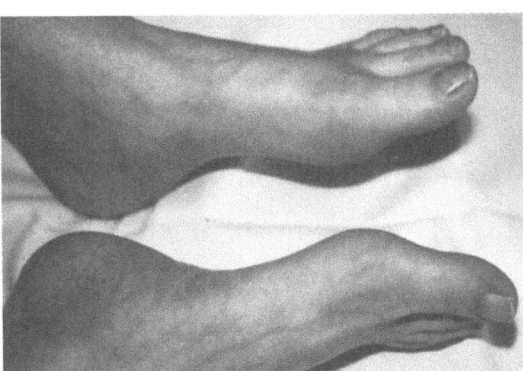

Abb. 4. Akute Podagra

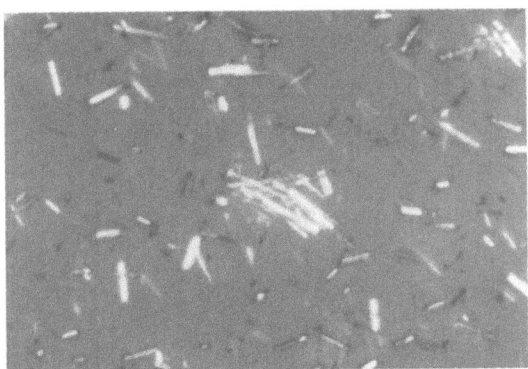

Abb. 5. Uratkristalle im Synovialispunktat

kal besteht eine starke Rötung und Schwellung sowie ein ausgesprochen starker Schmerz (Bettdecke wird nicht vertragen) im Bereich des Großzehengrundgelenkes. Häufig ist zuvor ein entsprechender auslösender Faktor festzustellen (Alkoholexzeß, opulentes Essen, operative Maßnahme, Streß). Die Patienten klagen über ein ausgeprägtes Krankheitsgefühl, teilweise begleitet mit Fieber, Schüttelfrost, Tachycardien und Übelkeit, im Labor zeigt sich eine Leukozytose, die Blutsenkung ist erhöht, die Harnsäure im akuten Gichtanfall bei über 90% der Patienten. Im Gelenkpunktat oder der Synovialisanalyse lassen sich unter dem Polarisationsmikroskop stäbchen- bis nadelförmige Uratkristalle negativ doppelt brechend feststellen (Abb. 5). Bei histologischer Sicherung der Diagnose ist darauf zu achten, das Präparat in Alkohol und nicht in Formalin zu fixieren.

Chronische Gicht

Im Rahmen der chronischen Gicht gibt die Anamnese Hinweise für vorbestehende Anfälle im Sinne einer Oligo- bzw. auch Polyarthritis. Klinisch können Tophi oder auch im Bereich der Sehnenansätze Enthesiopathien bestehen, was insbesondere am Fuß den Fersenbereich betreffen kann. Die Tophi treten gern im Bereich des ersten Metatarsophalangealgelenkes und an der Achillessehne auf (Abb. 6 u. 7). Bei langjährigem

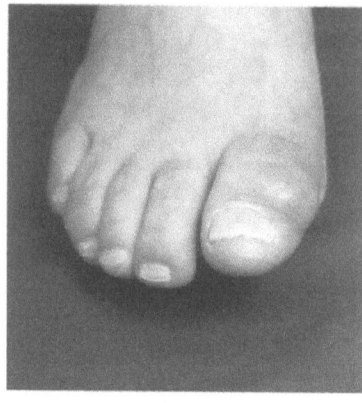

Abb. 6. Weichteiltophus Großzehenendgelenk

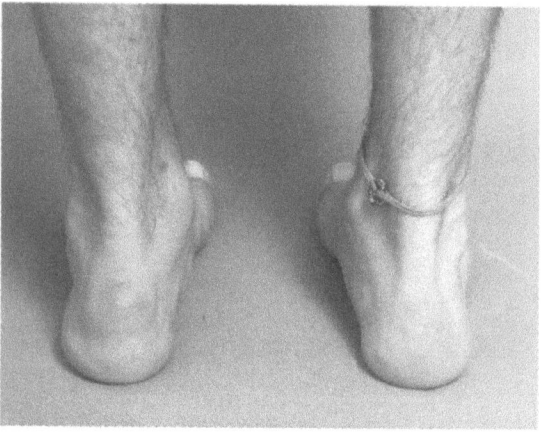

Abb. 7. Bursareizung bei klinischer Gichtenthesiopathie am Achillessehenansatz

bzw. längerem Befall sind auch Verkalkungen der Gelenk- und gelenkumgebenden Weichteile möglich, ebenso der Nieren.

Röntgenologische Veränderungen am Fuß. Typische röntgenologische Veränderungen im Rahmen der Hyperurikämie sind:
- randständige, cystische Stanzdefekte, scharfrandig, nicht von einem Sklerosierungsraum umgeben, meist gelenknah lokalisiert
- epiphysär gelegene Tophusstacheln
- Deformierungen der Grundphalanx mit periostalen Anbauten
- osteoplastische Verformungen kleiner Röhrenknochen mit Kolbenphalanx und Pilzform, ggf. „Hellebardenform" der Metatarsalia durch bds. Tophie gelenknah (Abb. 8)
- Druckerosionen am Fersenbein bei Achillobursitis
- ggf. schwere Knochenzerstörungen mit Subluxation und Mutilationen an den Zehengrundgelenken

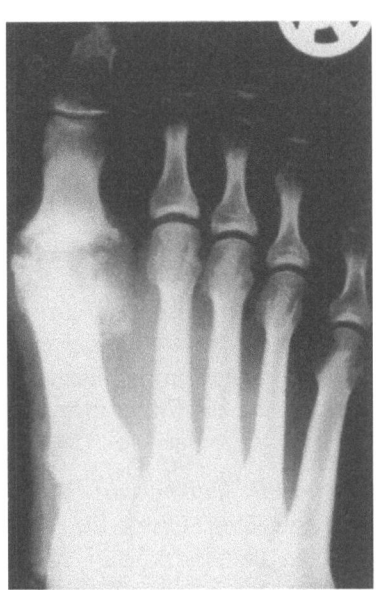

Abb. 8. Destruktion am MTP I-Gelenk mit beginnender Hellebardenform

Therapie. Der akute Gichtanfall wird heute eigentlich nur noch selten mit Colchicin behandelt, sondern eher hochdosiert mit nicht-steroidalen Antirheumatika. Lokal ist die Ruhigstellung des betroffenen Gelenkes, kühlende Alkoholumschläge, bzw. Eisanwendungen zu empfehlen, wobei gerade die Feuchtverbände Vorteile haben, da sie eine geringere Berührungsempfindlichkeit verursachen als die „Eisplatten". Im Intervall ist primär eine Gewichtsreduktion sowie eine diätetische Disziplin anzustreben. Die Förderung der Harnsäureausscheidung durch reichliches Trinken von Magermilch, Buttermilch, Obstsäften, Kaffee oder Tee, begleitet die medikamentöse Therapie mit Urikostatika (beispielsweise Allopurinol 300 mg täglich) oder Urikosurika (beispielsweise Benzbromaron 20 mg täglich). Solange ein akuter Gichtanfall vorliegt sollte eine Allopurinol-Therapie aufgrund der vorhandenen Arthritis nicht eingeleitet werden.

Bei bestehenden degenerativen Veränderungen in Fußgelenken ist ggf. eine orthopädisch-technische Schuhversorgung/Einlageversorgung sinnvoll. Zu denken ist hier insbesondere an eine sogenannte Rigidusfeder, oder eine Abrollsohle mit Ballenrolle, ggf. in schweren Fällen mit Sohlenversteifung kombiniert. Zudem stehen die operativen gelenkerhaltenden bzw. gelenkersetzenden Maßnahmen zur Verfügung.

Chondrocalcinose

Die Chondrocalcinose ist eine Kristallarthropathie mit Ablagerungen von Calciumpyrophosphat-Kristallen, insbesondere in Faserknorpelgeweben wie beispielsweise den Menisci am Kniegelenk, aber auch in oberflächlichen Schichten des hyalinen Knorpels. Sie tritt deutlich seltener auf als die

Gicht, bevorzugt das mittlere und höhere Lebensalter, ohne Geschlechtsbevorzugung.

Pathophysiologie. Bei der primären Chondrocalcinose liegt wahrscheinlich ein Enzymdefekt im Pyrophosphatstoffwechsel vor, sekundäre Chondrocalcinosen entstehen im Rahmen des Hyperparathyreoidismus, der Hämochromatose, des Morbus Wilson, der Gicht, aber auch der Hypothyreose.

Klinik. Klinisch unterscheidet man eine asymptomatische Form mit Verkalkungen als radiologischem Zufallsbefund, wie man sie beispielsweise häufig bei den Menisci im Kniegelenk findet, von einer akuten und einer chronischen Form. Bei der akuten Form im Bereich des Fußes existiert die Pseudopodagra mit ähnlicher Verlaufsform wie die eigentliche Gichterkrankung. Auch die Chondrocalcinose kann monoartikuläre bzw. polyartikuläre Verlaufsformen zeigen.

Diagnostik. Laborchemisch ist bei erhöhten Entzündungsparametern und erhöhter Blutsenkung die Harnsäure normal. Klinisch ist im akuten Fall die Pseudopodagra kaum vom eigentlichen Gichtanfall zu unterscheiden. In der durchgeführten Synoviaanalyse bzw. im Gelenkpunktat zeigen sich kleine, meist plumpe rhomboide Kristalle im Polarisationsmikroskop positiv doppel brechend.

Röntgenologisch zeigen sich Verkalkungen in Menisci und gelenknah liegenden Knorpelarealen, oft als feiner Verkalkungsstreifen in der obersten Knorpelschicht, parallel zur Gelenkkontur.

Fußbeteiligung. Insgesamt ist der Fußbefall selten. Im Rahmen der chronischen Form treten Sekundärarthrosen mit Anlauf-, Bewegungs- und Ruheschmerz auf. Hauptsächlich ist das obere Sprunggelenk mit subchondralen Sklerosierungen sowie Verkalkungen der Sehnen und Bänder betroffen.

Therapie. Wie der akute Gichtanfall kann der Chondrocalcinoseanfall mit Colchicin oder nichtsteroidalen Antirheumatika therapiert werden. Die chronische Chondrocalcinose wird üblicherweise mit großzügigen Gelenkspülungen behandelt.

Periarthritis calcarea generalisata (Hydroxylapatit-Erkrankung)

Pathophysiologie. Es handelt sich um eine generalisierte Kristallarthropathie mit periartikulärer Ablagerung von Hydroxylapatit-Kristallen der ätiologisch ein unbekannter Stoffwechseldefekt bei genetischer Prädisposition (HLA-A_2, -BW_{35}) zugrunde liegt.

Klinik. Die Hydroxylapatit-Erkrankung kann am Fuß unter dem Bild einer akuten Gicht oder Pseudogicht ebenfalls eine monoartikuläre Arthritis bzw. Periarthropathie erzeugen. In der Hauptlokalisation ist sie am Schultergelenk, seltener an den Händen, Hüften, Knien und Füßen bzw. Zehen lokalisiert.

Diagnostik. Neben der klinischen Arthritis zeigt das Labor oft keine Auffälligkeiten. Im Synoviapunktat können basische Calciumphosphate (Hydroxylapatit) nur elektronenmikroskopisch nachgewiesen werden. *Röntgenologisch* zeigen sich zarte periartikuläre Verkalkungen manchmal von erbsgroßer bis scholliger Struktur.

Fußbeteiligung. Selten periartikuläre Verkalkungen, meist am oberen Sprunggelenk oder der Lisfranc-Linie.

Therapie. Die Therapie richtet sich nach dem Ausprägungsbild, selten sind größere operative Maßnahmen erforderlich. In aller Regel reicht die Palette der konservativen Therapie mit Krankengymnastik, Physikalischer Therapie (Ultraschall, Iontophorese, Kurzwelle, Stoßwelle), der medikamentösen Therapie mit NSAR sowie der Injektionstherapie (LA, Corticoid-Spülungen, ggf. Needling) aus. Ggf. sind Schuhzurichtungen nötig.

Hämochromatose

Pathophysiologie. Die Erkrankung ist genetisch prädisponiert mit Assoziation zum HLA-A_3, -B_7, -B_{14}. Bei der Hämochromatose handelt es sich um eine Kristallarthropathie verursacht durch Hämosiderinablagerungen im Gelenk.

Klinik/Fußbeteiligung. Die Hämochromatose-Arthropathie betrifft nicht selten den Fuß. Führend ist hier insbesondere der Befall der Metatarsophalangealgelenke sowie des Sprunggelenkes mit derber, anfangs nicht schmerzhafter Kapselverdickung und progredienter Verlaufsform. Es wird typischerweise über Morgensteifigkeit mit Anlaufschmerz berichtet. Begleitend finden sich ggf. extraartikuläre Hämochromatosezeichen als Hinweise für Leberzirrhose (Spider naevi, Palmarerythem, Hautpigmentierung), Zeichen für Diabetes mellitus oder Cardiomyopathien.

Diagnostik. Im *Labor* ist das Serumeisen, das Serumferritin und die Transferinsättigung erhöht. *Röntgenologisch* finden sich die typischen Arthrosezeichen mit Gelenkspaltverschmälerung, subchondralen Cysten, Sklerosen, Osteophyten und gelenknaher Osteoporose. In etwa 50% der Fälle liegt auch eine sekundäre Chondrocalcinose mit Verkalkungen vor. *Histologisch* läßt sich eine Hämosiderose in der Synovialis ermitteln.

Therapie. Die Therapie der Hämochromatose richtet sich symptomatisch nach dem Ausmaß der degenerativen Veränderungen. In Frage kommen hier die konservativen Maßnahmen der Physikalischen Therapie zur Arthrosebehandlung, die technisch-orthopädischen Versorgungsmöglichkeiten am Schuh zur Entlastung der betroffenen Gelenke, ggf. aber auch operative Maßnahmen im Sinne von Arthrodesen.

Hinweis. Die Arthropathie tritt in etwa 30% der Fälle primär vor der Organmanifestation der Hämochromatose auf.

Osteoporose

Epidemiologie. Die Osteoporose ist mit etwa 4,2 Millionen betroffenen Deutschen eine Volkserkrankung. 15% aller Frauen oberhalb des 65. Lebensjahres und 30% aller Patienten zeigen bis zum 75. Lebensjahr eine Fraktur aufgrund der Osteoporose. Im Rahmen der „Internationalen Konsensus-Konferenz für Osteopathien" in Hongkong 1993 wurde festgelegt, daß sich die Osteoporose durch eine erniedrigte Knochenmasse, eine Osteoblastenstörung, eine Zerstörung der Mikroarchitektur des Knochengewebes mit erhöhter Knochenbrüchigkeit und erhöhtem Frakturrisiko auszeichnet. Insgesamt resultiert ein zunehmender Spongiosaverlust und negative Skelettbilanz. Man unterscheidet eine „high turn over" von einer „low turn over" (Alters-)Osteoporose.

Pathophysiologie. Auf die sehr komplexe pathophysiologische Ursache der unterschiedlichen Osteoporosearten wird hier bewußt verzichtet, es wird auf die entsprechende Fachliteratur verwiesen.

Diagnostik. Röntgenologisch darstellbare Entkalkung des Knochenskelettes bei bereits fortgeschrittenem Mangel an Spongiosasubstanz (>30% Verlust), *Osteodensitometrie* mit unterschiedlichen Methoden (DEXA, $_p$-CT, Ultraschall), heute Methode der Wahl zur Diagnostik und Therapie. Im *Labor* Bestimmung der sogenannten BAP (Bone associated AP) sowie Kontrolle des Urinhydroxyprolins, Bestimmung von Desoxypyridinolin (Crosslinks) zur Diagnostik der „high turn over"-Osteoporose, Kontrolle von Calciumspiegel, Phosphatspiegel und AP (Tabelle 2 u. 3).

Klinik. Die Osteoporose manifestiert sich am Fuß relativ selten. Dennoch sind aufgrund der starken Knochenentkalkungen hier ebenfalls Frakturen festzustellen, insbesondere im Bereich der Knöchelgelenke und des Calcaneus. Weitere prädisponierte Regionen sind die Mittelfußknochen, teilweise auch die Zehen.

Therapie. Meist konservative Therapie der Fußfrakturen, selten operative Maßnahmen erforderlich, Osteoporosetherapie mit Calcium und Vitamin D als Basistherapie. Ggf. zusätzlich Bisphosphonate oder Fluoride, bei Frauen Östrogentherapie abklären, empirisch hat sich zudem die Gabe von Anabolika (beispielsweise Decadurabolin) bei postmenopausaler bzw. seniler Osteoporose bewährt. Bei starken Skelettschmerzen Gabe von Calcitonin (vorzugsweise intranasale Gabe). Ggf. orthopädieschuhtechnische Versor-

Tabelle 2. Diagnostik der Osteoporose

- Röntgen
- Knochendichtebestimmung (DEXA, $_q$-CT, Ultraschall)
- Labor
- ggf. Knochenbiopsie
- ggf. Knochenszintigraphie

Tabelle 3. Labordiagnostik der Osteoporose

- BSG
- Blutbild
- Kreatinin im Serum
- Calcium im Serum
- evtl. ergänzend Gesamteiweiß, Immun-Elektrophorese
- AP-Bestimmung, ggf. B-AP (Bone associated AP)
- Desoxypyridinolinbestimmung (DPD)
- 24-Stunden-Urin mit Calciumphosphatbestimmung, ggf. Osteocalcinbestimmung
- Proteinnachweis im Urin und endokrinologische Parameter (PHT, TSH, 25-OH-Cholecalciferrol, 17-β-Östradiol, Testosteron)
- Eisen im Serum
- fT_3, fT_4

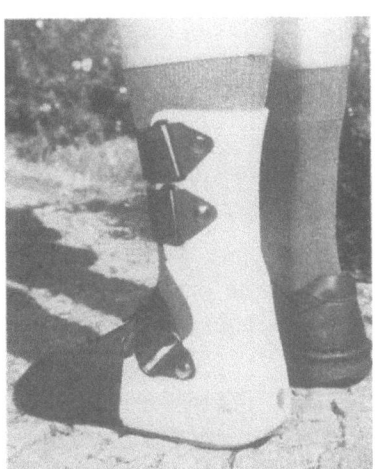

Abb. 9. Konservative Therapie einer osteoporotischen Calcaneusfraktur mit Calcaneusentlastungsorthese

gung mit Sohlenversteifung/Abrollsohle, oder passagere Orthesen zur Schmerztherapie (Abb. 9).

Osteomalazie

Unter Osteomalazie versteht man eine Verminderung der mineralisierten Skelettanteile mit Verlust der Knochenfestigkeit und daraus resultierenden Knochendeformierungen.

Pathophysiologie
- *Mangel and Vitamin D* durch ungenügende Bildung (beispielsweise Sonnenmangel), Mangelernährung sowie verminderter intestinaler Vitamin D-Absorption (beispielsweise Gallenstörung, Gastrektomien, Pankreasinsuffizienz, Dünndarmerkrankungen).

- *Mangelhafte Metabolisierung* durch Leberinsuffizienz, Lerberzirrhose, Niereninsuffizienz (renale Osteodystrophie), Phosphatdiabetes, paraneoplastisch durch renalen Phosphatverlust.
- *Verminderte Erfolgsorgananasprechbarkeit* beispielsweise bei Gabe von Antiepileptika, Niereninsuffizienz oder Phosphatdiabetes.
- *Diphosphonattherapie*

Epidemiologie. Die Osteomalazie ist typischerweise eine Erkrankung meist älterer Patienten durch die häufig vorkommende mangelnde Sonnenexposition, Mangelernährung oder die oben angesprochenen Begleiterkrankungen.

Klinik. Die Osteomalazie ist gekennzeichnet durch generalisierte Knochenschmerzen, vor allem in den belasteten Knochenregionen.

Diagnostik. Röntgenologische Rarefizierung der Corticalis mit Längsstreifung, Verdichtung der Spongiosastruktur, Osteosklerose mit teilweise auch fleckförmigen Entkalkungen, verwaschene Darstellung des Knochen durch Corticalisreduzierung (Renoir-Effekt) auch an den Mittelfußknochen, Looser'sche Umbauzonen (Pseudofrakturen), Akroosteolysen insbesondere im Bereich der Zehennagelkränze, teilweise über sekundären Hyperparathyreoidismus periartikuläre Verkalkungen und Corticaliszähnelungen. *Laborchemisch* Calcium normal bis erniedrigt. Phosphat je nach Ätiologie erniedrigt oder auch erhöht, AP in der Regel erhöht.

Fußbeteiligung. Im Fußbereich kommt es typischerweise zu Gehstörungen durch rasche Ermüdung in Folge allgemeiner Muskelschwäche, Insuffizienz der Glutaealmuskulatur und Ansatzschmerzen mit Watschelgang, aber auch

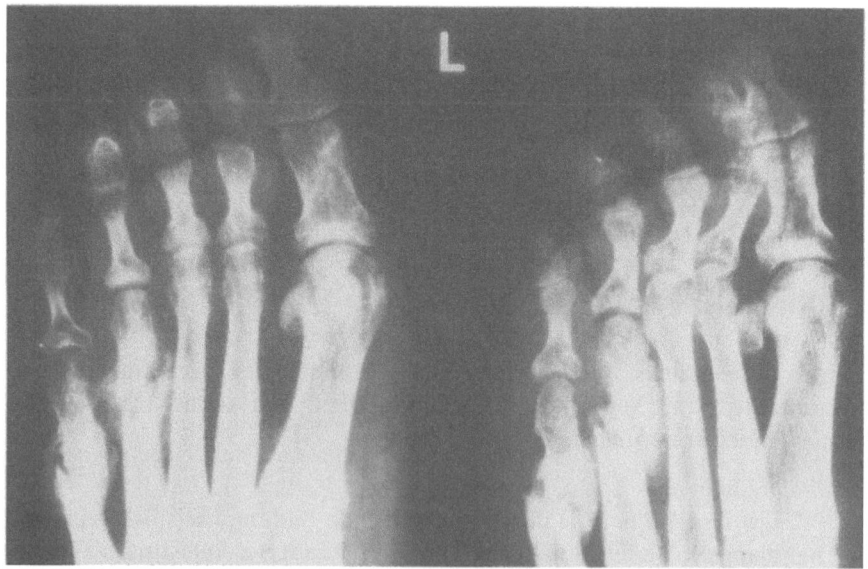

Abb. 10. Ermüdungsbrüche der Mittelfußknochen bei Osteomalazie

Schmerzen in den belasteten Fußskelettarealen. Teilweise resultieren Streßfrakturen über die Knochenentkalkung (Abb. 10), es treten die sogenannten Looser'schen Umbauzonen (bandförmige Spongiosaverdichtungszonen nach Pseudofrakturen) auf. Typische Prädilektionsstellen am Fuß sind der Innenknöchel sowie der I. Mittelfußstrahl und das MTP I-Gelenk. Diese Veränderungen treten an Zonen verstärkter mechanischer Belastung auf. Des weiteren werden Fersenschmerzen am Ansatz der Achillessehne angegeben, aber auch Schmerzen unterhalb des Calcaneus in der Belastungszone sowie häufig ein „Gefühl auf Watte zu Gehen". Dies wird erklärt über eine Begleitneuritis bei Hypophosphatämie.

Therapie. Die Osteomalazie ist mit geringem medikamentösen Aufwand hoch erfolgreich zu therapieren. Vitamin D-Mangeltherapie mit mindestens 500 E. Vitamin D (Vigantol) täglich bis zum Erreichen der Normalwerte für Serumcalcium, AP und renaler Calciumausscheidung. Bei Malabsorption 3×300 000 E. Vitamin D_3 im Abstand von 3–6 Wochen bis zur Normalisierung der AP, anschließend Erhaltungsdosis alle 3 Monate. Bei renaler Osteopathie Phosphatgabe bis 2,5 g Phosphat pro m^2 Körperoberfläche pro Tag unter regelmäßiger Kontrolle des Parathormons. Bei Frakturgefahr ggf. Orthesen oder Sohlenversteifungen mit Abrollsohlen sinnvoll.

Schwermetallvergiftungen

- *Bleivergiftungen.* Chronische Bleivergiftungen führen zu Calcifizierungen des Knorpels und der Wachstumsfugen, insbesondere auf der metaphysären Seite, oft der langen Röhrenknochen, aber auch der Rückfußknochen. Durch osteoklastisches Remodelling der Wachstumsfugen können teilweise Fehlstellungen resultieren, die dann therapeutisch bedeutsam werden. Dies betrifft auch den Fuß. Teilweise kann es durch Gelenkzerstörungen auch zur Entwicklung eines Charcot-Fußes kommen.
- *Wismutvergiftungen.* Ähnliches klinisches Bild wie Bleivergiftungen.

Morbus Paget (Osteitis deformans)

Beim Morbus Paget handelt es sich um eine lokalisierte mono- oder polyostotisch auftretende Osteopathie mit übermäßigem Knochenumbau, lokal gesteigert mit Entwicklung eines mechanisch minderwertigen Knochens.

Epidemiologie. Von Paget erstmals als Osteitis deformans beschrieben, Prävalenz von 1,83%, bei über 40jährigen Prävalenz von bis 3%.

Pathophysiologie. Es wird ursächlich eine „Slow" Virusinfektion diskutiert, heute wird auch zusätzlich ein Defekt auf dem Chromosom 18 angesprochen, resultierend ist eine Knochenmassevermehrung mit erhöhtem Umbau, Vermehrung osteoiden Gewebes und Fasergewebe in den Markräumen.

Klinik. Etwa ein Drittel der Patienten sind asymptomatisch. Typischerweise werden bei symptomatischen Patienten Knochenschmerzen, besonders im Fersenbereich und der Tibia geklagt. Teilweise werden klinische Symptome ähnlich denen eines Gichtanfalles beschrieben. Begleitend finden sich gerade im Fußbereich auch neurologische Engpaßsyndrome (Tarsaltunnelsyndrom) sowie bei dem häufig betroffenen Calcaneus lokale Hyperämien und Hyperthermien. Teilweise resultieren durch mangelnde Stabilität des Knochens Deformierungen bzw. auch Frakturen. Am Fuß ist häufig der Calcaneus betroffen, aber auch die Fußwurzel und Mittelfußknochen.

Diagnostik. Im *Labor* AP und BSG stark erhöht, *Szintigramm* deutlich positiv. *Röntgenologisch* grobsträhniger Umbau der Spongiosa mit Mischungen aus Lyse und Sklerose (Mosaikstruktur), cystische Transparenzerhöhung des Knochens, Hyperostosen. In der *Knochenbiopsie* pathologische Riesenosteoklasten mit hypervascularisiertem Knochen und verminderter Knochenstabilität.

Therapie. Bei verminderter Knochenstabilität und starken Knochenschmerzen Calcitoningabe zur Osteoklastenhemmung und Schmerzreduktion über 6–12 Monate 100 E pro Tag, ggf. begleitend zyklische Intervalltherapie mit Bisphosphonaten zur Osteoklastenhemmung.

Bei der Bisphosphonattherapie handelt es sich um osteotrope Medikamente.
- Tiludronat: relativ höhere Potenz als Etidronat, Therapie 2×200 mg pro Tag über 3 Monate (besser wirksam als 6 monatige Etidronattherapie).
- Etidronat: 2×200 mg pro Tag über 6 Monate (Didronel-Kit®).
- Pamidronat: 2 bis 4 Gaben zwischen 15 und 90 mg (Maximaldosis 90–180 mg pro Tag), stärker wirksam als die anderen Bisphosphonate.
- Clodronat/Alendronat: zur Zeit verschiedene Präparate bereits erfolgreich in klinischen Studien geprüft, Medikamente (z.B. Fosamax®) sind zugelassen auf dem hiesigen Markt, insbesondere bei postmenopausaler und „high turn over" Osteoporose.

Algodystrophie (Morbus Sudeck)

Pathophysiologie. Der Morbus Sudeck wurde im Jahr 1900 erstmals beschrieben und später von Leriche Reflexdystrophie benannt. Zugrundeliegend ist ein komplexes, trophisch-neurotrophisches Geschehen mit ausgeprägter vasomotorischer Komponente. Es resultieren Gefäßspasmen sowie eine acidotische Stoffwechsellage. Etwa 60% der Erkrankungsfälle werden posttraumatisch ausgelöst, 5% neurologisch, 6% metabolisch (insbesondere Diabetes mellitus, Hyperthyreose, Hypertriglyceridämie) und kleine Teile postinfektiös, iatrogen (Barbituratmedikation mehr als 4 Jahre, INH-Therapie, Radiotherapie) sowie psychogen. Diskutiert wird als Causalitätsmodell eine Rückkoppelung noziceptiv afferenter Impulse sowie eine Erregungssteigerung von Nozizeptoren. Zudem werden mögliche Veränderungen im physiologisch-chemischen Milieu und vasotrophische sympathische Efferenzen zur Erklärung der vasomotorischen Fehlsteuerung herangezogen. In der Folge resultiert eine Ischämie oder Vasodilatation mit erhöhter Kapillarfiltration ins Gewebe, eine Schmerzfaseraktivierung über direkte sympathische Efferenzen sowie eine Nozizeptorenerregung über Neurotransmitterreizungen.

Klinik. Die Erkrankung ist durch einen intensiven brennenden an- und abschwellenden Schmerz mit extremer Berührungsempfindlichkeit charakterisiert. Sie wird in verschiedene Stadien unterschieden.
- *Stadium I:* Akute entzündliche Reaktion mit Spontanschmerz, teigigem Ödem und brennenden diffusen Schmerzen. Der betroffene Fuß ist überwärmt und gerötet.
- *Stadium II:* Schmerzhaft dystrophes Stadium mit in der Regel kühler blasser Haut, ödematöser Hautspannung, glasartiger Haut, glasartiger röntgenologischer Knochenatrophie, beginnender fibröser Einsteifung.
- *Stadium III:* Atrophie von Cutis und Subcutis, Knochen- und Gelenkkontrakturen, weiter bestehende Berührungs- und Temperaturempfindlichkeit, aber reduziertem Schmerzpegel, Hyperhydrosis und Haarverlust.

Therapie. Die Therapie muß stadienorientiert und einzelfallangepaßt durchgeführt werden.
- *Akutstadium (Stadium I).* Im Zentrum der Behandlung steht eine potente Schmerztherapie, um möglichst die neurotrope Chronifizierung zu vermeiden. Hierzu analgesierende Maßnahmen (ggf. auch Sympathikusblockaden), Calcitoningaben von 4 Wochen haben sich bewährt, systemisch Corticoidgaben über eine Hemmung der Osteoklasten werden diskutiert, ggf. werden Neuroleptika zur Dämpfung des vegetativen Nervensystems und der Schmerzsituation mit verwendet, ggf. kürzerfristige Ruhigstellung der betroffenen Extremität in Funktionsstellung, wenn keine ausreichende Schmerzreduktion erreicht wird. Durchblutungsverbessernde Maßnahmen über Infusionen, Vasodilatantien. Von der Physikalischen Therapie her wird die Beübung der gesunden Seite und hiermit verursachte Beeinflussung angesprochen. Begleitend werden kühlende Feuchtumschläge, ggf. Eispackungen (falls vertragen) empfohlen, evtl. auch auf der kontralateralen Seite.
- *Stadium II.* Vorsichtiger Beginn mit aktiven Bewegungsübungen, begleitet von Elektrotherapie (2/4 Zellenbäder) sowie unter Fortführung der vorherigen Therapie. Je nach klinischem Bild ggf. zunehmende Belastungsübung und krankengymnastische Therapie.
- *Stadium III.* Krankengymnastisches Therapiestadium, Abbau von Kontrakturen, Belastungsaufbau. Im Fußbereich gilt hierbei insbesondere Beachtung der Verbesserung der Zehenbeweglichkeit.

In allen Stadien ggf. Schmerzlinderung über orthopädieschuhtechnische Zurichtungen möglich.

Diabetes mellitus

Klinik. Den pathophysiologischen Veränderungen am diabetischen Fuß liegt ein multifaktorielles Geschehen zugrunde. Folgende Veränderungen sind hierbei zu nennen:
1. diabetische Makroangiopathie,
2. diabetische Mikroangiopathie,
3. diabetische Neuropathie,
4. diabetische Osteoarthropathie,
5. diabetische Fettgewebsatrophie,
6. diabetische Myatrophie

ad 1: Makroangiopathie. Die Risikofaktoren für die Entwicklung einer diabetischen Makroangiopathie sind nicht unterschiedlich von denen von Patienten mit arterieller Verschlußerkrankung. Zugrundeliegend ist insbesondere das sogenannte metabolische Syndrom. Zum metabolischen Syndrom gehören neben dem Typ II-Diabetes mellitus ein erhöhter Blutdruck, sekundär schlecht eingestellte Blutfettwerte, Adipositas sowie der beim Diabetes mellitus bestehende hohe Blutzucker. Dieses Syndrom betrifft insbesondere den Diabetes mellitus Typ II. Neben den genannten Risikofaktoren für die Entstehung einer Makroangiopathie ist bekannt, daß der Diabetes mellitus auch den Prostaglandinstoffwechsel der Thrombozyten beeinflußt im Sinne einer höheren Thrombozytenaggregationsneigung, was wiederum im höherem Maße bei den bestehenden Risikofaktoren zur Makroangiopathie beiträgt. Begünstigend kommt noch hinzu, daß scheinbar durch den hohen Glucosespiegel im Blut auch Gerinnungsfaktoren glycosiert werden und speziell die thrombolytischen Reaktionen verlangsamt ablaufen.

ad 2: Mikroangiopathie. Bisher war oftmals die Meinung geäußert worden, daß die diabetische Mikroangiopathie speziell bei der Entstehung der Gangrän im Bereich der Akren ursächlich mitbeteiligt ist i.S. einer Occludierung der Kapillaren und Arteriolen. Nach Untersuchungen von Lo Gerfo und Coffman scheint diese Theorie alledings widerlegt zu sein (1984). Dennoch kommt der Mikroangiopathie bei der Entstehung der Probleme am diabetischen Fuß eine besondere Bedeutung zu. In histologischen Untersuchungen konnte nach langjähriger schlechter Einstellung des Diabetes mellitus eine deutliche Verdickung der Basalmembran festgestellt werden (Flynn und Tooke, 1992) was zu einer schlechteren Sauerstoffpermeation ins Gewebe beiträgt. Zudem scheint es so zu sein, daß bei einem über längere Zeit schlecht eingestellten Diabetes mellitus mit hohem HbA 1 c-Werten zusätzlich eine schlechtere Sauerstoffversorgung des Gewebes durch einen höheren Anteil an glycosiertem Haemoglobin besteht. In diesem Zustand scheint auch die Verformung der Erythrozyten vermindert zu sein, so daß hier ein zusätzlicher Faktor für eine schlechtere Sauerstoffversorgung des Gewebes vorzuliegen scheint. Bei auftretenden Injektionen im Gewebe und der per se beim Diabetes mellitus durch die Störung der Eiweißsynthese verminderte Infektresistenz hat dies Auswirkungen auf die in aller Regel recht schnelle Infektausbreitung beim Diabetes mellitus.

ad 3: Neuropathie. Die diabetische Neuropathie scheint eigentlich mit die Hauptursache für die Problematik am diabetischen Fuß zu sein. Die neuropathischen Veränderungen sind durch die Stoffwechselstörungen im Gefolge der diabetogenen Stoffwechsellage bedingt, in der Form, daß in der Nervenzelle selbst ein zu hoher Zuckeranteil resultiert. Nervenzellen können nämlich im Gegensatz zu anderen Körperzellen die Glucose insulinunabhängig aus dem Blut aufnehmen, was dazu führt, daß bei steigendem Blutzuckerspiegel auch der Glucosegehalt der Nervenzelle selbst ansteigt. In der Nervenzelle wird die Glucose enzymatisch zu Sorbitol abgebaut, das jedoch wiederum nur langsam weiter zu Fructose verstoffwechselt werden kann. Es resultiert ein Sorbitolstau in der Nervenzelle mit direkter Myelinschädigung. Ein zusätzlicher Faktor scheint durch die Mikroangiopathie der Vasa nervorum mitverursacht zu werden, insofern, daß hierdurch die nervalen Fuktionen zusätzlich beeinträchtigt werden.

Sorbitol (Polyol) Pathway

$$\text{D-Glucose} + \text{NADPH} + \text{H} \xrightarrow{\text{Aldose Reductase}} \text{Sorbitol} + \text{NADP}$$

$$\text{Sorbitol} + \text{NAD} \xrightarrow{\text{Sorbitol Dehydrogenase}} \text{D-Fructose} + \text{NADH} + \text{H}$$

Man unterscheidet eine autonome von einer peripheren Neuropathie. Das autonome Nervensystem ist für die Regulation vegetativer Funktionen zuständig. Neben den Auswirkungen im Hinblick auf den Gesamtorganismus wie Anpassungstörungen der Herzfrequenz, Störungen der Magen-/Darmfunktion, der Blasen- und Sexualfunktion ist insbesondere die Störung des autonomen Stoffwechsels an den unteren Extremitäten für die Entstehung des diabetischen Fußes von Bedeutung. Diese besteht in einer Regulationsstörung der Blutgefäße an die geänderten jeweiligen Bedürfnisse. Üblicherweise erfolgt eine Weitstellung der Blutgefäße in der Peripherie und damit eine primär verbesserte Durchblutung am diabetischen Fuß, was im Hinblick auf die Möglichkeit von Grenzzonenamputationen bzw. sehr weit peripheren Amputationen von entscheidender Bedeutung ist. Diese Hyperperfusion kann allerdings gerade bei venöser Insuffizienz, die bei Diabetikern nicht selten begleitend vorliegt, auch zu einem Blutstau in den Akren führen, was mitunter gerade bei der erhöhten Thrombozytenaggregationsbereitschaft des Diabetikers zu Durchblutungsstörungen führen kann. Zudem spielt diese Störung des autonomen Nervensystems scheinbar bei der Entstehung der *diabetischen Osteoarthropathie* (ad 4) eine entscheidende Rolle, da hier im Rahmen der Hyperperfusion bei den entstehenden Mikrotraumen an den Gelenken vermehrt osteoklastäre Reaktionen auftreten.

Eine weitere Folge der autonomen Neuropathie ist in der Autosympathikolyse selbst zu sehen, die insbesondere die Schweißsekretion des Fußes

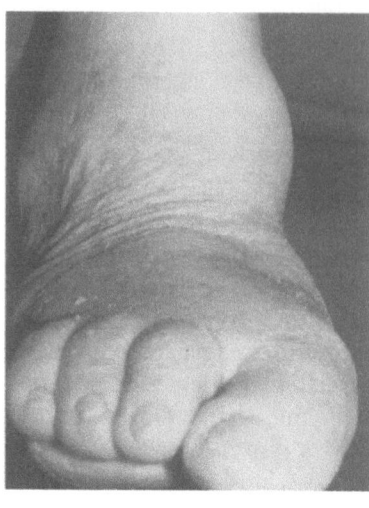

Abb. 11. Diabetischer Fuß mit Schweißsekretionsstörung

beeinträchtigt (Abb. 11). Hierdurch kommt es zur Entstehung der typischen trockenen, brüchigen Diabetikerhaut, die sehr schnell Eintrittspforten für Infekte bietet. Gerade in den Interdigitalräumen entstehen dann auch oft Probleme durch Rhagaden und Pilzinfektionen. Es bilden sich sehr schnell unter belasteten Stellen bei der begleitenden Fettgewebsatrophie dicke Hornhautplatten, die nach Messungen von Cavaghna et al. (1987) zu massiv erhöhten Druckspitzen am diabetischen Fuß führen.

Die periphere Neuropathie des Diabetikers hat eine sensorische und eine motorische Komponente. Durch Störung der Oberflächensensibilität fühlt der Diabetiker nicht, „wo ihn der Schuh drückt", er bemerkt nicht Belastungsspitzen unter der Fußsohle. Bei einem normalen Patienten, der keine Neuropathie hat und der entsprechende Druckschmerzen unter dem Fuß hat, führt dies automatisch durch geändertes Laufverhalten oder Wechseln des Schuhwerkes zur Druckentlastung. Dies ist beim Diabetiker nicht vorhanden, weshalb gerade die Störung der Oberflächensensibilität mit zur Entstehung des gefürchteten Malum perforans führt. Die Störung der Tiefensensibilität läßt das Gefühl für Gelenkstellungen und den natürlichen Ablauf der Gelenkbewegungen i.S. des Zusammenspiels von Agonisten und Antagonisten verloren gehen. Es kommt dann, ähnlich wie beim Charcot-Fuß, zu rezidivierenden Mikrotraumen, die letztendlich zu erheblichen Destruktionen im Gelenksbereich führen. Dies betrifft nicht nur die kleinen, sondern insbesondere auch die großen Gelenke des Rückfußes mit dann entstehenden, oftmals abstrusen Fußfehlformen. Unterstützend wirkt hier zusätzlich die vermehrte osteoklastäre Reaktion durch die begleitende Hyperperfusion des diabetischen Fußes.

Die motorische, periphere Neuropathie betrifft von den Funktionsstörungen her insbesondere die kleinen Fußmuskeln, d.h. die Musculi interossei, die im Rahmen einer nachlassenden Innervation atrophieren. Resultat ist die *diabetische Myoatrophie* (ad 6), die zu einem weiteren Polsterverlust unter der Fußsohle führt. Zusätzlich kommt es aber im Rahmen von Kontrakturen dieser kleinen Fußmuskulatur zu Fehlstellungen, insbesondere Krallenzehenfehlstellungen, die wiederum sekundär durch Druck im Schuhwerk dann zu Clavi oder Hautverletzungen und Infektionen praedisponieren.

ad 5: Fettgewebsatrophie. Die diabetische Fettgewebsatrophie resultiert aus der Stoffwechselveränderung. Im Rahmen eines hohen Zuckerstoffwechsels im Blut, aber fehlender Glucose in den Körperzellen selbst, wird vermehrt versucht über Mobilisierungen von Fettgewebsdepots im Sinne einer Lipolyse den Energiestoffwechsel zu garantieren. Hier werden auch größere Fettdepots dann eingeschmolzen, was sich auch am Fuß i. S. der Reduktion der Fettpolster manifestiert. Zusätzlich wirken natürlich auch die Veränderungen der Vascularisationsstörungen am diabetischen Fuß mit.

Neben den bereits genannten Faktoren muß als letzte pathophysiologische Veränderung, die den diabetischen Fuß mitgefährdet, auch die diabetische Retinopathie erwähnt werden. Durch die Sehstörung kommt es sehr häufig bei der Fußpflege des Diabetikers zu Selbstverletzungen, da er seine Nägel schlecht sieht. Gerade aber scharfkantige Nägel können bei der sehr verletzlichen Haut des Diabetikers schnell zu Verletzungen führen, die als Infektionseintrittspforten dann Probleme aufwerfen (Abb. 12).

Prophylaxe. Die entscheidende Prophylaxe besteht zunächst im Erkennen der Gefahr einer Entstehung der diabetischen Fußkomplikationen. Hier sind bereits mit einfachen klinischen Untersuchungsmethoden wesentliche Hinweise ohne invasive Diagnostik zu erhalten. Die Verminderung der Schweißsekretion ist ebenso schnell feststellbar, wie die typische, trockene Haut des Diabetikers erkannt werden kann. Die Inspektion der Interdigitalräume muß bei jeder Untersuchung eines Diabetikers erfolgen. Die Fußsohle zeigt bei der Palpation bereits sehr frühzeitig die Fettgewebsatrophie,

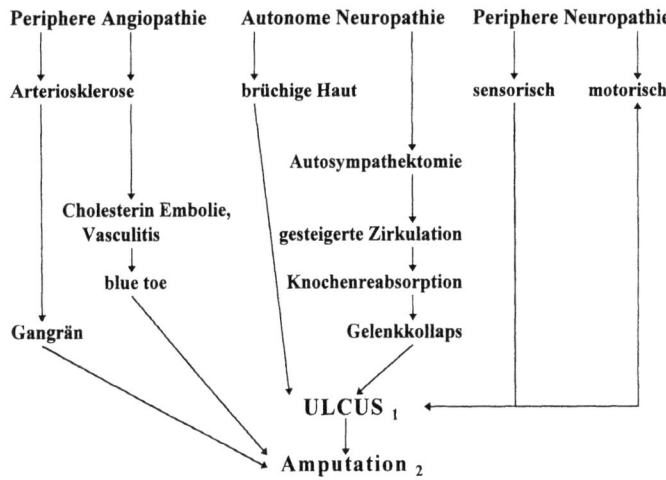

Abb. 12. Ätiologie der diabetischen Amputation (nach Wetz und Baumgartner 1998)

vorstehende Knochenareale bzw. die nach plantar hin vorspringenden Metatarsaleköpfchen sind frühzeitig bereits zu palpieren. Zusätzliche Informationen erhält man durch die Betrachtung der Schuhsohle, wo sich Druckprobleme sehr deutlich manifestieren. Hinweise für eine periphere Neuropathie durch Herabsetzung der Berührungs-, Schmerz- und Temperaturempfindungen sowie der Vibrationsempfindungen können einerseits durch eine normale klinisch-neurologische Untersuchung, andererseits durch die Verwendung der Stimmgabel nach Rydel-Seiffer bzw. neuerdings sogar noch genauer mit dem Filament nach Semmes/Weinstein festgestellt werden. Bei entsprechender Problematik seitens knöcherner Prominenzen sind Röntgenaufnahmen des Fußes in 2 Ebenen stehend (!) zu erstellen. Hier hat sich insbesondere die digitalisierte Aufnahmetechnik durch ihre bessere Darstellung der Weichteile bewährt. Ergänzend kann neben der Palpation der arteriellen Pulse auch eine Doppleruntersuchung der Arterien nachgeschaltet werden. Bei Ulcerationen ist immer die Frage der Beteiligung des darunterliegenden Skelettsystems zu klären. Oftmals reichen Hinweise von seiten des Röntgenbildes und der Laborparameter. Gerade letztere können beim Diabetiker allerdings trotz fortschreitender Infekte oftmals negativ bleiben. In diesen Fällen ist evtl. eine weiterführende Diagnostik zum Osteomyelitisausschluß durch eine Leukozytenszintigraphie oder eine Kernspintomographie sinnvoll. Die Inspektion des Schuhwerkes, d.h. der Laufsohle, der Einlagen bzw. auch des Schuhoberleders im Hinblick auf Ausbeulungen etc. komplettiert die Untersuchung.

Bei Feststellen entsprechender klinischer Veränderungen im Sinne eines diabetischen Fußes stellt die Versorgung mit einem vernünftigen Schuhwerk eigentlich die beste Prophylaxe dar. Dies muß nicht in jedem Falle ein industriell vorgefertigter Diabetesschuh oder gar ein orthopädischer Maßschuh sein. Oftmals reichen Versorgungen am Konfektionsschuh allemal aus. Zu achten ist insbesondere auf eine entlastende Fußbettung sowie eine genügende Weite und Höhe des Schuhes, so daß es nicht zu Druckerscheinungen kommen kann (Abb. 13). Je nach Ausmaß der zugrundeliegenden Veränderungen reicht diese entlastende Fußbettung ggf. mit einer que-

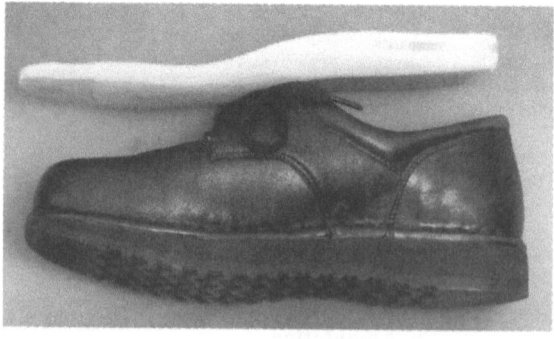

Abb. 13. Schuhversorgung mit Einlage in Sandwichbauweise

ren Abstützung bereits aus. Problematisch ist teilweise das Anbringen von festen, „stützenden" Pelotten, da durch die genannten Veränderungen der Diabetesfuß besonders druckempfindlich ist. Im Falle von höhergradigen Veränderungen am Fußskelett ist die Versorgung mit einer Sohlenversteifung und einer Mittelfuß- oder Ballenrolle (je nach Lokalisation der Veränderungen) zur zusätzlichen Reduzierung von Druckspitzen in der Abstoßphase beim Gang sinnvoll. Bei der Fußbettung selbt muß auf eine korrekte retrokapitale Abstützung sowie auf ggf. durchzuführende Freilegungen von prominenten Knochenarealen Wert gelegt werden. Ist ein derartiger Fuß aufgrund von Deformationen nicht mit Konfektionsschuhen zu versorgen (teilweise fehlende Höhe oder Breite des Schuhes) so sind Versorgungen mit orthopädischen Maßschuhen indiziert. Generell sollte man „seinem Diabetiker" empfehlen, mindestens alle 5 Stunden das Schuhwerk zu wechseln. Bei Diabetikern, die zusätzlich über eine Retinopathie verfügen sollte eine regelmäßige Fußpflege obligatorisch sein.

Eine weitere Möglichkeit im Rahmen der Prophylaxe ist in letzter Zeit die Fußdruckmessung. Hier können Druckspitzen am diabetischen Fuß erkannt werden. Mittels der Fußdruckmessung kann auch der Erfolg einer entsprechenden Einlagenversorgung im Sinne einer Druckspitzenreduzierung und Druckumverteilung über den gesamten Fuß dokumentiert werden.

Konservative und operativ fußerhaltende Therapie. Bei einem Malum perforans Grad I nach Wagner, d.h. einem oberflächlichem Malum perforans, ist es in der Regel erforderlich, zunächst eine bakterienarme Wundregion zu erreichen. Bewährt hat sich bei unserem Vorgehen hier zunächst die Anwendung von PVP-Jod-Präparaten und in der Folgezeit – nach Wundreinigung und -säuberung von schmierigen Belagen – die enzymatische Wundreinigung mit entsprechenden Präparaten. Unterstützt wird dies durch ein vorsichtiges chirurgisches Wunddebridement mit Entfernung von nekrotischen Gewebsanteilen. Es ist insbesondere darauf zu achten, den immer entstehenden breiten Kalluswall um das Ulcus herum zu vermindern und hier eine „trichterartige" Öffnung zu schaffen, da einerseits hierdurch Druckspitzen reduziert werden können, andererseits die Wundheilung selbst begünstigt wird. In der Folgezeit können dann granulationsfördernde Maßnahmen folgen, wobei sich einerseits die Anwendung feuchter Kochsalzverbände bewährt hat, von unserer Seite aber beispielsweise auch die Behandlung mit Epigard-Deckungen präferiert wird. Bei den feuchten Kochsalzverbänden liegt das Problem darin, daß aufgrund der Feuchtigkeit die umliegenden Hautareale oftmals mitmazeriert werden (Stichwort Waschfrauenhaut) und dies einer entsprechend aufwendigen Verbandstechnik bedarf. Die Deckung mit Epigard, d.h. mit Kunsthaut bedarf als Grundvoraussetzung einer keimfreien Wundsituation. Durch die schaumstoffartige Unterlage der Epigardanteile kommt es sehr rasch zu einer ausgesprochenen hohen Granulation des darunterliegenden Gewebes. Die Erstanwendung sollte etwa 3–4 Tage sein, dann erfolgen in entsprechendem zeitlichen Intervall Wechsel des Epigards unter jeweiliger Verkleinerung. Der aufgelegte Epigardstreifen muß dabei deutlich kleiner sein als die Wunde selbst, um den Fibrozyten die Möglichkeit des Wundverschlusses vom Rand her zu geben. Heute sind zusätzlich eine Reihe neuerer Wundverbandstechniken erhältlich. Generell sollte man sich als Praktiker auf ein abgestimmtes Sortiment beschränken, mit dem man Erfolg hat. Eine systemische Antibiose, bei der sich insbesondere Chinolonpräparate wie Cipofloxazin bewährt haben, ist aus unserer Sicht nur bei tieferen Infekten notwendig, nicht beim banalen, oberflächlichen Malum perforans.

Die immer wieder propagierte Totalentlastung des Patienten im Sinne von Bettruhe bei einem diabetischen Ulcus ist bei einer entsprechenden Kenntnis der konservativen Möglichkeiten der Orthopädieschuhtechnik nicht nötig. Einerseits sind auch bei größeren Mala perforantes Mobilisationen beispielsweise mit einem 2-Schalengips oder 2-Schalen-Orthesen möglich, andererseits werden im anglo-amerikanischen Bereich der „total contact cast" oder hier in Deutschland „Entlastungsschuhe" propagiert.

Beim fortgeschrittenen Malum perforans Grad II–III nach Wagner liegt immer ein fortschreitender Infekt vor, der oftmals bereits die tiefen Bursae, die Sehnenanteile oder die Knochenstrukturen mitbeteiligt. Die Gefahr liegt insbesondere dann in einem aufsteigenden Infekt über die langen Sehnen des Fußes. In diesen Fällen ist sicherlich auf jeden Fall eine antibiotische Abdeckung systemisch erforderlich. Bei den dann häufig ursächlich zugrundeliegenden, druckausübenden Knochenanteilen ist aus unserer Sicht ein operatives Vorgehen indiziert. In den häufigsten Fällen liegen pathologisch veränderte Metatarsaleköpfchen den Druckzonen zugrunde i. S. der sogenannten „Candystick Deformity". In der Abrollphase des Fußes spießen diese spitzen Knochenanteile ohne entsprechende Schuhversorgung immer in die Fußsohle und führen hierdurch zu einem inneren Ulcus. Es ist möglich, ohne eine Amputation des Fußes eine Sanierung durch die sogenannte Mittelfußknochenresektion (Baumgartner und Greitemann 1994) zu erreichen. Dabei können sowohl einzelne Strahlen als auch die gesamte Mittelfußknochenreihe entfernt werden.

Entscheidend ist dabei, daß nicht im Bereich der Mittelfußköpfchen reseziert wird, sondern an den Basen, da sich hier sekundäre Zuspitzungen nicht mehr ergeben können, die typischerweise bei Entfernung der Mittelfußköpfchen regelmäßig wieder auftreten. Hierdurch ist eine Rezidivprophylaxe gegeben. Die Knochenkanten müssen dabei sowohl in der ap-. als auch in der Medial-/Lateralebene sorgfältig abgerundet werden. Grundvoraussetzung für eine derartige Operation unter Erhalt der Zehen ist das operative Vorgehen von dorsal, um auf der Plantarseite entstehende Narben zu vermeiden. In aller Regel heilen dann derartige Ulcera innerhalb kürzester Zeit ab. Nachuntersuchungen von Greitemann 1993 bzw. Drescher u. Wetz 1990 zeigten hochpositive Ergebnisse. Auch im Fußwurzelbereich nach plantar hin vorspringende Knochenanteile (beispielsweise das Cuboid) können durch eine einfache Entfernung der vorspringenden Knochenanteile durch einen lateralen Schnitt gut behandelt werden.

Die osteoarthropathischen Veränderungen im Rückfußbereich führen zur Destruktion des Talus und teilweise auch des Calcaneus. Durch die resultierenden Rückfußfehlstellungen treten Ulcerationen entweder an der Lateral- oder Medialseite des Rückfußes auf. Bei der in diesen Fällen immer vorhandenen hochgradigen serösen Schwellung ist dann ein Infekt vorprogrammiert. Deshalb gilt es, gerade diesen Veränderungen frühzeitig durch eine entsprechende protektive Schuhversorgung mit einem hohen orthopädischen Maßschuh oder einer Innenschuhorthese vorzubeugen. In Fällen, in denen ausgeprägte Fußdeformitäten vorliegen, ist es möglich, durch Resektion der nekrotischen Knochenareale und Aufeinanderstellen der Tibia auf den Calcaneus mit passagerer Fixateur-Externefixation und anschließender Innenschuhorthesenversorgung eine zumindest stabile Pseudarthrose zu erreichen, mit der der Patient sogar barfuß laufen kann. Auf die operative Technik geht der Beitrag von Wetz ein (vgl. S. 243 und 245).

Amputationen. Bei einer neuropathisch infizierten Gangrän des Fußes mit massiver Infektion der tiefen Gewebsanteile ist eine sofortige operative Revision mit Abszeßspaltung, Nekrosektomie und ausreichender Drainage erforderlich. Insbesondere sind auch hier wiederum Hautschnitte an der Plantarseite des Fußes zu vermeiden. Bei ischämisch-makroangiopathischen Veränderungen ist durch eine gefäßchirurgische Konsiluntersuchung zu prüfen, ob evtl. durchblutungsverbessernde Maßnahmen möglich sind. Bewährt hat sich hier insbesondere der in situ-Bypass (Lo Gerfo und Coffman 1984).

Nicht immer sind allerdings durch derartige Maßnahmen Amputationen zu umgehen (vgl. Abb. 12). Gerade im Hinblick auf die Tatsache, daß es bei dem diabetischen Patienten sehr häufig zu einem bilateralen Befall kommt, sollten allerdings diese Amputationen so sparsam als eben möglich im Sinne einer Grenzzonenamputation durchgeführt werden. Das Wort der „Salamitechnik" ist hier völlig fehl am Platz. Generell ist bei den Amputationen auf eine möglichst atraumatische Amputationstechnik, auf einen spannungsfreien Wundverschluß sowie auf eine Abrundung der Knochenkanten zu achten. Der Operateur, der sich mit derartigen Amputationen beschäftigt, muß über detaillierte Kenntnisse auch der späteren schuhtechnischen bzw. prothesentechnischen Belastungsforderungen verfügen. Auf das detaillierte Vorgehen im Hinblick auf die Amputationschirurgie wird im Beitrag von Wetz (s. 234) eingegangen.

Zusammenfassung. Eine Senkung der hohen Amputationsrate beim Diabetiker scheint dringlich geboten und ist sicher auch erreichbar. Entscheidende Grundvoraussetzung ist hierbei jedoch, daß alle Möglichkeiten einer interdisziplinären Zusammenarbeit genutzt werden und hier sämtliche Berufssparenresentiments bzw. „Standesdünkel" beiseite gestellt werden. Die optimierte Therapie des diabetischen Fußes kann nur unter interdisziplinärer Zusammenarbeit von entsprechend kenntnisreichen (!) Internisten, Chirurgen, Orthopäden, Neurologen, Orthopädieschuhtechnikern und Orthopädietechnikern sowie Fußpflegern erfolgreich abgewickelt werden.

Charcot-Fuß

Obwohl nicht primär zu den Stoffwechselerkrankungen zählend, soll hier das in der Praxis gerade am Fuß häufig auftretende Problem des Charcot-Fußes angesprochen werden.

Jordan beschrieb 1936 bereits unterschiedliche Regionen der Veränderungen im Sinne von Charcot-Gelenken am diabetischen Fuß.

Typ I: Knöchelgelenksdestruktion
Typ II: Subtalares Gelenk
Typ III: Mittelfuß (häufigster Typ)
Typ IV: Lisfranc'sche Gelenklinie
Typ V: Metatarsophalangealgelenke

Er unterschied atrophische von hypertrophischen Charcot-Gelenken. Die Hauptursache für derartige Gelenkveränderungen liegt heute sicher im Diabetes mellitus und vielfältigen anderen Krankheitsbildern (Tabelle 4). Am Fuß kommt es zu schmerzlosen Deformierungen der betroffenen Gelenke mit Desintegration der Knochenstruktur und sekundären Fußfehlstellungen (Abb. 14). Im Knöchelbereich sind Frakturen nicht selten. Teilweise kommt es zum Vorstehen destruierter, zugespitzter Knochen.

Klinik. Klinisch imponiert dann insbesondere die deutliche Schwellung des Fußes, teilweise ödematös mit Überwärmung und Rötung, die klinisch kaum von einem hochgradigen Infekt zu unterscheiden ist. Die Problematik besteht beim Diabetiker insbesondere darin, daß auch die Laborparameter im Hinblick auf Entzündungsserologie oftmals nicht greifen und dementsprechend die Differentialdiagnose teilweise sehr schwierig zu stellen ist. Evtl. ist über eine kernspintomographische Untersuchung hier eine differentialdiagnostische Abklärung möglich, aber allerdings auch nicht in allen Fällen. Der Charcot-Fuß ist ausgesprochen prädisponiert zur Entwicklung von Ulcerationen.

Therapie. Von der therapeutischen Seite bieten sich zwei Möglichkeiten zur Behandlung des Charcot Fußes an.

Tabelle 4. Ursachen des Charcot-Fußes

Diabetes mellitus	Alkohol
Lues	Amyloidose
Syringomyelie	Amyotrophische Lateralsklerose
Chronische Polyarthritis	Rückenmarkstrauma
Schlaganfall	Rückenmarkstumor
Angeborene Neuropathien	Elephantiasis
Heriditäre Neuropathien	Lepra
Bleivergiftung	Periphere Nervenschäden
Spina bifida	Perniciöse Anämie
Steroidtherapie	Poliomyelitis

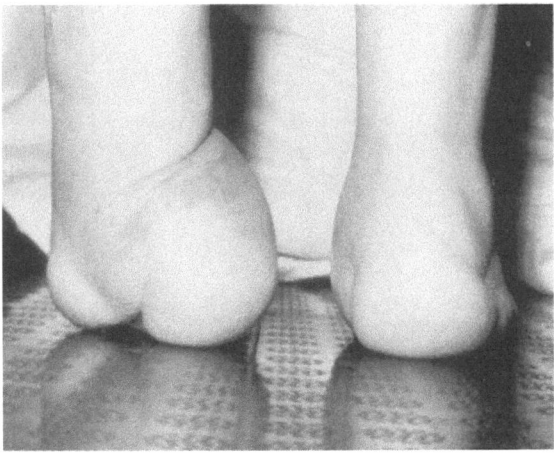

Abb. 14. Charcot-Fuß des oberen Sprunggelenkes mit Außenknöchel-Boden-Kontakt

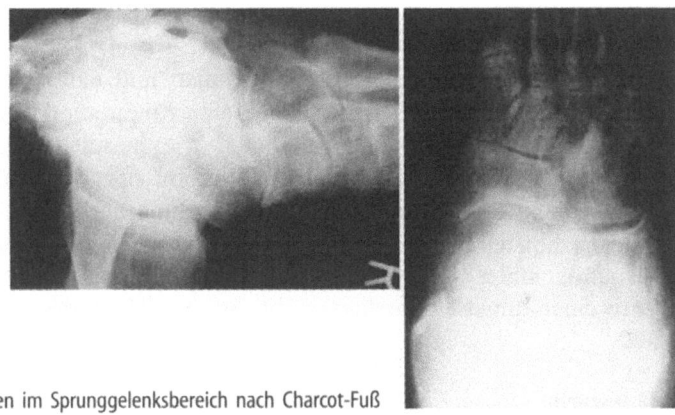

Abb. 15. Verkalkungen im Sprunggelenksbereich nach Charcot-Fuß

■ Initiales Ziel muß es sein Fehlstellungen des Fußes zu vermeiden und das Geschehen durch Abwarten des Spontanverlaufes zu beruhigen. Primär entwickelt sich häufig nach der osteodestruktiven/osteolytischen Phase des Charcot-Fußes eine Phase der Reparatur mit ausgesprochen deutlicher Callusbildung und hierdurch erfolgt die Stabilisation (Abb. 15). Diese Phase muß durch entsprechende Maßnahmen orthopädischerseits unterstützt werden. Hierzu bieten sich neben Ruhigstellungen in Lagerungsgipsen oder Lagerungsschienen ggf. Gehcastentwicklung (Zwei-Schalen-Orthese) oder Innenschuhorthesen in Carbon-Technik an. Besonderer Wert muß hier allerdings auf eine äußerst genaue handwerkliche Arbeit mit subtiler Abrundung der Kanten gelegt werden, da bereits kleinste Druckstellen bei der zugrunde liegenden Neuropathie und dem mangelnden Gefühlsempfinden des Patienten, auf der anderen Seite aber der erheb-

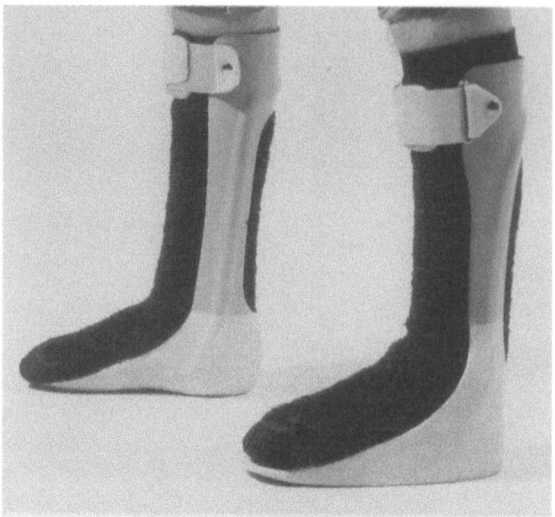

Abb. 16. Fuß nach Talusresektion mit Innenschuhorthese

lichen Schwellneigungen zu Ulcerationen und damit zum Infekt führen können. In diesen Fällen ist schnell eine Amputation die Folge.
- Bei ausgesprochenen Fehlstellungen, wie beispielsweise Destruktionen im talocalcanearen Gelenksanteil oder im Sprunggelenksanteil, ist ggf. eine Resektionsarthroplastik mit Entfernung der nekrotischen Knochenareale, Einstellung der entsprechenden verbliebenen Knochenanteile aufeinander unter passagerer Ruhigstellung und anschließender Versorgung mit einer Innenschuhorthese (Abb. 16) zu diskutieren.

Literatur

Baumgartner R, Greitemann B (1994) Resektion von Mittelfußknochen als Alternative zur Vorfußamputation. Op Orthop Traumatol 6:119–131

Cavaghna PR, Rodgers MM, Iboshi A (1987) Pressure distribution under symptom-free feet during barefoot standing. Foot and Ankle 7:262–276

Drescher H, Wetz HH (1990) Die Mittelfußknochenresektion zur Therapie des Malum perforans. Med Orth Tech 110:12–22

Flynn MD, Tooke JE (1992) Aetiology of diabetic foot ulceration – a role for the microcirculation? Diabet Med 9:320–329

Greitemann B (1993) Ergebnisse der Mittelfußknochenresektion in der Therapie des diabetischen Malum perforans. Vortrag Süddeutscher Orthopädenkongreß

Jordan WR (1936) Neuritic manifestations in diabetes mellitus. Arch Intern Med 36:45–49

Lo Gerfo FW, Coffman JD (1984) Vascular an microvascular disease of the foot in diabetes. New Engl J Med 311:1615–1619

Wetz HH, Baumgartner R (1998) Die orthopädisch-chirurgische Behandlung der diabetisch-neuropathischen Osteoarthropathie. Med Orth Tech 118:6–14

21 Der Fuß des Diabetikers in der orthopädischen Praxis

C. Wyss

Der Fuß des Diabetikers in der orthopädischen Praxis

Als Spezialarzt für orthopädische Chirurgie, speziell Ganganalyse und Fusschirurgie ist die Hälfte der Sprechstundenzeit den Füßen des Diabetikers gewidmet.

Zwischen 1991 und 1994 wurden 200 diabetische Patienten wegen Fußproblemen operativ oder konservativ behandelt. 80% aller Diabetiker hatten eine Neuropathie. Bei 81 (40,5%) fanden sich insgesamt 141 mal ein Malum perforans. 119 (59,5%) hatten keine Ulzeration, aber Fußdeformitäten und/oder eine Neuropathie. Nur gerade bei 16 Patienten (8%) fand sich radiologisch eine Osteoarthropathie und nur 4 (2%) zeigten eine Angiopathie.

In der orthopädischen Praxis sieht man also in erster Linie den neuropathischen Fuß, gelegentlich noch den osteoarthropathischen. Den angiopathischen Fuß findet man praktisch nie.

Das Hauptproblem beim neuropathischen Fuß ist das Malum perforans. Es zwingt immer wieder zu Hospitalisationen und notfallmässigen Operationen.

Die Ursachen und die Entstehung des Malum perforans

In meinem Ganglabor habe ich bei 1812 normalen Füßen (906 Pat. mit Fußleiden ohne Neuropathie) die Druckverteilung im Gehen, denjenigen von 445 Füßen (224 Pat.) von Diabetikern mit Neuropathie gegenübergestellt. Es zeigte sich, dass die Diabetiker mit Neuropathie deutlich erhöhte Maximaldrucke im Vorfuß aufweisen (Tabelle 1). Im Durchschnitt ist der Druck beim Diabetiker um mehr als 30% erhöht. Die Neuropathie, die Fußdeformitäten und der erhöhte plantare Druck sind die entscheidenden Parameter die zur Ulzeration führen (Lavery et al. 1998). Grund: Durch die Neuropathie ist die Gefühlsempfindung gestört und der Schmerz wird nicht empfunden. Der Vorfuß wird wegen fehlendem Schmerzempfinden stärker belastet und Verletzungen werden nicht bemerkt. Fehlstellungen, die Druckstellen verursachen, werden nicht gespürt. Die vaskulären Probleme hingegen zeigen keine Korrelation zur Entstehung eines Ulkus (Lavery et al. 1998).

Tabelle 1. Angabe der Drucke plantar unter den Metatarsaleköpfchen in kPa (Kilo Pascal). Die Werte in Klammern geben die Standardabweichungen an. Es zeigt sich also im Durchschnitt eine Erhöhung des Druckes beim Diabetiker von mehr als 30%

Maximaldrucke im Vorfußbereich			
	Metatarsale 1	Metatarsale 2/3	Metatarsale 4/5
Normal (n = 1812)	453 (247)	512 (258)	342 (210)
Diabetiker (n = 445)	616 (317)	663 (318)	466 (281)

Das praktische Vorgehen

Um diese Erkenntnisse in die Praxis umzusetzen sind folgende Fragen wichtig:

Wie wird die Neuropathie schnell und einfach diagnostiziert, damit die Ulzerationsgefährdung abgeschätzt werden kann?

Der verminderte Vibrationssinn korreliert bekanntlich mit der Neuropathie und dem Ulkusrisiko (Young et al. 1994, Lavery et al. 1998). Als einfaches und bewährtes Instrument zur Prüfung dieses Vibrationssinnes empfiehlt sich die graduierte Stimmgabel. In der Praxis hat es sich bewährt einen Vibrationssinn unter 5/8 als ulcerationsgefährdend anzusehen. Dies entspricht ungefähr dem Grenzwert von 15 Volt des in der Literatur beschriebenen Biothesiometers (Young et al. 1994). Bei jedem Diabetiker sollte der Vibrationssinn zumindest mit der graduierten Stimmgabel quantifiziert werden, um zu entscheiden, ob eine erhöhte Ulzerationsgefahr infolge vermindertem Gefühlsempfinden besteht.

Welches ist der gefährliche, ulzerationsgefährdende Druck am Fuß, wenn eine Neuropathie gefunden wurde?

Schwieriger ist es festzulegen, welcher Druck bei einer vorliegenden Neuropathie als gefährlich, das heißt als verursachend, für eine Ulzeration einzustufen ist. Gemessen werden diese Drucke mit einer Druckmeßplatte (z. B. EMED SF, Novel, München) *im Gehen* im Rahmen einer komplexen Ganganalyse (Wyss 1994, Wyss 1996, Wyss 1997). Allgemein gilt ein Maximaldruck von 500 kPa als kritisch. Allerdings gibt es keine Wertangaben, die mit Sicherheit zu Ulzerationen führen und es ist ganz wichtig für die Beurteilung auch andere ganganalytische Parameter, wie die dreidimensionale Bewegungsanalyse (z.B. Vicon, Oxford Metrics, Oxford) und die 3 dimensionale Kraftmessung (z. B. Kraftmeßplatte, Kistler, Winterthur) *im Gehen* einzubeziehen (Wyss 1994, Birke et al. 1995, Wyss 1996). Noch wichtiger als diese einzelnen Parameter und vor allem wichtiger als sogenannte Normwerte ist der Vergleich dieser Parameter in den Jahreskontrollen. Normwerte haben erfahrungsgemäß wenig Aussagekraft, da jeder Patient sein eigenes, individuelles Gangbild hat. Änderungen dieser Parameter von einer Jahreskontrolle zur anderen zeigen hingegen häufig Funktionsausfälle und beginnende Dekompensationen an.

Empfehlenswert ist es diese Ganganalysen immer barfuß durchzuführen, damit man immer gleiche Bedingungen hat. Wichtige Parameter die keine Veränderungen im Verlaufe der Jahreskontrollen zeigen sollten sind: die Dorsalextension des oberen Sprunggelenkes und des Großzehengrundgelenkes, die Rotationsbewegung des Fußes gegenüber dem Unterschenkel, die Valgisierung des Rückfußes, die Bodenreaktionskraft in allen 3 Richtungen (Vertikal, Gangrichtung, seitliche Schubkräfte), die Maximaldrucke und Impulse unter verschiedenen Fußregionen. Für diese Untersuchungen empfiehlt es sich mindestens fünf Schritte zu analysieren, eine Normalisierung des Schrittes auf die Standphase (=100%) durchzuführen und daraus den Median sowie die Standardabweichung zu bestimmen. Treten bei diesem Median in der Standphase des Gehens Veränderungen im Kurvenbild mit statistischer Signifikanz auf, dann empfiehlt es sich zu analysieren woher diese Veränderungen stammen können und es kann entsprechend die Therapie geändert oder eingeleitet werden, auch wenn im klassisch klinischen Untersuch noch keine Pathologien festgestellt werden können. Veränderungen die auf eine bedrohliche Problematik hindeuten sind erfahrungsgemäß mit der instrumentierten Ganganalyse viel früher festzustellen als im klinischen Untersuch. Zudem hilft diese Untersuchungstechnik ganz wesentlich in der Auswahl des operativen Vorgehens.

Wie soll therapiert werden um vor Druck zu schützen?

Von den 119 Patienten ohne Malum perforans, aber mit Neuropathie, wurde bei 10 „prophylaktisch" wegen Fehlstellungen (Hallux valgus, funktioneller Hallux rigidus, hypermobiler 1. Strahl, Hammerzehen) eine Operation durchgeführt. Von 109 restlichen Patienten wurden 80 mit orthopädischen Maßeinlagen und/oder orthopädischen Serienschuhen versorgt. Die Indikation zur Versorgung und die Art der Ausführung erfolgte in Abhängigkeit der ganganalytischen Parameter. Im Verlaufe der letzten 5 Jahre ist bei keinem dieser Patienten ein Malum perforans aufgetreten.

Insgesamt lagen bei 81 Patienten 141 Mala perforantes vor. 103 dieser Ulzerationen wurden von mir selbst behandelt und nachkontrolliert, über den Verlauf und die Therapie der restlichen 38 liegen keine Informationen vor. 40 Mala perforantes (39%) mußten operiert werden, bei keinem trat ein Rezidiv auf (Beobachtungszeit 5 Jahre) und die durchschnittliche Heilungsdauer betrug 54 Tage. Lebensgefährliche Komplikationen traten keine auf. 63 Mala perforantes (61%) wurden konservativ behandelt. Ganganalytische Untersuchungen wurden hier natürlich nicht durchgeführt, da keine zusätzlichen Informationen zur klinischen Untersuchung zu erwarten waren. Die durchschnittliche Heilungsdauer war hier beinahe 4mal länger, nämlich 198 Tage. Rezidive traten bei 18 (29%), lebensbedrohliche Komplikationen wie Sepsis, Niereninsuffizienz usw. bei 7 (11%) dieser Patienten auf.

Von 100 zufällig ausgewählten diabetischen Patienten, die eine technische Versorgung bekommen haben und deren Herstellung in der gemeinsamen Sprechstunde mit dem Orthopädieschuhtechniker überwacht und auch regelmäßig jährlich nachkontrolliert wurden, haben 78 (78%) die Einlagen, resp. Maßschuhe oder orthopädischen Serienschuhe mit Sicherheit immer getragen. 15 von diesen hatten noch nie eine Ulzeration gehabt und haben in den letzten 6 Jahren auch keine entwickelt. 63 dieser Patienten hatten bereits eine Ulzeration und bei 18 davon (29%) trat ein Rezidiv auf.

14 (14%) trugen die Einlagen nicht oder nur zeitweise. Bei 8 (8%) konnte nicht mit Sicherheit nachgewiesen werden, daß die Einlagen getragen wurden. Eine Rezidivrate konnte hier wegen fehlender Compliance der Patienten nicht bestimmt werden.

Die Zahlen sprechen eine klare Sprache: Die konservative Therapie beim Malum perforans ist zwar häufiger, aber nichts desto trotz wesentlich langsamer und vor allem nicht definitiv und wesentlich gefährlicher (7% lebensgefährliche Komplikationen). Rezidive sind zudem durch die bleibende Fehlstellung und erhöhte Druckbelastung vorprogrammiert (29%!).

Die praktische Konsequenz

Konservatives Vorgehen braucht Schulung des Patienten

Wichtig ist, daß wir realisieren, daß der Diabetiker mit dem neuropathischen Fuß, der noch nie eine Ulzeration gehabt hat, sich selber als nicht gefährdet sieht. Aus seiner Sicht hat er völlig normale, schmerzfreie Füße. Er sieht nicht ein warum er orthopädische Schuhe oder Maßeinlagen zu seinem Schutz tragen soll, weil er nie Schmerzen verspürt. Darum ist die Bereitschaft dieser Patienten Einlagen zu tragen schlecht und eine entsprechende Schulung und Aufklärung empfiehlt sich.

Die primäre Aufgabe ist die Indikationsstellung zur Operation

Auch wenn der größere Teil der Patienten mit Malum perforans konservativ versorgt werden kann (61%), ist die primäre Aufgabe des orthopädischen Chirurgen die Indikation zur Operation rechtzeitig zu stellen. Nur so können die langwierigen konservativen, zur Arbeitsunfähigkeit zwingenden und sozial desintegrierenden Behandlungen vermieden werden. Erst sekundär ist die Entscheidung ob konservativ vorgegangen werden soll. Es hat sich bewährt in einer gemeinsamen Sprechstunde mit dem Orthopädieschuhtechniker und einem Fußpfleger die Patienten zu untersuchen und zu entscheiden, welche Maßnahmen notwendig sind und es empfiehlt sich auch zusammen die Nachkontrollen durchzuführen.

Für die Zukunft wäre es wünschenswert, wenn jeder neuropathische Fuß, einem orthopädischen Chirurgen vorgestellt würde, bevor er ein Malum perforans aufweist. So kann frühzeitig die Indikation zu einer Operation oder technischen Versorgung gestellt werden.

Wünschenswert für die Zukunft ist sicher auch die frühzeitige ganganalytische Abklärung und Jahreskontrolle jedes diabetisch-neuropathischen Fußes durch den orthopädischen Chirurgen. Dekompensierende Situationen die einer Behandlung bedürfen können so früher erfaßt und behandelt werden als nur mit der klassisch klinischen Untersuchung.

Literatur

Birke JA, Franks BD, Foto JG (1995) First ray joint limitation, pressure, and ulceration of the first metatarsal head in diabetes mellitus. Foot Ankle Int May 16(5):277–284

Lavery LA, Armstrong DG, Vela SA, Quebedeaux TL, Fleischli JG (1998) Practical criteria for screening patients at high risk for diabetic foot ulceration. Arch Intern Med Jan 26:158(2):157–162

Wyss CH (1994) Die Ganganalyse in der orthopädischen Praxis: Med Orth Tech 114:42–48

Wyss CH (1996) Ganganalyse: In Fusschirugie in der Praxis, Verfasser Meyer R.-P., Kappeler U, Springer Verlag, 21–31

Wyss CH (1997) Die instrumentierte Ganganalyse als diagnostisches Hilfsmittel beim Läufer: Schweizerische Zeitschrift für „Sportmedizin und Sporttraumatologie" 45(1):45–50

Young MJ, Breddy JL, Veves A, Boulton AJ (1994) The prediction of diabetic neuropathic foot ulceration using vibration perception thresholds. A prospective study. Diabetes Care Jun; 17(6):557–560

22 Operationsverfahren am diabetischen Fuß

H. H. Wetz, A. Koller

Einleitung

Gemessen an der Geschichte der Erkrankung, ist das vorhandene Wissen um die Ätiopathogenese der Spätfolgen des Diabetes mellitus gering. Die wesentlichen histologischen, biochemischen und biomechanischen Forschungsergebnisse wurden in den letzten 40 Jahren publiziert.

Das erstmalige Aufzeigen orthopädisch – chirurgischer Behandlungsmöglichkeiten bei eingetretenen Veränderungen am Fuß des Diabetikers verdanken wir R. Baumgartner. Er gilt im deutschsprachigen Raum als Wegbereiter einschlägiger Operationsverfahren sowie als Wegbereiter orthopädieschuhtechnischer Versorgungsprinzipien für den erkrankten Fuß des Diabetikers.

Mit steigender Zahl diabeteskranker Menschen und höherer Lebenserwartung, wird auch die Zahl jener Patienten steigen, bei denen die gefürchteten Spätkomplikationen, wie die sensomotorische und autonome Neuropathie, Angiopathie und Diabetisch Neuropathische Osteoarthropathie (DNOAP) zu schweren Schäden am Fuß führen. Ziel unseres Bemühens muß die Prävention von Fußschäden, so wie die Erfassung von Frühsignalen einer sich anbahnenden Diabetisch Neuropathischen Osteoarthropathie, kurz DNOAP, sein.

Die Einsicht zur interdisziplinären Behandlung des diabetischen Fußes ist ein noch recht junges Anliegen und beschäftigt die internistische, orthopädische, neurologische, dermatologische und chirurgische Wissenschaft seit nunmehr 50 Jahren.

Unsere grundlegenden Erkenntnisse über die biochemischen und biomechanischen Zusammenhänge, die zu den schweren Veränderungen bei den gefürchteten Spätkomplikationen des Diabetes am Fuße führen, sind weitgehend Gegenstand wissenschaftlicher Forschung und in wesentlichen Details noch unbekannt.

Ätiopathogenese des diabetischen Fußes

Während die sensomotorische Neuropathie vorwiegend Veränderungen im Bereich des Integuments, also der Haut verursacht und hier durch oberflächliche Ulzeration, Verlust der protektiven Sensibilität, das Entstehen des Malum perforans begünstigt, darf man nicht übersehen, daß die autonome Neuropathie auf der anderen Seite im Wesentlichen für das Zustandekommen der Diabetisch Neuropathischen Osteoarthropathie verantwortlich ist.

Es zeichnet sich ab, daß ein wesentliches Gewicht auf Prophylaxe und Prävention von Fußschäden bei Diabetikern gelegt werden muß, um trophische Ulcera wie das Mal perforant du pied des Vorfußes oder des Rückfußes zu verhüten. Auf dem Boden fortgeleiteter Infekte und Fußdeformität offenbart sich die Gesamtproblematik wenn es gilt, einen Gliedmaßenverlust zu verhindern.

Mit Schädigung des sympathischen Nervensystems kommt es zu einer gesteigerten peripheren Zirkulation infolge Gefäßweitstellung und damit zu einer Knochenabsorption mit weiterem Verlust der Statik, so daß bereits Bagatelltraumen ein völliges Zusammenbrechen des Vor- und Rückfußes verursachen können. Es ist wichtig darauf hinzuweisen, daß es sich bei diesen schmerzlos ablaufenden Sinterungen des Fußes nicht um Frakturen im eigentlichen Sinne handelt, sondern um die Folgen der Grunderkrankung Diabetes. Die Differentialdiagnose dieser diabetesbedingten neuropathischen Osteoarthropathie sind die Syringomyelie, die Tabes dorsalis, der Morbus Thevenard und der Morbus Buereau Barriere.

Der Weichteilinfekt

Ein wesentliches Gewicht bei der ambulanten Sorge um den Diabetischen Fuß ist auf die Verhütung sowie Beherrschung von Weichteilinfekten zu legen.

Große Statistiken, wie die von Calhoun et al. 1998 in der von 1968–1988 1105 Diabetiker mit Fußinfektionen erfaßt wurden, zeigen tiefe Ulzera in 9%, oberflächliche Ulzera in 20%, Abszesse in 33%, Gangrän des gesamten Fußes in 7% und Vorfußgangrän in 27% aller Fälle. Greenwood beobachtete 1927 bei 500 Diabetikern 25% ernstzunehmende Infektionen der Haut.

Neben der Gangrän drängt die Infektion des Fußes nicht selten zum frühen chirurgischen Einschreiten. Beide Bilder, die Gangrän und auch die Infektion entstehen auf dem gleichen Boden einer Zirkulationsstörung in Verbindung mit neuropathischen Veränderungen. Der Sauerstoffbedarf des Gewebes steigt und unter erhöhtem Gewebsdruck so wie lokaler Produktion weichteilzerstörender Enzyme aus phagozytierenden Lysosomen, entstehen lokale Thrombosen und Verschlüsse kleiner Gefäße. Ein begleitendes ausgeprägtes Fuß- und Unterschenkelödem muß als zusätzliches Alarmsignal gewertet werden. So ist die Wahl der geeigneten Therapie abhängig von der Dauer und Schwere des Krankheitsbildes, so wie Infektausbreitung und Erregerspektrum.

Die frühe Inzision und Abszeßdrainage (Abb. 1) in Verbindung mit Ruhigstellung der betroffenen Extremität und Einleitung einer resistenzgerechten Antibiotikagabe ist ein wichtiger Teil der Gesamttherapie. Entscheidend ist, daß der erstbehandelnde Arzt die typischen Prodromi und

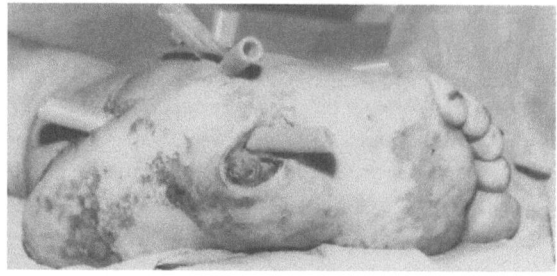

Abb. 1. Abszeßdrainage bei einem infizierten zentralen Malum perforans

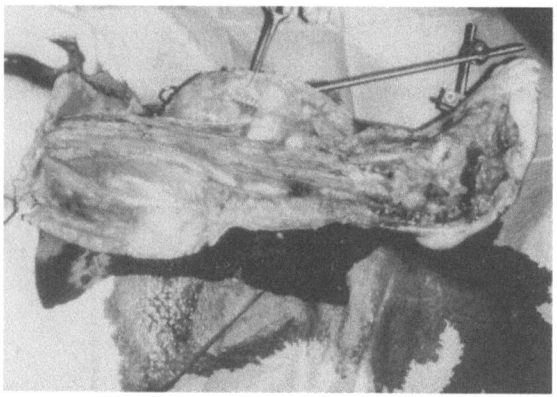

Abb. 2. Ausgehend von einem plantaren Malum perforans entwickelte sich eine nekrotisierende Fasziitis mit Befall aller Unterschenkellogen

Alarmsignale zu deuten weiß und eine frühe chirurgische Behandlung unter stationären Bedingungen veranlaßt.

Wenn sich eine eitrige Infektion am Fuß des Diabetikers entwickelt, ist die Gefahr gegeben, daß sie sich, bei durch den Diabetes gegebenen günstigen Voraussetzungen, schnell ausbreitet und je nach Erregerspektrum zu einer nekrotisierenden Fasziitis führen kann (Abb. 2). Die Fortleitung der Erreger einer nekrotisierenden Fasziitis erfolgt nach den anatomisch präformierten Bahnen wie Sehnenscheiden und Muskelfaszien.

Das Resultat ist eine flächige, chirurgisch schwer beherrschbare septische Muskelnekrose, bedingt durch die Interaktion von grampositiven und gramnegativen sowie aeroben und anaeroben Erregern. Als hierfür potenteste Erregerkombination gilt das Zusammenwirken von Bacteroides fragilis und Enterokokken (Bessmann et al. 1986).

Die am häufigsten bei tiefen Wundabstrichen an infizierten diabetischen Füßen gefundenen Mikroorganismen waren sowohl aerobe gramnegative und grampositive als auch anaerobe gramnegative und grampositive Erreger. Bei den gramnegativen aeroben standen Proteus mirabilis, Pseudomonas aeroginosa und E. coli an der Spitze, bei den grampositiven Erregern Enterokokken und St. aureus. Unter den Anaerobiern waren es die Bacteroides, Peptokokken und Clostridien (Sharp et al. 1979).

Ein wesentliches Argument für eine routinemäßig durchzuführende Abstrichkontrolle von infizierten Blasen, Abszeß- oder Wundsekret ist das zunehmende Auftreten multiresistenter Keime wie z.B. der zunehmend auch in den eigenen Statistiken gefundenen methicillin-oxacillin-resistente S. aureus (MRSA).

Zur Führung einer adäquaten antibiotischen Therapie ist die richtige Interpretation und Einschätzung von Virulenz und Pathogenität der gefundenen Erreger unabdingbar, so wie die kontinuierliche statistische Erfassung des Keimspektrums (Kipp et al. 1997).

Infizierte Blasen mechanischer Genese. Auftretende tangentiale Scherkräfte in nicht sachgemäß angepaßtem Schuhwerk führen zur Abscherung oberflächlicher Epidermisschichten von tiefergelegenen Hautanteilen (Abb. 3) (Laing et al. 1991). Einrisse führen zur Infektion und Ausbreitung der Erreger in die Tiefe. Je nach Lokalisation, ist bei geringer Weichteildeckung die Gefahr einer knöchernen Mitbeteiligung und damit einer Osteomyelitis gegeben, was den Verlauf des Infektgeschehens deutlich verschlechtern kann, wenn die Infektion zusätzlich auf nekrotisch vorgeschädigte Knochensubstanz trifft.

Infizierte Schnittverletzungen. Unsachgemäß durchgeführte Pediküre kann zu oberflächlichen Schnittverletzungen im Bereich von Nagelbett und oder Zehenkuppen führen und eröffnet somit Erregern den Zugang. Es ist dar-

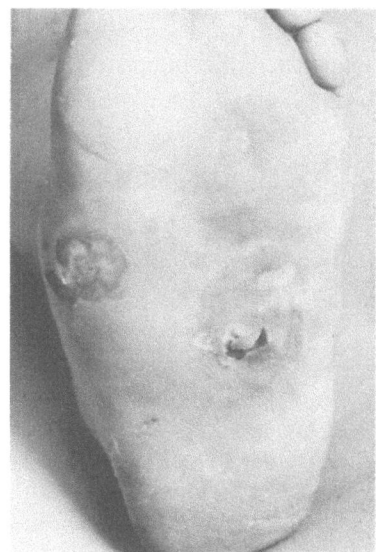

Abb. 3. Scherkräfte und ungenügende Fußbettung führen zur Ulceration an mechanisch besonders hoch beanspruchten Stellen des Fußes

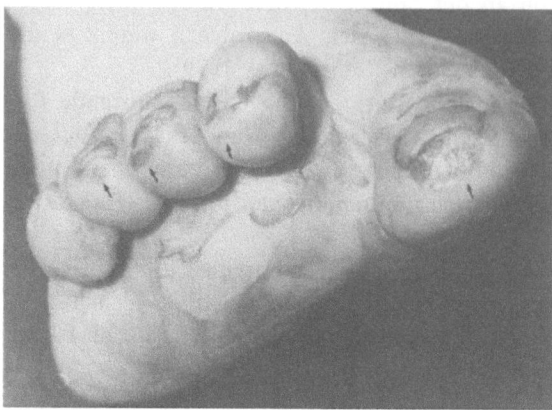

Abb. 4. Schnittverletzungen an den Zehenkuppen, verursacht durch fehlerhafte Pediküre

auf zu achten, daß die Fußpflege sachgemäß durchgeführt wird, zumal Fehler bei der Pediküre nicht selten zum späteren Zehen- oder Fußverlust führen können (Abb. 4).

Infizierte Stichverletzungen. Die Verletzung des diabetischen Fußes durch Fremdkörper wie Nägel, Dornen, Glasscherben ist keine Seltenheit. Es wird in der Literatur ein Zusammenhang zwischen getragenen Einlagen aus Kunststoffmaterial und gehäufter Keimbesiedlung der Stichwunden durch Pseudomonas aeroginosa gesehen (Siebarth et al. 1982).

Infizierte Ulzera. Übermäßige Abtragung von Hyperkeratosen, mechanische Überbeanspruchung durch össäre Strukturen, wie Metatarsaleköpfchen oder nekrotische Anteile des gesinterten Rückfußes in Verbindung mit ungenügender Entlastung im Schuhwerk führen zum sog. Malum perforans, welches sekundär besiedelt Eintrittspforte für Erreger aller Art wird (Abb. 5).

Therapie

1. Resektionen am Fuß

Malum perforans des Vorfußes. Wird das sich anbahnende Malum perforans durch sorgfältige Fußkontrollen zeitig entdeckt, so können Anpassungen von Fußbett und Schuhwerk, wie experimentell nachgewiesen wurde, Schlimmeres verhüten. In der Regel sieht der behandelnde orthopädische Chirurg den Patienten in der Behandlungskette von Hausarzt über Diabetologen zu spät und kann so auf die unerläßliche Prävention keinen Einfluß nehmen und wird erst zur Sanierung des fortgeschrittenen Ulcus hinzugezogen.

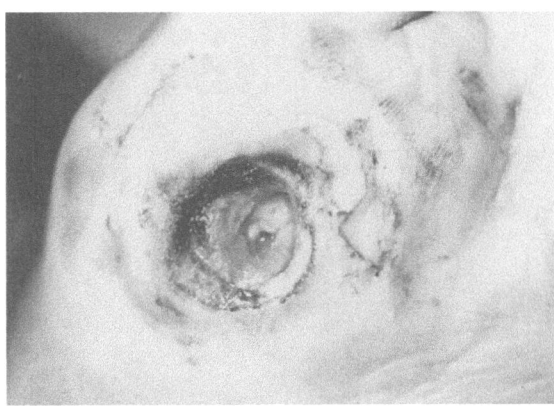

Abb. 5. Drittgradiges Malum perforans über dem Metatarsale I Köpfchen

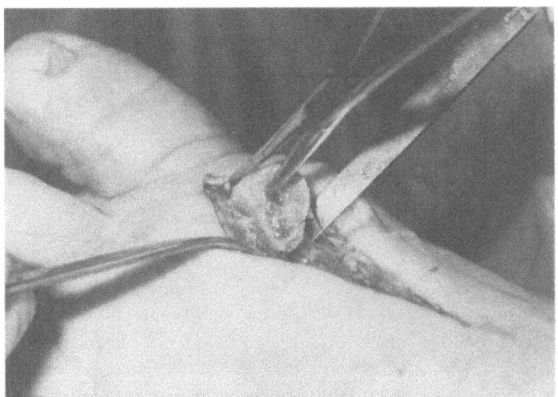

Abb. 6. 2/3 Resektion des Metatarsale I zur mechanischen Entlastung des Malum perforans

Die Therapie der Wahl stellt die von Delbet eingeführte und von Baumgartner weiterentwickelte und beschriebene isolierte 2/3 Entfernung des angrenzenden, für das Ulcus mechanisch mitverantwortlichen Mittelfußknochens dar (in: Drescher et al. 1990) (Abb. 6). Dieser Eingriff ist dann indiziert, wenn eine knöcherne Mitbeteiligung erwiesen ist oder das betroffene Metatarsale frei liegt (Abb. 7). Nach diesem Eingriff, der auch bis zur 2/3-Entfernung aller Metatarsalia (Abb. 8) ausgedehnt werden kann, kommt es nachgewiesenermaßen zur raschen Ausheilung des Malum perforans und eine weitere Ausbreitung des Infektgeschehens bis hin zur Amputation des Fußes kann in der Regel verhindert werden.

Von einem über dem Fußrücken gelegenen Hautschnitt aus erfolgt die basisnahe Durchtrennung des Knochens, welcher dann stumpf nach distal herausgelöst werden kann. Sind zwei Hautschnitte erforderlich, sollte die Hautbrücke ausreichend weit sein.

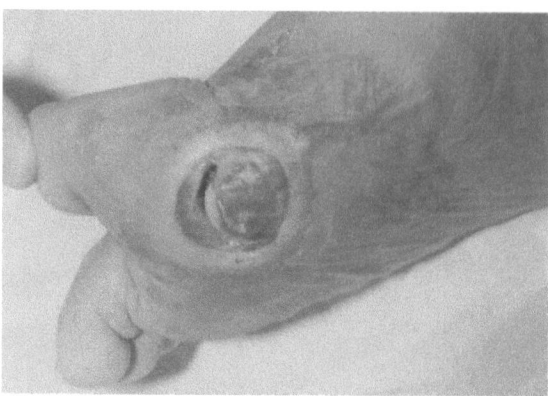

Abb. 7. Malum perforans mit Freilegung des Köpfchens Metatarsale I

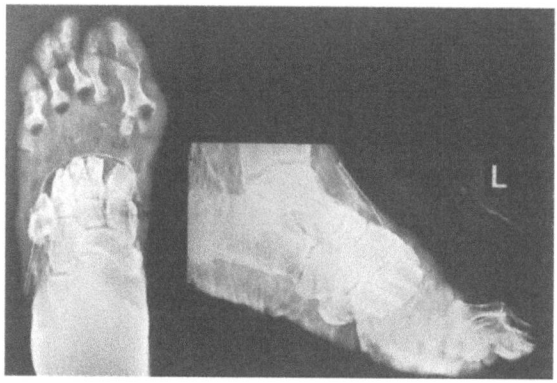

Abb. 8. Sind mehrere Strahlen betroffen, ist die 2/3 Resektion aller Metatarsalia indiziert

- **Malum perforans des Rückfußes.** Bei Destruktionen im Bereich des Lisfranc-Gelenks (Typ II) kommt es zum Einsinken des Längsgewölbes, zur Vorfußabduktion und damit zur mechanischen Exposition von Os cuneiforme I und Os naviculare (Abb. 9a, b). Zur Vermeidung von Druckstellen ist die rechtzeitige operative Abtragung vorstehender Knochenstrukturen anzuraten.

Finden sich plantare Ulcera bei Sinterungen des Chopart-Gelenks, so ist neben der Behandlung in der Orthese unter Vollkontakt in therapieresistenten Fällen eine plastische Deckung durch einen plantaren Verschiebelappen möglich. Auch diese Vorgehensweise sollte Ausnahmesituationen vorbehalten bleiben (Abb. 10a–d).

- **Infizierte interdigitale Rhagaden.** Interdigitale Rhagaden, oftmals zu wenig beachtet, bilden die Voraussetzungen für dramatische Infektverläufe. Nicht selten führen fehlendes Schmerzempfinden und mangelnde Krankheitsein-

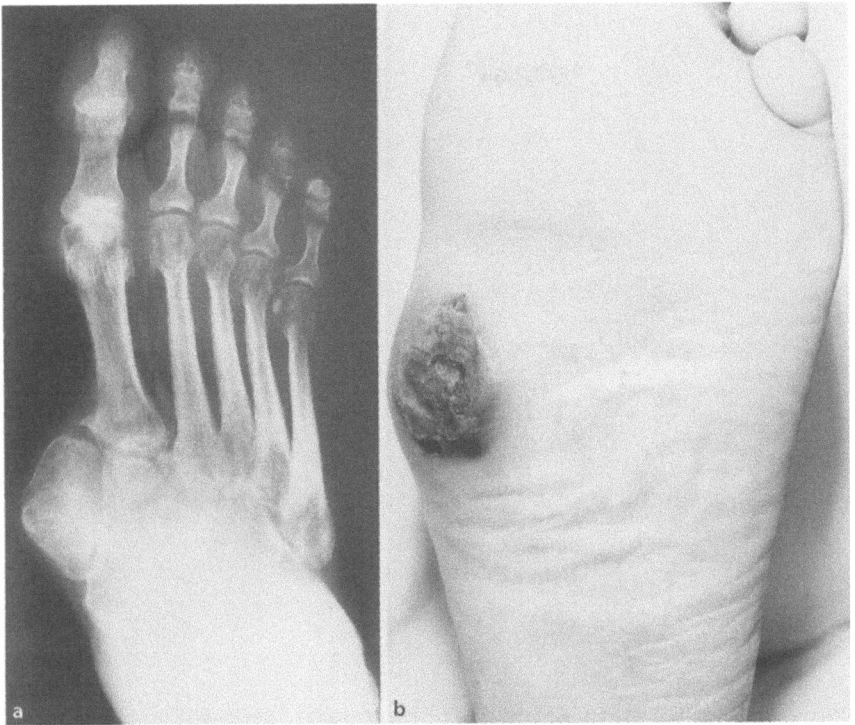

Abb. 9a, b. Nach Sinterung des Lisfranc-Gelenks verbleiben Knochenstrukturen, die mechanisch stören und Ulcera an der Fußsohle verursachen können

sicht von Seiten des Patienten, so wie die Unterschätzung der sich anbahnenden Katastrophe durch den erstbehandelnden Arzt zu Notfallsituationen, in denen der Patient mit Zeichen der generalisierten Sepsis und entgleistem Diabetes zur Aufnahme kommt. Die Inspektion des Interdigitalraumes offenbart den Ursprung des Geschehens (Abb. 11a, b).

Die lokale Abtragung von Nekrosen ist vergebens, wenn bereits die Tiefe der Infektion sichtbar wird. Wir bevorzugen die notfallmäßig keilförmige Inzision und Resektion des infizierten Areals und behandeln die infizierte Wunde postoperativ offen (Abb. 12a-d). Es kommt zu einem Abklingen des Infektgeschehens nach drei Tagen. Die Wunde retrahiert sich und ist nach 6-8 Wochen abgeheilt. Keilresektionen des 4. Strahls oder mehrerer Strahlen sind gegebenenfalls zweizeitig zu schließen (Abb. 13a-c). Das Resultat ist stets ein Fuß mit erhaltener Länge, voll belastbar und mit Fußbettungen nach Maß in Verbindung mit Serienschuhwerk zu versorgen.

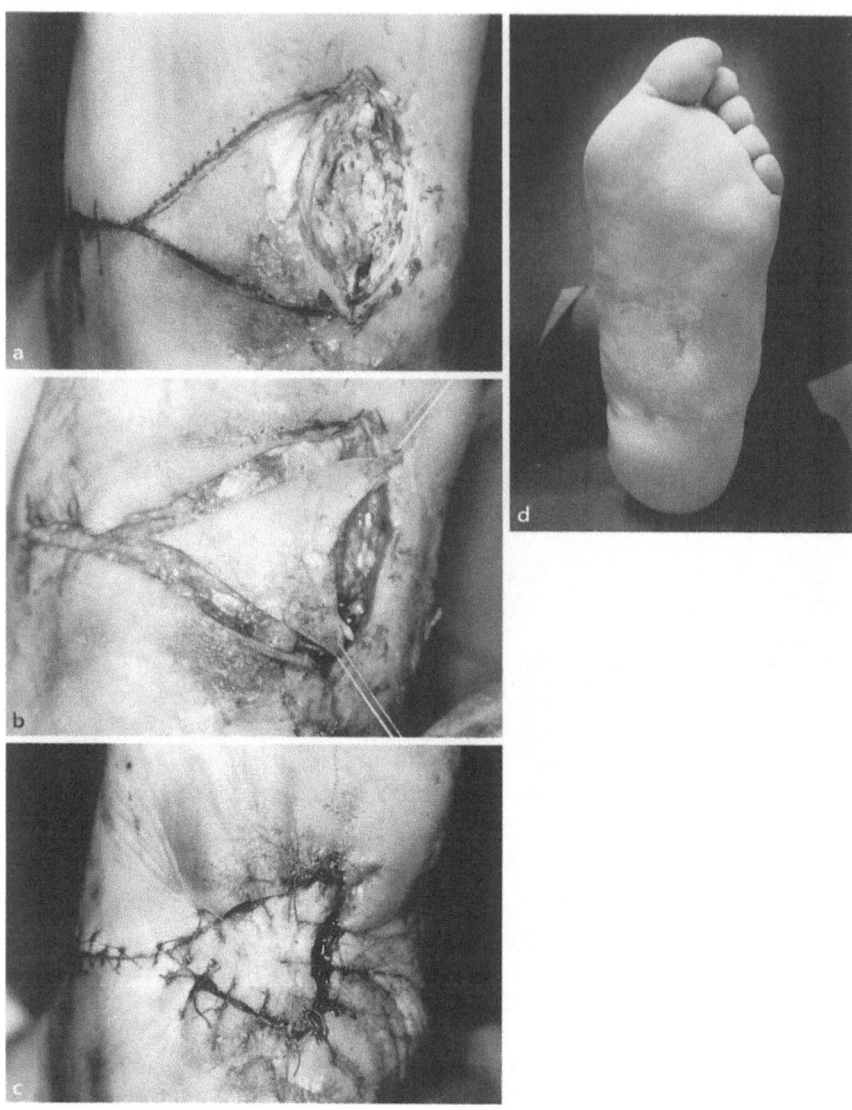

Abb. 10a–c. In Ausnahmefällen kann ein persistierendes Malum perforans der Fußsohle mit einem Verschiebelappen plastisch erfolgreich gedeckt werden

2. Repositionen: Achsenabweichungen des Fußes bei ausgeprägter Osteoarthropathie

Eine abgelaufene Osteoarthropathie hinterläßt in der Regel eine mehr oder weniger ausgeprägte Fehlstellung des Fußes (Abb. 14a, b). Je nach Ausprägung ist eine orthopädietechnische oder orthopädieschuhtechnische Versorgung nicht möglich und es besteht die Gefahr der Ulzeration bei zusätzlich fehlender Sensibilität.

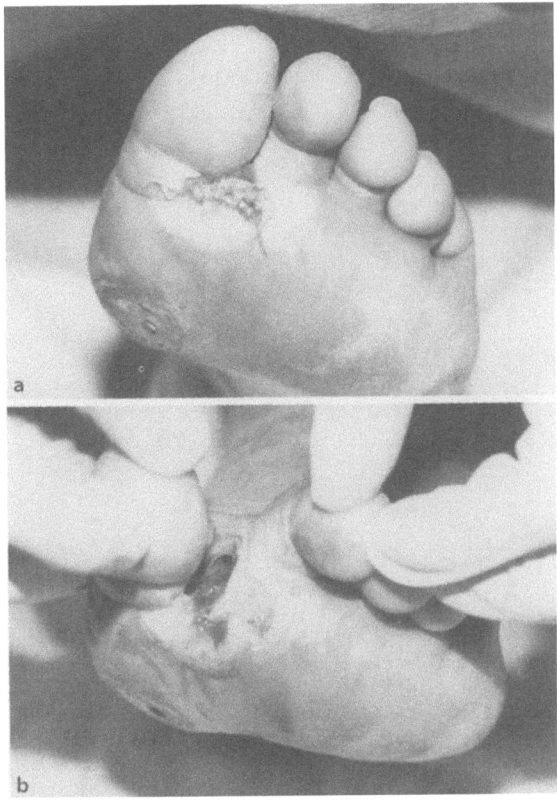

Abb. 11 a, b. Interdigitale Rhagaden sind oft Eintrittspforte für Erreger und der Beginn schwerer Infektverläufe

In solchen Fällen ist es sinnvoll, eine operative Reposition und Stabilisierung mittels Fixateur externe vorzunehmen (Abb. 15 a, b). Reposition und Ruhigstellung führen zum Abklingen von Infekt und Schwellung. Nach 6 wöchiger Ruhigstellungsphase erhält der Patient zum Belastungsaufbau eine stabilisierende Unterschenkelorthese aus Klarsichtmaterial. Vor der Einbringung von Implantaten (Nägel, Schrauben) muß angesichts der schlechten Regenerationsfähigkeit neuropathischer Knochensubstanz, sowie erhöhter Infektgefahr, gewarnt werden.

3. Amputationen

Das Risiko für eine isoliert auftretende Zehengangrän bei Diabetikern ist erhöht, die Ursache bis ins Letzte nicht geklärt. Inwieweit Leukozytenaggregationen, verminderte Erythrozytenplastizität oder Hypercolesterinämie oder Vaskulitiden für gangränöse Veränderungen verantwortlich sind, ist Gegenstand wissenschaftlicher Forschung. Favorisierte Hypothese ist die infektbedingte Thrombose der Endarterien.

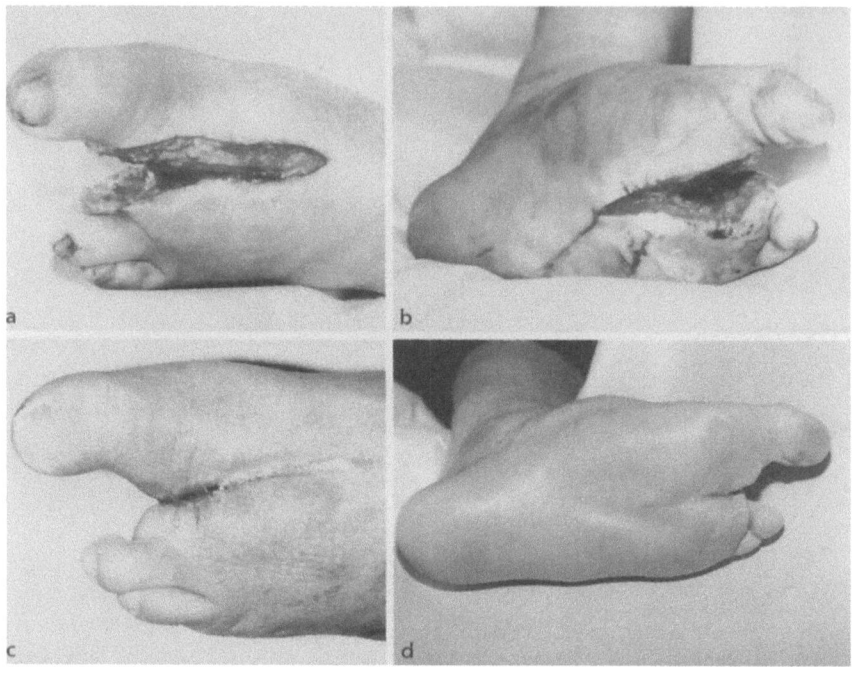

Abb. 12 a–d. Die Keilresektion dieses infizierten Bereichs führt zum raschen Abheilen des Befundes. Der Eingriff sollte schweren phlegmonösen Infekten vorbehalten sein

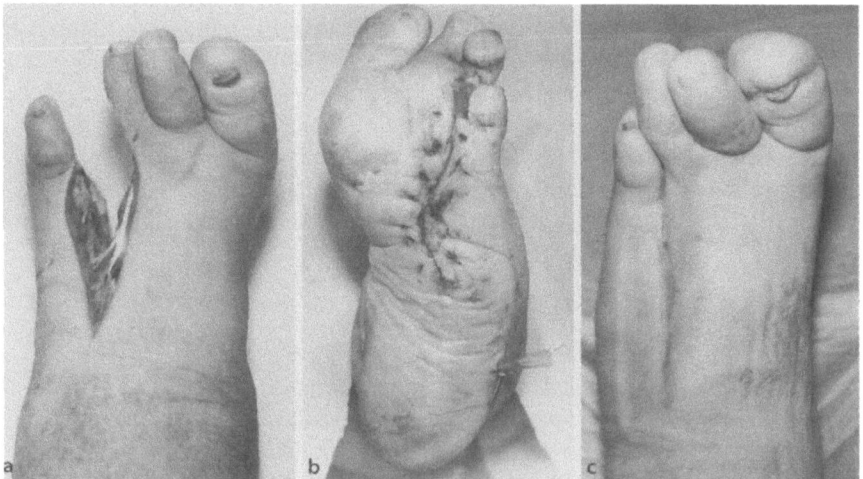

Abb. 13 a–c. Die Keilentnahme zwischen 4. und 5. Strahl verlangt den sekundären Verschluß der Wunde

Operationsverfahren am diabetischen Fuß 245

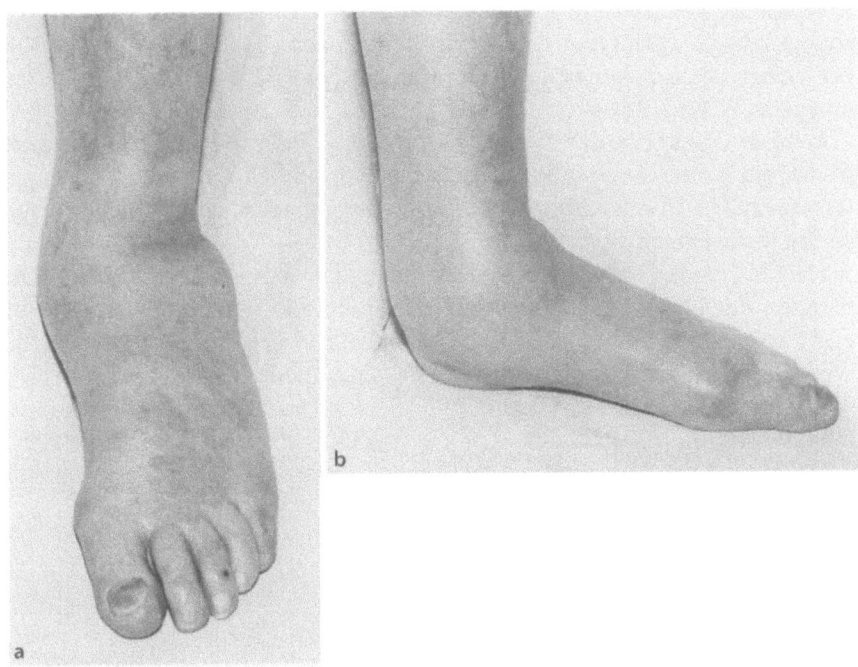

Abb. 14. Klinisches Bild einer schweren DNOAP Typ IV mit vollständiger Luxation des Fußes nach ventrolateral

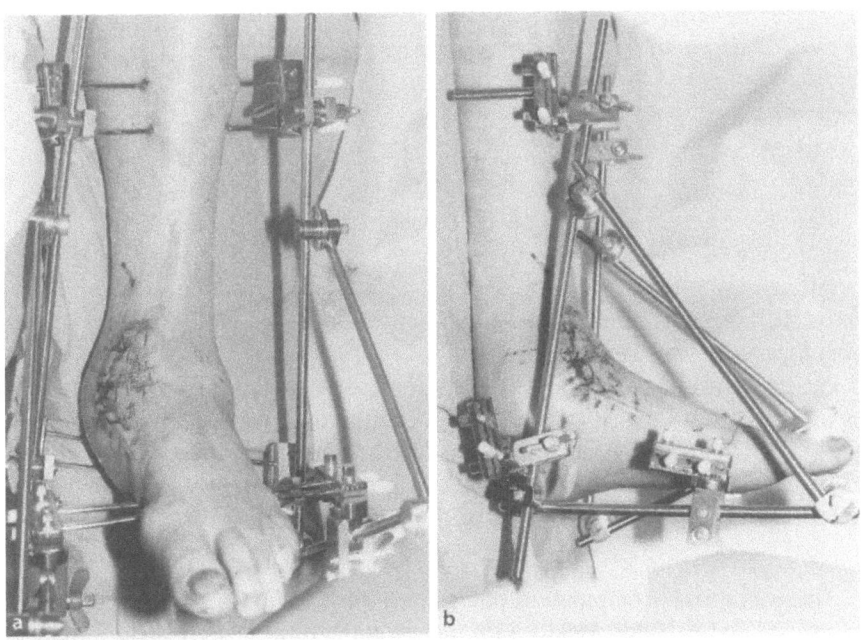

Abb. 15 a, b. Nach erfolgter operativer Reposition und Wiederherstellung der Beinachse führt eine externe Fixation zur Konsolidierung im Sinne einer straffen Pseudarthrose

Während Nekrosen im Rahmen einer generalisierten pAVK mit dopplersonographisch nachweisbaren Minderperfusionen einhergehen, ist dies bei der diabetischen Zehengangrän häufig nicht der Fall. Man findet einen fast normalen ABI (Ankle-Brachial-Index) von 1,0, bzw. intakte Fußpulse.

Wird ein Gangrän der Zehen oder weiterer Teile des Fußes beobachtet, ist vor geplanten Amputationen stets die Möglichkeit einer durchblutungsverbessernden Intervention, sei es durch angioplastische oder gefäßchirurgische Maßnahmen zu prüfen.

Der drohende Infekt zwingt bei bestehender Gangrän zur raschen Amputation des betroffenen Gewebes. Hier gilt bei der Durchführung des Eingriffs so extremitätenerhaltend wie möglich zu verfahren. Auch wenn die Wundheilung nicht per primam verläuft, sind lokale Debridements allzurasschen Nachamputationen vorzuziehen. Bei der im Vordergrund stehenden Infektsanierung ist dennoch auf die Bildung eines orthopädietechnisch oder orthopädieschuhtechnisch funktionell sinnvoll versorgbaren Amputationsstumpfes zu achten.

Ist eine Amputation unumgänglich, so ist so extremitätenerhaltend wie gerade möglich vorzugehen. Aus diesem Grund erleben die operativen Alternativen und Rückzugsmöglichkeiten der Amputationen am Fuß ein erneut erwachendes Interesse in der orthopädischen Chirurgie.

Zehenamputationen. Isolierte Amputationen einzelner oder mehrerer Zehen folgen in der Regel nach Unfällen oder bei Gefäßerkrankungen infolge Diabetes mellitus oder pAVK.

Es macht einen wesentlichen Unterschied, ob die Zehenamputation nur eine einzelne Zehe oder Zehe und Anteile des Metatarsus betrifft, wobei der Teilverlust des Vorfußes unter Erhalt des 1. Strahls (Abb. 16) biomechanisch weniger gravierend ist, als der Verlust des medialen Strahls (Abb. 17), zumal die Hauptbelastung des Fußes während der Stützphase über den 1. und 2. Strahl läuft (H. v. Meyersche Linie).

Technik: Die Amputation einer Zehe erfolgt unter rackettförmiger Umschneidung der Grundphalanx und Verlängerung des Hautschnitts nach proximal (Abb. 18a, b). Das Herauslösen des Zehs gelingt nach Durchtrennung der Seitenbänder. Wundschluß mit wenigen adaptierenden Stichen (Baumgartner und Wetz 1991).

Ist eine Amputation der Großzehe erforderlich, empfiehlt sich bei Patienten mit Störungen der Hauttrophik, sei es bei Diabetikern oder Patienten mit Durchblutungsstörungen zur Vermeidung von Druckulzera im Bereich des Metatarsale I-Köpfchens, die gleichzeitige 2/3 Resektion des 1. Strahls (Abb. 19).

Transmetatarsale Amputation des ganzen Vorfußes nach Sharp. Die Amputation im Bereich der Metatarsalknochen nach Sharp, die älteste beschriebene aller partiellen Fußamputationen, ist der Exartikulation im Tarsometatarsalgelenk (Lisfranc) vorzuziehen, weil sie eine längere Stützfläche und

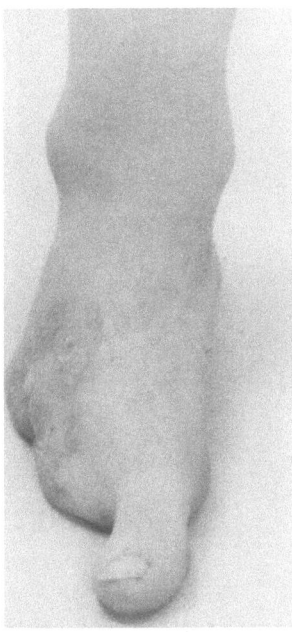

Abb. 16. Teilverlust des Vorfußes unter Erhalt des biomechanisch wichtigen ersten Strahls

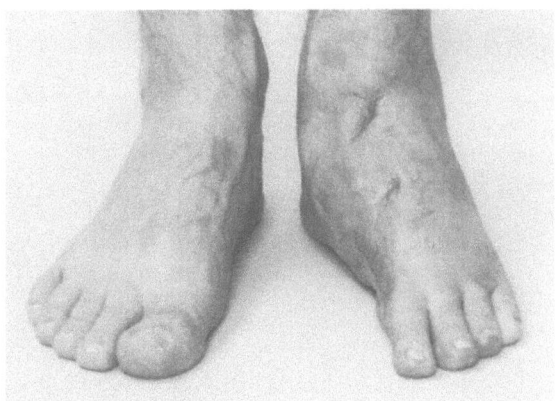

Abb. 17. Der Verlust des ersten Strahls bedeutet auch den Verlust des Längsgewölbes

daher einen sichereren Gang gewährleistet. Als primäre Lösung ist sie selten indiziert. Sie kommt daher fast nur bei Verletzungen oder Gangrän der Zehen mit Beteiligung eines Teils der Dorsalhaut in Frage. Die Operation wird ganz analog der Lisfranc'schen mit einem größeren plantaren und einem kleineren dorsalen Lappen ausgeführt.

Bei ausgedehnter Verletzung oder fortgeschrittener Zehengangrän, die eine Absetzung der Zehen in ihren Grundgelenken nicht mehr zuläßt, erfolgt bei dieser Technik die Absetzung des Vorfußes an der Basis der Mit-

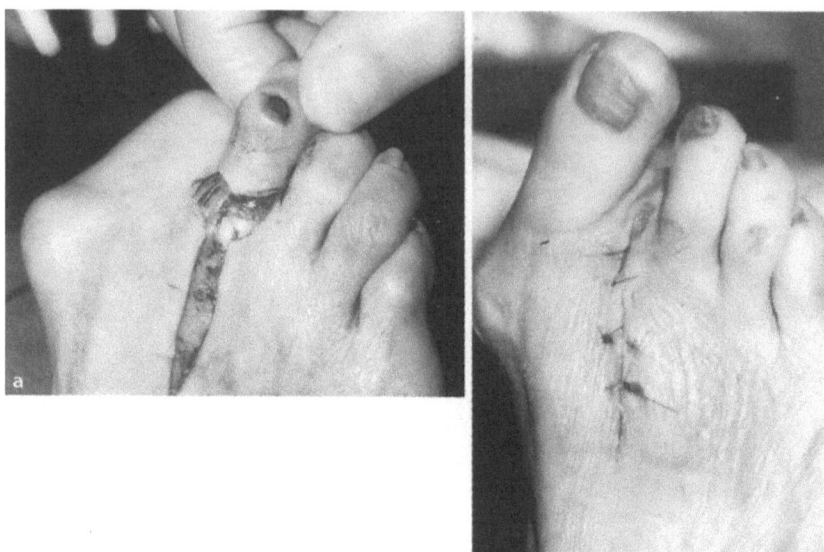

Abb. 18a, b. Die Amputation einzelner Zehen gelingt nach rackettförmiger Umschneidung

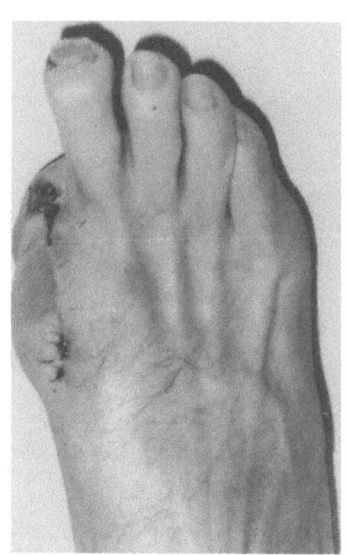

Abb. 19. Bei Amputationen der Großzehe ist bei Risikopatienten die gleichzeitige Mitnahme des Metatarsale I-Köpfchens sinnvoll

telfußknochen, zumal hier eine gute Weichteildeckung und Abrundung des Stumpfes im metaphysären Bereich möglich ist.

Der Hautschnitt beginnt über dem Fußrücken proximal querverlaufend etwa auf Höhe des Lisfranc Gelenks, dann Fortführen des Hautschnitts nach plantar distal, wobei der plantare Anteil nahezu bis zur Zehenbasis intakt sein muß (Abb. 20 a–c). Nach Durchtrennen der Sehnen der Zehenextensoren erfolgt die Osteotomie der Metatarsalia basisnah unter Berücksichtigung der 45° Ebene. Die Metatarsalia werden mit dem Einzinkerhaken ventralisiert und der plantare Lappen entsteht durch zunächst kno-

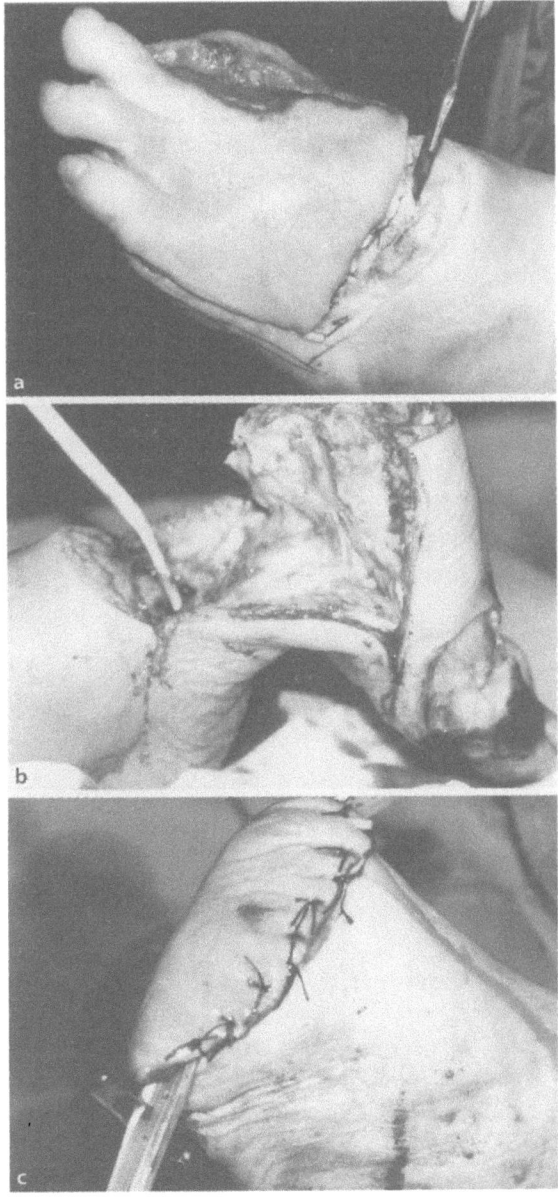

Abb. 20 a–d. Bei der transmetatarsalen Vorfußamputation sollte stets eine plantare Lappenbildung gelingen

chennahes Ausschärfen. Nach Absetzen des Amputats erfolgt die probatorische Deckung des Stumpfes. Eine spannungsfreie Stumpfdeckung ist anzustreben. Zur Wunddrainage eignet sich ein easy flow drain als wirksame Alternative zur nicht immer zuverlässigen Redondrainage (Baumgartner und Wetz 1991).

■ **Lisfranc-Amputation (Exarticulatio tarso – metatarsea).** Die Amputation geschieht in der Gelenklinie zwischen den Metatarsi einerseits und den drei Keilbeinen andererseits.

Der Hautschnitt beginnt hier vor der Basis des V. Metatarsale und führt nach medial kurz proximal des cuneiforme I-Metatarsale I-Gelenks. Die Bildung des plantaren Lappens gelingt ähnlich wie bei der Chopart'schen Amputation durch laterales und mediales Fortführen des Hautschnitts nach ventral bis etwa auf Höhe der Metatarsale I-V Köpfchen, wo man medialen und lateralen Längsschnitt plantar verbindet. Unter Plantarflexion des Vorfußes eröffnet man zunächst das Gelenk des V. Metatarsus, welches nach schräg vorn verläuft.

Dann eröffnet man das Gelenk des III. und IV. Metatarsus, überspringt das Gelenk des Metatarsus II und eröffnet das Gelenk des Metatarsus I. Bei leichter Abduktion der Metatarsi kann man dasselbe leicht finden.

Erst nach dessen Eröffnung durchtrennt man durch Längsschnitte zu beiden Seiten des Metatarsus II die Verbindung dieses Knochens mit dem I. und III. Keilbein und schneidet dann das zurückliegende Gelenk des II. Metatarsale quer auf. So gelingt die Durchtrennung der Ligg. interossea und plantaria sehr leicht. Unter weiterer Plantarflektion löst man nun durch knochennahe Präparation den plantaren Lappen vom Amputat (Abb. 21).

Bocardt (1899) empfiehlt auch hier die Sehnen der Dorsalextensoren mit der Plantarfascie zu verbinden.

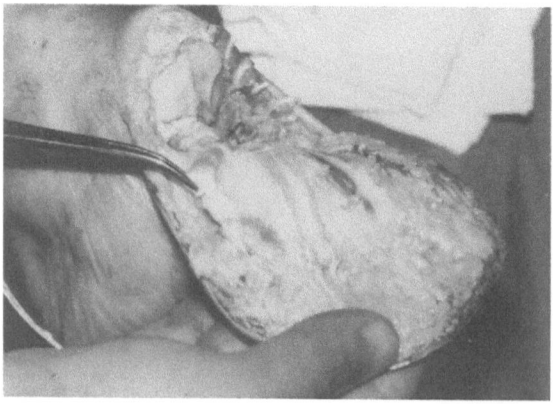

Abb. 21. Das gleiche Prinzip gilt für die Lisfranc-Amputation

Die Funktion des Stumpfes ist sicher besser als nach der Chopart'schen Amputation, jedoch muß auch hier mit einer Equinovarusstellung gerechnet werden.

Chopart-Amputation (Exartikulatio mediotarsea). Je nach Beschaffenheit der Fußsohle ist eine Mittelfußamputation nach Lisfranc oder Chopart noch möglich. In Ausnahmefällen, bei mangelnder Durchblutung oder Zerstörung der Fußsohlenhaut und intakten Hautverhältnissen über dem Fußrücken, kann ein dorsaler Lappen zur Stumpfdeckung verwendet werden. Einschränkungen gebieten sich bei Patienten mit nachgewiesener sensomotorischer Neuropathie, sei es infolge des Diabetes mellitus oder neurologischer Grundleiden.

Auch hier hängt die Indikationsstellung entscheidend von der Beschaffenheit der Weichteile ab. Die Lisfranc oder auch die Chopart Amputation stellt die nächste Rückzugsmöglichkeit nach einer transmetatarsalen Amputation dar.

Die Exartikulation erfolgt in dem Gelenk zwischen Talus und Kalkaneus einerseits und Naviculare andererseits. Zur Deckung des Stumpfes werden ein kleinerer dorsaler und ein größerer plantarer oder nur ein großer plantarer Lappen gebildet.

Der Operateur steht vor dem Fuß. Der Hautschnitt beginnt coronar auf Höhe des Os naviculare und geht in einen medialen und lateralen Längsschnitt über, die sich plantar so weit ventral wie möglich verbinden, so daß ein möglichst großer plantarer Lappen entsteht. Dann fixiert man bei plantarflektiertem Fuß das os naviculare und eröffnet das Talonaviculargelenk dann das Kalkaneocuboidgelenk, indem man das Messer quer über den Fußrücken führt. Unter stärkerer Plantarflektion werden die seitlichen und plantaren Bänder durchtrennt. Dann wird das Skalpell hinter Naviculare und Cuboid eingesetzt und mit zügigen Schnitten knochennah nach ventral geführt, so daß die plantaren Sehnen und Muskeln in dem Lappen bleiben. Der Lappen muß so lang sein, daß ein spannungsfreier Wundschluß über dem Fußrücken gelingt. Die zu unterbindenden Hauptgefäße sind die Art. dorsalis pedis und die Art. plataris externa et interna. Man hat viel darüber gestritten, ob die funktionellen Resultate nach dieser Operation hinreichend gut seien, um ihre Ausführung empfehlen zu dürfen. Heute unterliegt es aber keinem Zweifel mehr, daß die Operation sich ein dauerndes Bürgerrecht erworben hat.

Der Haupteinwand gegen diese Methode war bislang, daß sich durch den Zug der Achillessehne eine Retraktion der Ferse, Equinusstellung und damit eine vermehrte Narbenbelastung die Folge sei und darüber hinaus durch den Zug des M. tibialis anterior eine Equinovarusstellung resultiere. Eine leichte Equinovarusstellung ist demnach, wenn sie nicht durch geeignete Prothesen verhindert wird, durchaus eine physiologische Erscheinung. Diese mindert, wenn sie nicht durch fehlerhafte Nachbehandlung pathologisch gesteigert wird, bei gesunden Patienten mit kräftiger Muskulatur die Tragfähigkeit des Stumpfes nicht. Eine Unbrauchbarkeit des Stumpfes tritt dann ein, wenn die Gelenkbeweglichkeit eingeschränkt ist und ein Gefäßleiden oder trophische Störungen der Haut die Folgen der Fehlstellungen verschlimmern (Abb. 22 a–c).

Die wichtigsten Maßnahmen zur Vermeidung dieser ungünstigen Folgen sind die Bildung eines ausreichend großen plantaren Lappens, der Erhalt der aktiven Beweglichkeit, so wie Vernähen der Dorsalflexoren mit der Plantarfascie (Borchardt, 1899).

Helferich (1904) hat geraten, den Proc. ant. calcanei abzutragen um die knöcherne Abrundung zu verbessern und oder eine primäre Arthrodese des oberen Sprunggelenks vorzunehmen (was wir nicht für erforderlich halten).

Die osteoplastische Amputation nach Pirogoff/Spitzy
(nicht bei neuropathischen Fußveränderungen)

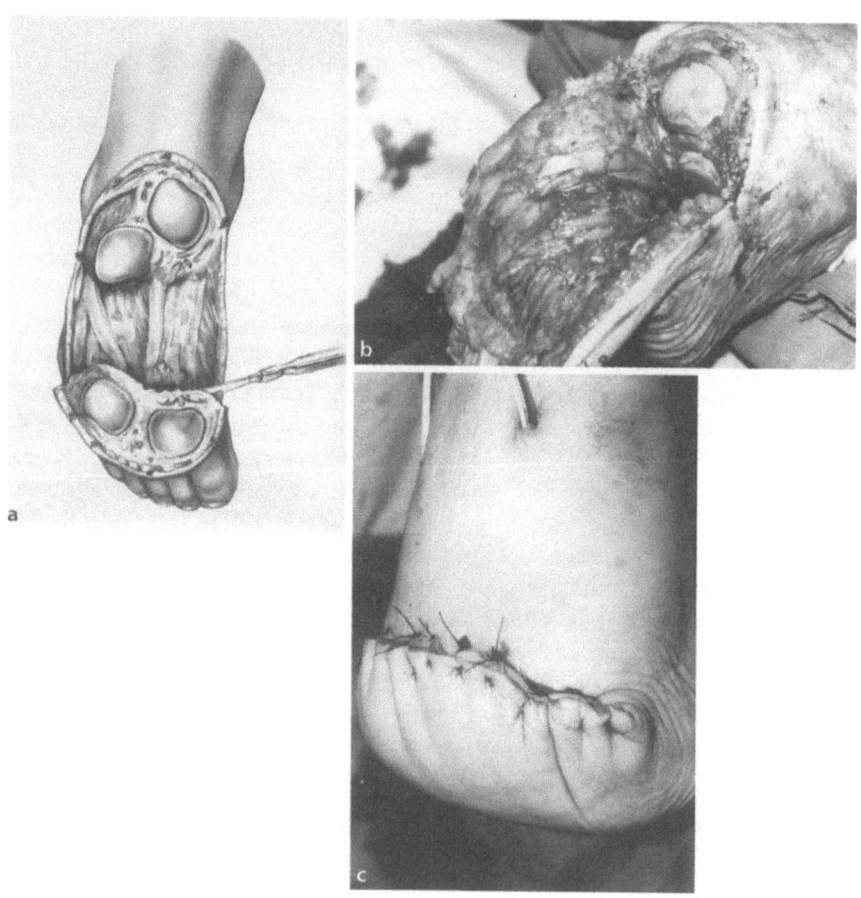

Abb. 22 a–c. Bei der Chopart-Amputation verbleiben Talus und Calcaneus. Die Angleichung des Calcaneus kann erforderlich werden. Deckung der Wunde mit plantarer Haut

Die Amputation nach Velpeau (1890), Textor (1850) und Malgaigne und Marlier (1890) (Exartikulatio pedis sub talo).
Bei dieser fast vergessenen Amputationsmethode soll der gesamte Fuß mit Ausnahme des Talus entfernt werden.

Diese Methode findet vorwiegend während der 2. Hälfte des 19. Jhdts. in Frankreich ihre Verbreitung und wurde vorwiegend bei Zerstörung des Calcaneus durch Gangrän und Nekrose angewandt. Zur Stumpfdeckung verwendete Malgaigne Haut vom Fußrücken. Nach Textor (1850) beginnt man zunächst mit der chopartschen Exartikulation, indem man jedoch einen ausreichenden dorsalen Lappen bildet und die Fußsohle quer durchtrennt. Hancock (1875) empfahl Teile des erhaltenen Calcaneus unter den distal osteotomierten Talus zu pflanzen (keine Resultate berichtet).

Exartikulation des Fußes nach Syme (Als Alternative zur Pirogoff'schen Amputation bei Neuropathien).
Die ursprüngliche Originalmethode Symes ist folgende: Syme führt einen Steigbügelschnitt von der Spitze des äußeren Knöchels bis etwa 12 mm unter des inneren Knöchels (Abb. 23 a–c). Dann löst er die Weichteile der Ferse durch knochennahe Präparation am Calcaneus ab. Hierauf durchtrennt er die Weichteile des Fußrückens durch einen Verbin-

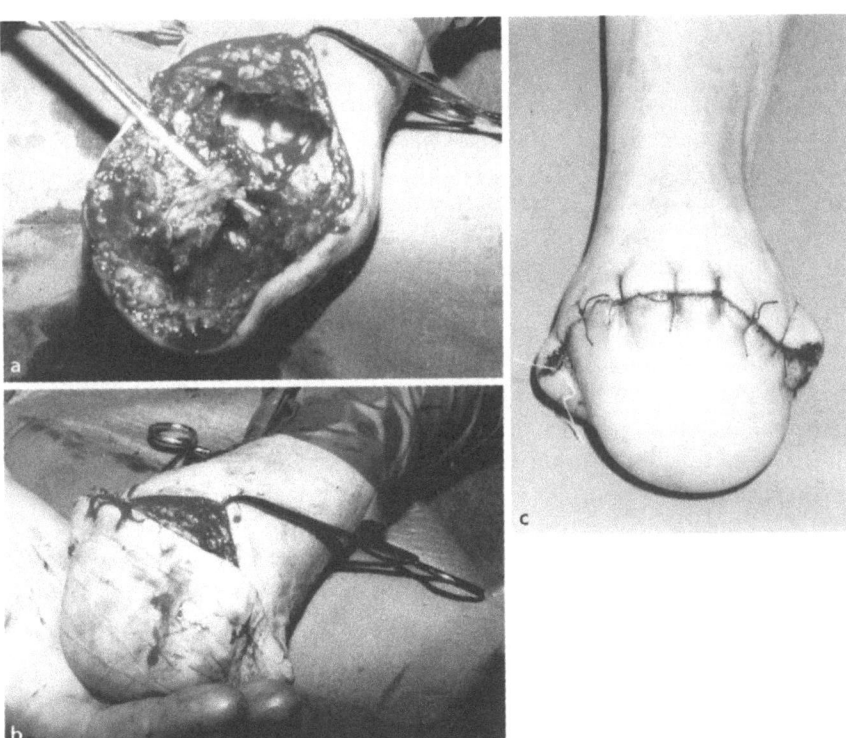

Abb. 23 a–c. Syme Amputation: Die endbelastbare Fersenhaut deckt die tibiale Gelenkfläche

dungsschnitt und eröffnet das obere Sprunggelenk, exartikuliert den Talus vollständig nach Durchtrennen seiner Bandverbindungen und legt die obere Fläche des Calcaneus frei, durchtrennt die Achillessehne und der Calcaneus kann leicht herausgenommen werden.

Die Malleolen werden präpariert und eine dünne Knochenknorpelscheibe, bestehend aus Malleolengabel und distaler Tibia wird abgetrennt. Das Vernähen und Fixieren des Fersenlappens erfolgt unter Verwendung der Extensorsehnen, damit der Stumpf beweglich bleibe (Modifikation nach Codivilla, 1910).

Die Wunddrainage gelingt durch eine Incision neben der Achillessehne, damit das Blut im Liegen ablaufen kann.

Die Modifikation nach Linhart (1874) beinhaltet, nach Anlegen des Steigbügelschnitts sofort die Exartikulation im oberen Sprunggelenk auszuführen, dann unter starker Plantarflektion von oben Talus und Calcaneus knochennah herauszulösen. Diese Methode entspricht im Wesentlichen der aktuellen Vorgehensweise nach Baumgartner (Baumgartner und Botta, 1989).

Samters Modifikation (1902) besteht in einem einfachen Zirkelschnitt mit Abschrägen der Malleolen unter Erhalt der tibialen Gelenkfläche.

Die Technik nach Syme ist die einer Exartikulation des Fußes im OSG. Die besondere Schnittführung erlaubt die Erhaltung wesentlicher Teile der Fersenhaut und macht den Stumpf damit endbelastbar. Das Nadelöhr der Technik ist die A. tib. post. Sie muß erhalten sein, um die Stumpfkuppe zu ernähren.

Die Technik nach Syme (1861) unterlag in neuerer Zeit einer Modifikation durch Wagner (1977), was bedeutet, daß einerseits die Malleolengabel in erster Sitzung, also primär und andererseits die Malleolengabel in zweiter Sitzung, also sekundär reseziert wurde. Es zeichnet sich ab, diese Modifikation nach Wagner wieder zu verlassen. Sinn dieser Modifikation sollte die Verhinderung fortgeleiteter Infekte bei problematischen Weichteilverhältnissen sein.

Aktuelle Technik mod. nach Linhart (1874). Die Schnittführung ist ähnlich der bei der Pirogoff'schen Amputation, wobei hier der Calcaneus nicht osteotomiert, sondern vollständig herausgelöst wird. Hierbei ist die Verletzung der A. tibialis posterior tunlichst zu vermeiden.

Beim Herauslösen des Talus beginnt man zunächst mit dem Durchtrennen des fibularen Bandapparats, um dann über den Sinus tarsi die talocalcanearen Bandverbindungen zu lösen. Mit Hilfe einer Knochenfaßzange kann nun der Talus medial und dorsal mobilisiert und vorsichtig herausgelöst werden. Die Entfernung des Calcaneus verlangt eine streng knochennahe Präparation von lateral, wobei die Achillessehne vor ihrer Durchtrennung mit einer Knochensonde hinterfahren werden sollte um eine Perforation der Fersenhaut zu vermeiden. Noch bestehende Bandverbindungen des Lig. deltoideum werden durchtrennt und der Calcaneus unter Schonung der A. tibialis posterior herausgelöst. Die überstehenden Sehnenenden werden proximal gekürzt. Ist mit einer fortgeleiteten Infektion zu rechnen, empfiehlt sich die Vorgehensweise nach Wagner. Bei dieser Technik wird die Malleolengabel und tibiale Gelenkfläche belassen und erst gemeinsam mit überstehenden Weichteilen in zweiter Sitzung reseziert. Die eher übliche Vorgehensweise ist die primäre Abtragung von Malleolengabel und tibialer Gelenkfläche, so wie deren Abrundung. Das Einlegen von Redondrains ist bei durchblutungsgefährdeten Stümpfen problematisch, zumal sich die Stumpfkuppe über dem entstehenden Unterdruck nach innen einstülpt, was dann zu einem Untergang der Stumpfdeckung führt. Es empfiehlt sich daher das Einlegen einer Penrose Lasche oder eines „easy flow" drains.

Nach einschichtiger Hautnaht ist ein gut gepolsterter Watteverband unerläßlich.

Allgemeine Orthopädische Beurteilung des Amputationsstumpfes am Fuß und Verordnung der orthopädietechnischen und orthopädieschuhtechnischen Versorgung. Amputationen am Fuß verdienen eine besondere Würdigung, zumal auch 1999 immer noch bei isolierter Zehengangrän meist aus Unkenntnis und mangelndem Können Amputationen im Unterschenkel oder sogar im Oberschenkel erfolgen.

Die Ergebnisse der vorliegenden klinischen Untersuchung zeigen, daß sowohl für traumatische Amputationen als auch für Amputationen bei Diabetikern eine Nachamputationsrate von gut 50% gilt. Diese Zahl wird durch neue Ergebnisse im Rahmen einer Dissertation, die 100 Amputationen am Fuß von 1988–1997 erfaßte, an der Klinik für Technische Orthopädie Münster bestätigt (Fiedler, 1997).

Bei Beurteilung des Aktivitätsgrades fanden sich über 80% Patienten, die ihre selbständige Gefähigkeit auch außerhalb der eigenen Wohnung beibehalten konnten.

Der Erfolg der operativen Behandlung steht und fällt wie bei vielen orthopädischen Therapieverfahren mit dem funktionierenden Team bestehend aus Orthopäden, Orthopädieschuhmachern und Orthopädietechnikern.

Dem orthopädischen Arzt obliegt die Verordnung und Qualitätskontrolle für das erforderliche Hilfsmittel zur funktionellen Wiederherstellung einer amputierten Gliedmasse, somit sei in diesem letzten Abschnitt auf die wichtigsten Gesichtspunkte zur Hilfsmittelversorgung hingewiesen (Marquardt, 1965).

Versorgung bei Zehenamputationen. Die geringste funktionelle Einbuße erfährt der Fuß bei Amputationen im Bereich der Zehen. Grenz- bzw. Teilamputationen sind nur am Großzehen erlaubt. Für die Zehen II–V gilt stets die völlige Exartikulation im Grundgelenk wie oben beschrieben. Muß neben der Großzehe ein Teil des 1. Strahls mitentfernt werden, ist die funktionelle Einbuße weit bedeutender, als wenn der 4. oder 5. Strahl entfernt werden müßen, zumal die Abwicklung des Fußes beim Gehen über den 1. und 2. Strahl erfolgt (H. v. Meiersche Linie).

Bei Diabetikern und Gefäßpatienten ist im Bereich der Metatarsaleköpfchen stets mit Druckulcera zu rechnen, daher ist wesentlicher Bestandteil der Verordnung eine Vorfußentlastende Schuhzurichtung, bestehend aus einer Fußbettung nach Maß mit retrokapitaler Abstützung und als Schuhzurichtung eine auf die Bettung abgestimmte Ballenrolle. Das verwendete Schuhwerk muß einlagengerecht und frei von störenden Nähten sein.

- **Versorgung bei Teilresektion einzelner oder aller Metatarsalia bei trophischen Ulcera im Bereich der Fußsohle.** Die Teilresektion einzelner oder aller Metatarsalia unter Erhalt der Zehen ist funktionell einer transmetatarsalen Amputation vergleichbar wobei jedoch der stigmatisierende Effekt einer vollständigen Amputation vermieden wird.

Die Schuhversorgung kann aus einlagengerechtem Schuhwerk bei der Teilresektion einzelner Strahlen bestehen, muß jedoch maßgefertigt bei der Versorgung von Teilresektionen aller Strahlen sein. Der Maßschuh sollte in diesem Fall hochschaftig sein.

Mit dem Fußbett nach Maß ist eine gute Fersenfassung anzustreben. Ferner muß eine mittelvorfußentlastende Schuhzurichtung, bestehend aus Mittelfußrolle bzw. rückverlagerter Mittelfußrolle verordnet werden.

- **Versorgung bei transmetatarsaler Vorfußamputation.** Transmetatarsale Vorfußstümpfe in der Technik nach Sharp sind funktionell gute Stümpfe. Die Unterstützungsfläche nach Marquardt (1965) ist noch ausreichend.

Die Versorgung reicht von einfachem Defektausgleich mit Taschentüchern bis zum Fußbett nach Maß und integriertem Defektausgleich zu einlagengerechtem Schuhwerk und als Schuhzurichtung zur Vermeidung von Gehfalten über dem Stumpfende ist eine Mittelfußrolle mit ausreichender Spitzensprengung so wie eine Teilversteifung des Bodens erforderlich. Ferner sollte zur Dämpfung der Schritteinleitung ein Pufferabsatz angebracht werden.

- **Versorgung bei Mittelfußamputation nach Lisfranc.** Lisfrancstümpfe müßen, um gut versorgbar zu sein, modifiziert werden. Die einfache Exartikulation des Vorfußes genügt nicht, um eine kantenfreie knöcherne Amputationslinie zu schaffen.

Eine plantare Kufe ist zu schaffen, so wie die cuneiforme 1-3 und cuboid Reihe auszugleichen. Der Lisfranc- wie der Chopart Stumpf neigen zur Spitzfuß-Supinationsfehlstellung, so daß eine rechtzeitige Versorgung und physiotherapeutische Frühbehandlung erforderlich ist. Die orthopädietechnische Versorgung besteht in der Regel in einer Vor- und Mittelfußprothese nach Bellmann und Botta (in: Baumgartner und Botta, 1989). Diese Vorfußprothese soll es ermöglichen, einlagengerechtes Serienschuhwerk zu tragen. Die Anpassung dieser Prothese setzt von Seiten des Handwerkers

Sorgfalt, Geschick und Erfahrung voraus, und ist umsomehr ein Argument dafür, Amputationen am Fuß nur in Anwesenheit eines kompetenten Orthopädisten oder Orthopädieschuhmachers durchzuführen.

Als Arbeiten am Schuh sind neben Pufferabsatz und Mittelfußrolle stets eine Versteifung des Bodens zu verordnen.

Versorgung bei Mittelfußamputation nach Chopart.

Ein wesentlicher Grund, der immer wiederkehrenden Kritik an diesem Amputationsniveau aufkommen läßt, ist die Tendenz zu Spitzfüßigkeit und Varusfehlstellung, was die prothetische Versorgung erheblich erschweren kann.

Diese Probleme können vermieden werden, wenn mit rechtzeitiger Mobilisation des Patienten und prothetischer Versorgung begonnen wird. Eingetretene Spitzfußkontrakturen können eine korrigierende Arthrodese von OSG und USG nach sich ziehen.

Die klassische Versorgung eines Chopart Stumpfes besteht aus einem sog. Mobilisator, einem Innenschuh mit Vorfußersatz, der funktionell besser ist als sein Ruf. Eine elegantere Lösung stellt jedoch die Vorfußprothese nach Bellmann und Botta (in: Baumgartner und Botta, 1989) dar, wobei sichergestellt sein muß, daß der Handwerker über genügend praktische Erfahrung mit dieser nicht ganz einfachen Technik besitzt. Findet sich ein Rückfußvarus in Verbindung mit einer Spitzfußkontraktur bei gleichzeitiger Druckgefährdung des Stumpfes ist auf eine stumpfentlastende, kondylenabgestützte Vorfußprothese mit Giesharzschaft auszuweichen. Die zur Prothese gehörende Schuhversorgung darf den Effekt der Vorfußprothese nicht aufheben. Eine Vorfußprothese nach Bellmann, aber auch ein Mobilisator können in einlagengerechtem Serienschuhwerk getragen werden. Für eine kondylenabgestützte Version gilt im Prinzip das gleiche. Die rein orthopädieschuhtechnische Versorgung des Chopart-Stumpfes gelingt, von einigen Ausnahmen abgesehen, nur in hochschaftigen Schuhen, was den kosmetischen Vorstellungen unserer Patienten oftmals recht abträglich ist.

Versorgung bei Rückfußamputation nach Syme.

Vorteil des Syme Stumpfes ist die erhaltende Endbelastbarkeit durch Verwendung der Fersenhaut. Nachteilig gegenüber allen anderen Amputationen am Fuß ist der Verlust von Beinlänge durch die vollständige Exartikulation des Fußes. Das Längendefizit beträgt ca. 5–7 cm und verlangt bei der Versorgung einen entsprechenden Verkürzungsausgleich durch Anbringen eines Prothesenfußes. Bei der Wahl des Prothesenfußes sollte beachtet werden, daß es sich hierbei um einen sog. elastischen energiespeichernden Fuß handelt. Die Verwendung sogenannter starrer Prothesenfüße zieht nach eigenen Auswertungen häufiger Reparaturen an der Schaftaufhängung nach sich, außerdem können nur so neben einer entsprechenden Schuhzurichtung übermäßige Druckbelastungen der Schienbeinvorderkante vermieden werden. Bei der Schaftmodellierung ist auf den anatomischen Querschnitt des Unterschenkels zu achten und der horizontalen Resektionsfläche an der Tibia Rechnung zu tragen. Eine Kondylenabstützung ist nicht zwingend erforderlich, es sei denn, eine Stumpfentlastung wird gewünscht.

Literatur

Baumgartner R, Botta P (1989) Amputation und Prothesenversorgung der unteren Extremität. Enke, Stuttgart
Baumgartner R, Wetz HH (1991) Amputationen am Vorfuß. Operat Orthop Traumatol 3:203-212
Baumgartner R, Wetz HH (1991) Forefoot Amputations. Operat Orthop Traumatol 1:68-77
Bardenheuer F (1899) Zbl Chir S 1329
Bellmann D (1989) In: Baumgartner R, Botta P (Hrsg) Amputation und Prothesenversorgung der unteren Extremität. Enke, Stuttgart
Bessmann AN, Sapico FL, Tabatabi MF, Montgomery JZ (1986) Persistence of polymicrobial abscesses in the poorly controlled diabetic host. Diabetes 36:448
Borchardt F (1899) Zbl Chir S 154
Bush A, Hancock I (1866) A course of lectures on the anatomy and surgery of the human foot. The Lancet Vol II 116
Calhoun JH, Valdez R, Mader JT (1989) Microbiology of diabetic foot infections: Wagner classifications and trends. American Academy of Orthopaedic Surgeons, 56th Annual Meeting, Las Vegas, February 8
Codivilla A (1910) Società med. chir. di Bolognà
Delbet R (1892) Traite des resection Paris
Drescher H, Wtz HH, Baumgartner R (1990) Die Mittelfußknochenresektion zur Therapie des Malum Perforans. Med Orth Tech 110:12-22
Fiedler R (1997) Amputationen am Fuß an der Klinik für Technische Orthopädie und Rehabilitation Münster von 1988-1997 (Diss. Uni Münster in Arbeit)
Greene NE, Bruno J (1980) Pseudomonas infections of the foot after puncture wounds. So Med J 73:146
Greenwood AM (1927) A study of the skin in five hundred cases of diabetes. JAMA 89:774-776
Hancock W (1875) Operative surgery of the foot and ankle joint. London
Helferich A (1904) Über die Zulässigkeit der Chopart'schen Exartikulation. Langenb Arch 39:732
Hornberg C, Gerth S, Kipp F, Wetz HH (1999) Erfassung und Charakterisierung von Infektionen des Diabetischen Fußes als Mittel der Qualitätssicherung. Med Orth Tech 119:16-21
Johnson PH (1968) Pseudomonas infections of the foot following puncture wounds. JAMA 204:170
Kramer DW (1930) Early or warning signs of impending gangraene in diabetes. Med J Rec 132:338-342
Kipp F, Mathys W, Junge-Mathys E, Hafkemeyer U, Wetz HH (1997) Spezifische Probleme bei der Erfassung nosokomialer Infektionen in Technischer Orthopädie und Rehabilitation. Hygiene und Mikrobiologie, 49. Jahreskongreß 5.-9.10.97 Jena Abstracts 1:117
Laing P, Cogley D, Cerand S (1991) The Liverpool shear transducer. In: Abstracts of the first international Symposium on the diabetic foot. Amsterdam, May 3-4
Linhart A (1874) Kompendium der chir. Operationslehre
Lisfranc C (1815) Nouvelle methode operatoire pour l'amputation du pied. Paris

Malgaigne E, Marlier A (1890) De l'amputation sous-astraglienne. Gaz hebdom p 210 Journ de chirurgie T IV p 97

Marquardt W (1965) Die Theoretischen Grundlagen der Orthopädie-Schuhmacherei. Maurer S 55

Pirogoff W (1854) Klin Chir Hefte Leipzig

Samter A (1902) Arch Klin Chir 68, 558

Sharp CS, Bessmann AN, Wagner FW (1979) Microbiology of superficial and deep tissues in infected diabetic gangraene. Surg Gynecol Obstet 149:217

Siebarth WT, Dewan S, Wiliams TW (1982) Pseudomonas puncture wound osteomyelitis in adults. Am J Med Sci 283:83

Syme J (1861) Observations and clinical surgery. Edinburgh

Textor C v, (1850) Über Exartikulation des Fußes zwischen Sprung- und Fersenbein. Verh der phys med Gesellsch Würzburg Bd 1 S 11

Velpeau F (1890) De l'amputation sous astraglienne. Gaz hebdom, p 210

Wagner FW Jr (1977) Amputations of the foot and ankle: current status. Clin Orthop 122:62

Wetz HH, Baumgartner R (1990) Diabetische Osteoarthropathie und Malum Perforans. Z Allg Med 66:453–457

Wetz HH (1998) Diabetisch-neuropathische Osteoarthropathie. Behandlungsergebnisse und orthopädisch-chirurgische Aspekte. Dt Ärztebl 95:A-2701–2705 (Heft 43)

Wetz HH, Böni T, Fiedler R, Kipp F (1999) Die orthopädisch-chirurgische Behandlung des infizierten diabetischen Fußes. Med Orth Tech 119:2–10

Wetz HH, Fortmann A, Fiedler R (1999) Neue Behandlungsergebnisse der diabetisch neuropathischen Osteoarthropathie. Med Orth Tech 119:11-15

23 Orthopädieschuhtechnische und Orthesenversorgung des neuroangiopathischen Fußes

J. Eltze

Die orthopädieschuhtechnische Versorgung des neuroangiopathischen Fußes diabetischer Ätiologie ist durch die steigende Anzahl der zu versorgenden Patienten und die vermehrte Gefährdung der empfindungs- und durchblutungsgestörten Füße durch raumbeengendes Schuhwerk besonders in die Kritik und damit Beachtung geraten. Ärzte – insbesondere Internisten und Orthopäden – und das Handwerk haben auf die besondere auf sie zu kommende Verantwortung gegenüber den Patienten reagiert und dem Gesetzgeber empfohlen, die Weiterbildungsvoraussetzungen zur Anfertigung diabetesadaptierter Fußbettung in orthopädischem Maßschuhwerk zu verbessern.

In der Produktgruppe 31 (Tabelle 1–4) ist die diabetesadaptierte Fußbettung definiert und die Weiterbildung auf dem Gebiet durch Kenntnisse der internistischen und orthopädischen Krankheitsmerkmale und Behandlungsmethoden des Diabetes speziell des „diabetischen Fußes" und ihre orthopädieschuhtechnische Versorgung unter eine Zertifizierung gestellt worden.

Unter der Produktziffer 31.03.04.3012 und 31.03.04.3013 sind die Anforderungen an die Anfertigung einer diabetesadaptierten Fußbettung in einem Konfektionsschuh oder Maßschuh festgelegt worden. Sowohl bei der ärztlichen Verordnung als auch der Ausführung durch den Orthopädieschuhmachermeister sind die im Bundesgesetzblatt 1997 veröffentlichten Richtlinein der Produktgruppenliste Nr. 31 zu beachten (Tabelle 1–4). Kostenträger halten sich genau an die Textvorgaben, wenn eine Genehmigung zur Kostenübernahme ansteht, unvollständige Rezepturen werden nicht anerkannt, oder es wird dem Orthopädieschuhmachermeister für die erforderlichen aber nicht korrekt rezeptierten Ausführungen das Honorar verweigert.

Dem Diabetiker sollte grundsätzlich wegen der Gefahr der neuroangiopathischen Komplikationsfolgen das Tragen fußgerechten Schuhwerkes angeraten werden. Das heißt, ein Schuhwerk mit ausreichendem Zehenvolumen, ohne druckgefährdende Ziernähte aus weichem, nicht zu harten Falten neigendem Leder, sollte ausgewählt werden, in das eine Weichbettungseinlage (Ziffer 08.03.02, Tabelle 5) eingearbeitet werden kann.

Liegt auch eine diabetesunabhängige Fußdeformität zugrunde, ist eine Einlage in Sonderanfertigung nach Formabdruck (Ziffer 08.03.07) erforder-

Tabelle 1. Produktgruppe 31. Orthopädischer Maßschuh 31.03.01 in Verbindung mit Zusatzarbeiten 31.03.02

Orthopädischer Maßschuh	31.03.01.0
Orthopädischer Hausschuh	31.03.01.1
Orthopädischer Sportschuh	31.03.01.2
Orthopädischer Badeschuh	31-03.01.3
Orthopädischer Interimsschuh	31.03.01.4
Zusatzarbeiten an der Sohle	31.03.02.0
Zusatzarbeiten am Absatz	31.03.02.1
Zusatzarbeiten bei Beinorthesen	31.03.02.2
Zusatzarbeiten an der Hinterkappe	31.03.02.3
Zusatzarbeiten zur Bodenversteifung	31.03.02.4
Zusatzarbeiten am Blatt/Futter/Schaft	31.03.02.5
Zusatzarbeiten bei Beinlängendifferenzen	31.03.02.6
Zusatzarbeiten f. Fußbettung u. Entlastung	31.03.02.7
Zusatzarbeiten b. Amput. i. Vorfußbereich	31.03.02.8

Tabelle 2. Produktgruppe 31. Therapieschuhe, konfektioniert, 31.03.03

Stabilisationsschuhe mit zeitlich begrenzter Anwendung
31.03.03.0 (Sprunggelenk) 31.03.03.1 (Achillessehne)

Indikation:	Sprunggelenk-Band-/Sehnenverletzung Operativ versorgte OSG-Bandverletzung Achillessehnenschädigung
31.03.03.2	Lähmungen Zentrales/Peripheres Neurosyndrom als vorübergehende Sofortversorgung

Verbandsschuhe
31.03.03.3 (Kurzzeit) 31.03.03.4 (Langzeit)

Indikation:	Bei umfangreichen Verbänden vorübergehende Fußbekleidung

Fuß-Teilentlastungsschuhe
31.03.03.5

Indikation:	Frühmobilisation bei Verletzung, OP, Malum perforans

Korrektursicherungsschuh
31.03.03.6

Indikation:	Kinder bis 8. Lebensjahr nach Sichelfußbehandlung

Schuh über Beinorthese:
31.03.03.7

Indikation:	Bei Kindern und Jugendlichen mit Beinorthesen, die Regelschuhwerk nicht erlauben. Im Begründungsfall auch Erwachsene über Beinorthese wenn anders nicht möglich

Tabelle 3. Produktgruppe 31. Orthopädische Zurichtung am Konfektionsschuh I 31.03.04.0–2

31.03.04.0 Arbeiten am Absatz	
Einseitige Absatzverlängerung innen/außen Abrollabsatz, vorgezogener Absatz	31.03.04.0001
Einseitige Absatzverbreiterung	31.03.04.0002
Keilabsatz	31.03.04.0003
Torqheelabsatz	31.03.04.0004
Pufferabsatz	31.03.04.0005
Anbringen eines vorhandenen Schuhbügels	31.03.04.0007
31.03.04.1 Arbeiten zur Schuherhöhung	
Verkürzungsausgleich im Absatzbereich bis 1 cm innen oder außen	31.03.04.1000
Verkürzungsausgleich im Sohlenbereich je cm (Sohle und Absatz)	31.03.04.1001
Einseitige Sohlenerhöhung mit Absatzangleichung (innen/außen)	31.03.04.1003
Entfernung einer Schuherhöhung	31.03.04.1004
31.03.04.2 Arbeiten an der Sohle	
Rolle mit zurückversetztem Auftritt und mit besonders starker Wirkung (hintere Rolle, Ballenrolle, Zehenrolle)	31.03.04.2000
Ausgleichsrolle für Gegenseite	31.03.04.2001
Schmetterlingsrolle mit Absatzangleichung	31.03.04.2002
Schmetterlingsrolle mit zusätzlicher Weichbettung der Mittelfußköpfchen	31.03.04.2003
Entferung der Rolle	31.03.04.2004

Tabelle 4. Produktgruppe 31. Orthopädische Zurichtung am Konfektionsschuh II 31.03.04.3

31.03.04.3 Arbeiten zur Entlastung, Stützung, Polsterung und Schaftveränderung	
Einarbeitung einer Punktentlastung an Fußbett	31.03.04.3000
Einarbeitung einer Stufenentlastung (Querbrücke)	31.03.04.3001
Einarbeitung einer Quergewölbestütze (Pelotte)	31.03.04.3002
Einarbeitung eine Längsgewölbestütze	31.03.04.3003
Einarbeitung einer Haglundfersenentlastung oder Vorfußrückenpolster	31.03.04.3004
Schuhbodenversteifung	31.03.04.3005
Schuhbodenverbreiterung	31.03.04.3006
Einseitige Schaftversteifung	31.03.04.3007
Doppelseitige Schaftversteifung	31.03.04.3008
Druckstelle am Schuh auswalken, weiten, längen, auch für Orthesen, Prothesen	31.03.04.3010
Anbringen von Klett-, Reiß- oder Schnallenverschluß	31.03.04.3011
Diabetes adaptierte Fußbettung	31.03.04.3012
Diabetes adaptierte Fußbettung mit Ulkus-Einbettung	31.03.04.3013

Tabelle 5. Produktgruppe 08. Orthopädische Einlagen 08.03.01–7

Kopieeinlagen 08.03.01
Ledereinlagen mit Längsgewölbestütze — 08.03.01.0
Kopieeinlage aus thermoplastisch verformbaren Kunststoffen — 08.03.01.1
Leichtmetalleinlagen — 08.03.01.2
Edelstahleinlagen — 08.03.01.3

Bettungseinlagen 08.03.02
Kork-Ledereinalgen — 08.03.02.0
Weichpolstereinlagen — 08.03.02.1

Schaleneinlagen 08.03.03
Kork-Leder-Schaleneinlagen — 08.03.03.0
Schaleneinlagen aus thermoplastisch verformbaren Kunststoffen — 08.03.03.1
Schaleneinlagen aus Metall — 08.03.03.2

Einlagen mit Korrekturbacken 08.03.04
Drei-Backeneinlagen — 08.03.04.0
Einlagen mit Winkeln — 08.03.04.1
Winkelhebeleinlage — 08.03.04.2

Fersenschalen 08.03.05
Fersenschalen — 08.03.05.0

Stoßabsorber/Verkürzungsausgleiche 08.03.06
Stoßabsober (Fersenkissen) — 08.03.06.0
Herausnehmbare Verkürzungsausgleiche — 08.03.06.1

Einlagen in Sonderanfertigung 08.03.07

---

lich. Deuten sich diabetesbedingte Komplikationsfolgen bei neuroangiopathischen Veränderungen an, ist die diabetesadaptierte Fußbettung als Zurichtung im Konfektionsschuh (Ziffer 31.03.04.3012) mit entsprechender Konfektionsschuhzurichtung z. B. als Rollenentlastung (31.03.04.2) notwendig. Falls ein ausreichend Innenvolumen aufweisender Konfektionsschuh nicht verwendet werden kann, muß ein Maßschuh rezeptiert werden. Besteht bereits als Komplikationsfolge ein Ulkus, so wird die diabetesadaptierte Fußbettung mit der Ziffer 31.03.04.3013 verordnet.

Besteht die Gefahr der Entwicklung einer Osteoarthropathie mit Absinken des Längsgewölbes im Stadium 1–2 muß gegebenenfalls zur Verhinderung der Pes-Abduktusbildung mit Auflagebelastung der Haut unter dem Längsgewölbe und des daraus resultierenden Ulkus eine Unterschenkel-Entlastungsorthese entsprechend eines Allgöwer-Apparates Verwendung finden für die Übergangszeit bis zur Restabilisierung der Osteoarthropathie im Stadium 3. Manche Behandler verwenden auch eine *Gips-* oder *Kunststoff*doppelschale (Abb. 1) zur Abstützung und Verhinderung der *Charcot*fußentwicklung durch Auflösung des Bandapparates oder durch Knochennekrose der Fußwurzel. Dieser Zeitabschnitt kann 3–5 Monate währen.

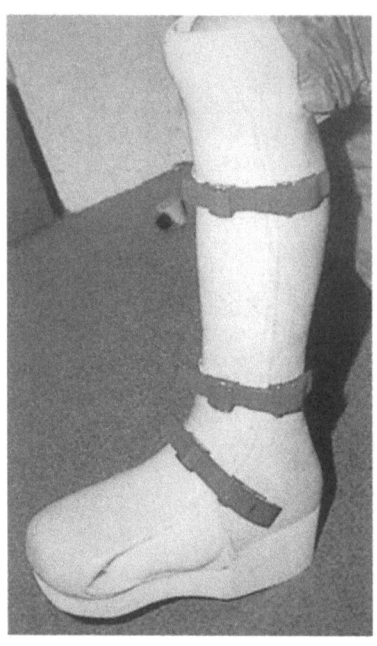

Abb. 1. Zweischalenorthese nach Stumpf.
(Aus: Bischof et al. Der diabetische Fuß)

Sowohl der behandelnde Orthopäde wie auch der Orthopädieschuhmachermeister müssen evtl. in Zusammenarbeit mit dem Internisten oder auch Neurologen den Stadienverlauf erkennen und ihre Entscheidung zur situationsgerechten Schuh- oder Orthesenversorgung treffen.

Befindet sich der Patient im Stadium 1–2 mit innerhalb von Wochen sich verändernder Fußform, besteht die extreme Gefahr der Druckulkusentstehung, des *Malum perforans*, weil sich der Schuh der veränderten Fußform nicht anpaßt. Die Zeiten, in denen Orthopädieschuhmachermeister der Absinktendenz des Längsgewölbes durch anhebende, korrigierende Materialauflagen mit ihren katastrophalen Folgen entgegenwirken wollten, sind hoffentlich vorbei (Abb. 2 a, b).

Auch dürfen Konzessionen an modische und beengende Vorfußformen zu ungunsten eines ausreichenden Zehenraumes bei Vorliegen eines Diabetes nicht gemacht werden (Abb. 3). Bei noch funktionsfähigem Fettpolstergewebe darf im Fersenraum keinesfalls eine raumbeengende Ausmuldung der Ferse gearbeitet werden, da hierdurch die Walkarbeit der plantaren Fersenfettpolster besonders nach medial und lateral behindert wird. Der entstehende Druck führt zur Fersenrandverschwielung und zu Schwielenulzeration (Abb. 4). Ähnlich ist die Situation am Großzehen- und Kleinzehen-Ballenrand sowie dem medialen Großzehenendgliedbereich und Nagelbett.

Auch die Haut unter Metatarsalköpfchen II/III ist bei Spreizfußbildung und vermehrter Belastung durch Metatarsale II/III länger als I sehr gefährdet, weil nicht so gut tragfähig wie unter Metatarsalkopf I und V. In der

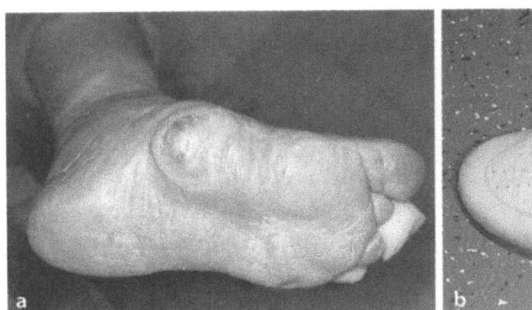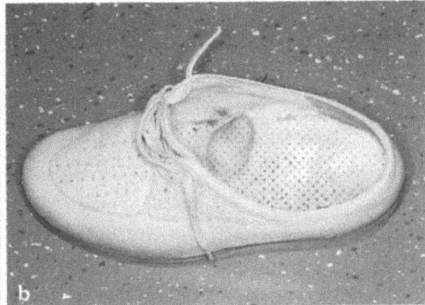

Abb. 2. a Malum perforans unter os navikulare. **b** Fehlerhaft angefertigter Maßschuh im Stadium der fortschreitenden Längsgewölbeabsenkung

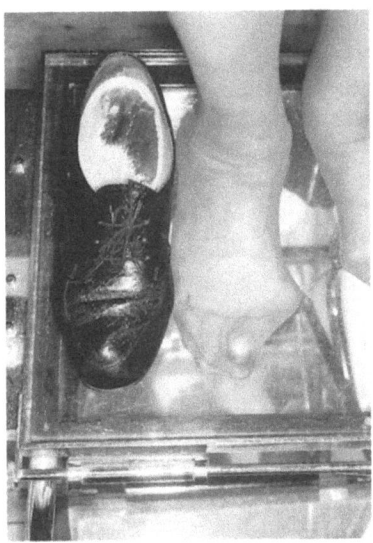

Abb. 3. Zu enger, aber „angepaßter" Schuh

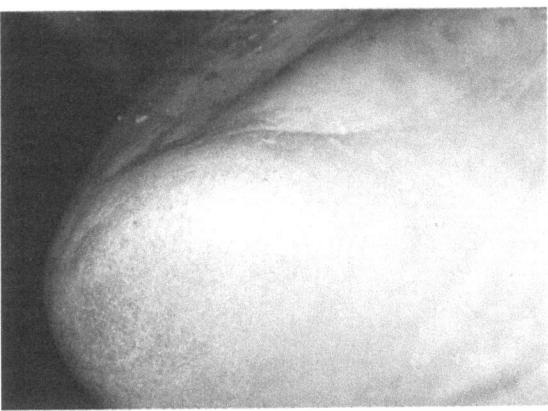

Abb. 4. Fersenschwiele durch „angepaßten Fersenraum"

Regel antwortet die Haut in diesem Bereich mit Schwielenbildung und beim Diabetiker mit Ulzeration/Malum perforans.

Sämtliche Abformtechniken müssen unter Belastung vorgenommen werden. Das der Belastung des Fußes entsprechende Positiv kann dann so bearbeitet werden, daß gefährdete Hautbezirke durch Druckverteilung auf die weniger druckgefährdeten Sohlenbereiche entlastet werden.

Arzt und Orthopädieschuhmachermeister müssen sich ständig vor Augen halten, daß auf der Fußsohle bei jedem Schritt ein Gewicht von mindestens 1 Zentner beim Erwachsenen – häufig jedoch auch 2 und 3 Zentner – lagern und im Abrollvorgang verarbeitet werden müssen. Daher ist es auch unbedingt erforderlich, dem Fuß für die Trittauflage im Fersen- und Metatarsalbereich eine feste unnachgiebige Auflage zu schaffen, die in Abhängigkeit zur Atrophie der Fettgewebspolster durch rückstellfähiges Polstermaterial versorgt wird.

Die technische Ausführung entspricht bei der *diabetesadaptieren Fußbettung* einer sandwichartigen Schichtung mehrerer Materialien unterschiedlicher Festigkeit um kontrolliert eine Druckumverteilung mit Entlastung bestimmter gefährdeter Sohlenabschnitte einarbeiten zu können (Abb. 5).

Sehr darauf zu achten ist, daß ein Ulkus zur Entlastung nicht in ein kreisrundes scharfkantiges Loch plaziert wird, da auf diese Weise die Durchblutung eher gedrosselt und Ödemstau erzeugt wird (Abb. 6). Unter Zurückführung der Belastung auf die eigentlichen Belastungszonen während der Stand- und Abrollphase *Ferse, Metatarsale 1 und 5* müssen Ulcuszonenränder rundgeschliffen und ein weichbettendes Auflager zur leichten Belastungsmassage geschaffen werden (Abb. 7), wie es beim Behandlungsprinzip eines Schaumgummi-Druckverbandes bei Ulcus cruris des Unterschenkels auch angewendet wird.

So erreicht man unter der dringend notwendigen Mobilität des Patienten eine funktionelle Ausheilung des Malum perforans mit einer Narbenhaut, die deutlich wiederstandsfähiger ist, als eine unter Immobilisation erreichte

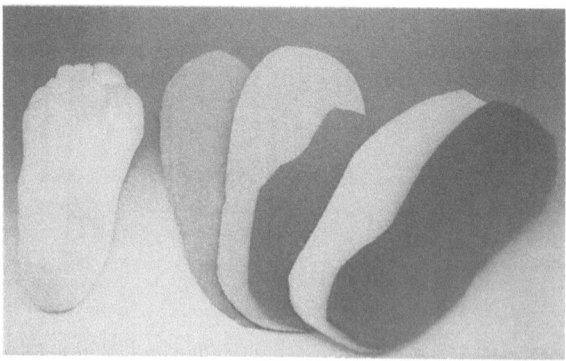

Abb. 5. Sandwichbauweise durch indikationsangepaßten Materialmix.
(Aus: Bischof et al. Der diabetische Fuß)

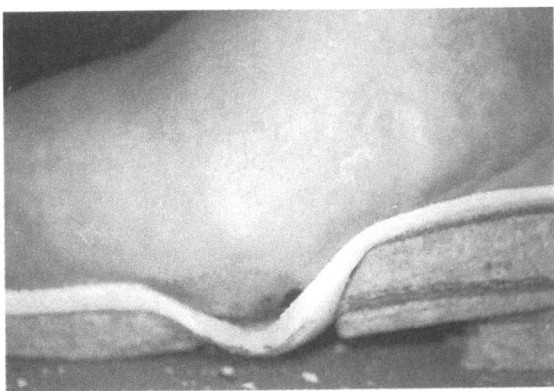

Abb. 6. Fehlerhafte Aussparung für Plantarulkus

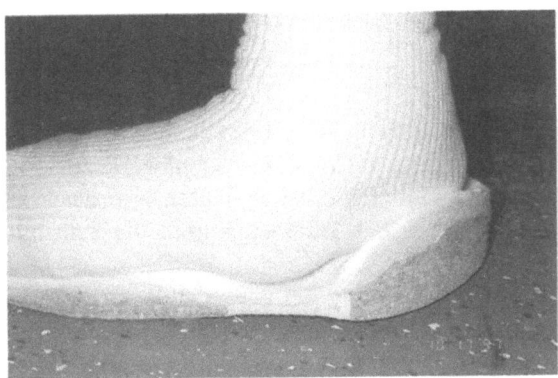

Abb. 7. Flacher Ausschliff und Druckumverteilung mit weicher, rückstellfähiger Auflage der Ulkuszone

Vernarbung. Entlastung durch physiologische Umverteilung der Plantarbelastung ist die Kunst, mit der orthopädieschuhtechnisch in der Regel jeder Fuß eines Diabetikers gerettet werden kann.

Sind doch operative Maßnahmen unumgänglich, so muß der Operateur vor dem Eingriff sich mit dem Orthopädieschuhmachermeister beraten, durch welche Operationstechnik eine optimale schuhtechnische Versorgung ermöglicht werden kann. Nur optische Gesichtspunkte bei der Wahl des Eingriffes walten zu lassen, stellt den Handwerksmeister oft vor unlößbare Schwierigkeiten, da ja nicht nur die senkrechten Belastungskräfte der Körperlast abgefangen werden müssen, sondern auch die im Abrollvorgang auftretenden *Scherkräfte* im Schuh nicht zu Druckbelastungen druckgefährdeter Hautareale führen dürfen. Daher muß sich auch die Auswahl der Schaftmaterialien und die Plazierung von Verstärkungen, Laschen und Schnürblenden nach den Fußgegebenheiten eines Diabetikers richten.

Zur Ausheilung von *Ulzerationen* und in der *postoperativen Phase* ist die Anfertigung eines *Interimsschuhes* (Abb. 8) mit Berücksichtigung eines

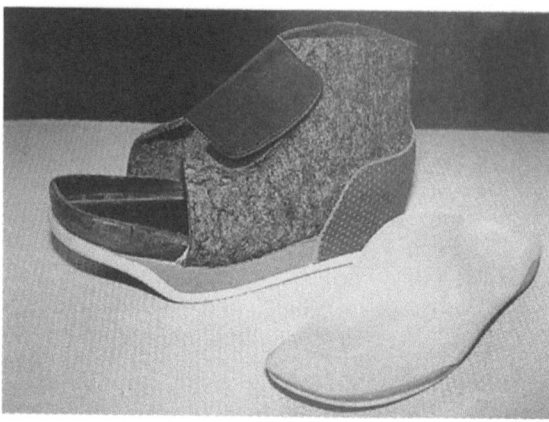

Abb. 8. Individuell angepaßter Interimschuh mit druckumverteilender Fußbettung. (Aus: Bischof et al. Der diabetische Schuh)

Verbandvolumens oder bestehender Ödeme und Narbenentlastungen verordnungfähig. Auch dieses Schuhwerk zur Frühmobilisierung oder Schaffung der Mobilität eines Patienten erfordert viel Erfahrung des Meisters, da die Mitarbeit des Patienten durch die Sensibilitätsstörungen sehr begrenzt ist.

Postoperativ und bei ausgedehnten Ulzerationen können auch *konfektionierte Verbands-* und *Fußteilentlastungsschuhe* Verwendung finden (Abb. 9). Diese sind in vielfältig veränderbaren Modellen auf dem Markt, so daß auch mittels einer orthopädischen Zurichtung Anpassung an die Gegebenheiten des Fußes vorgenommen werden können. Bei den *Teilentlastungsschuhen* sollte darauf geachtet werden, daß die zu entlastenden Fußbereiche nicht locker in der Luft schweben mit einer oftmals unphysiologischen Auflagekante im Mittel- oder Rückfußbereich, sondern durch eine Auflageplatte sowohl im Entlastungserfordernis des Vorfußes als auch des Rückfußes leichte Unterstützung finden. Auf eine fußgerechte Abrollung und gegebenenfalls Ausgleich der Gegenseite ist zu achten. Bei allen Versorgungen ulkusbehafteter Füße müssen entsprechende Innenmaterialien verwendet werden, die mit Wasser gereinigt und auch desinfiziert werden können.

Alle ausgelieferten Produkte erfordern eine engmaschige *Nachkontrolle*, bei sensibilitätsgestörten Füßen in den ersten Tagen auch *täglich*. Nur dadurch können Druckstellen rechtzeitig ausgemacht und beseitigt werden.

Der behandelnde Arzt muß auf alle diese Details bei der unbedingt notwendigen *Abnahme* achten und festgestellte Mängel nachbessern lassen. Durch das *Medizin-Produkte-Gesetz* ist der Meister verpflichtet, ein genaues *Produktprotokoll* zu führen, womit eine Qualitätskontrolle erfolgen kann. Arzt und Techniker müssen eng zusammenarbeiten, um ein optimales Produkt zu gewährleisten.

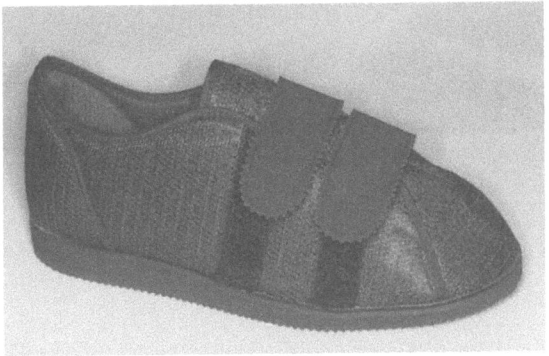

Abb. 9. Konfektionierter anpassungsfähiger Verbandschuh

Durch das *Produkten-Haftungs-Gesetz* haftet der Hersteller für Schäden, die durch Mängel eines Produktes verursacht worden sind. Wir Orthopäden sollten durch unsere Kenntnisse den Orthopädieschuhmachermeistern als hochqualifizierte Mitarbeiter in der Behandlung unserer Patienten helfen, optimale und wirtschaftliche Orthesen- und Schuhversorgungen zu erreichen.

Daher sollte die Abnahme eines Produktes unter Beachtung der auch für uns verbindlichen Ausführungsbestimmungen in den Produktlisten gewissenhaft erfolgen, ob auch die gewünschte Zielsetzung der Produktanfertigung als Orthese und Hilfsmittel in der erforderlichen Qualität und Haltbarkeit erreicht worden ist. Damit erfüllen wir auch die Erwartungen der Kostenträger.

Die Technische Orthopädie ist Bestandteil unseres Fachgebietes, womit wir als die kompetenten Ansprechpartner für alle Fragen der orthopädischen Versorgung der neuroangiopathischen Füße auch der diabetischen Ätiologie sind. Dieser Anspruch ist aber nur gerechtfertigt, wenn wir uns auch mit den technischen, auch orthopädieschuhtechnischen Methoden *eingehend* beschäftigen und Kenntnisse zur sicheren Beurteilung der Produkte erwerben.

Literatur

Bischof F, Meyerhoff C, Türk K (1996) Der diabetische Fuß, C. Maurer-Verlag, Geislingen

Anmerkung
Abb. 2, 6, 7 wurden in Zusammenarbeit mit Orthopädieschuhmachermeister Wilfried Müller angefertigt.

Sachverzeichnis

Abscherverletzung 165
Achillessehne 4, 19, 38, 205, 206, 207, 208
Achillessehnenansatz (s. Achillodynie) 202
Achillessehnennaht, Nachbehandlung 120
Achillessehnenruptur 11,110, 114, 115, 118, 119, 120
Achillessehnenruptur, konservative Behandlung 110, 112
Achillodynie 36, 118, 202, 206
Ägyptischer Fuß 31
Akromegalie 205
Algodystrophie 161, 216
Allgöwer-Apparat 263
Amputation 225, 228, 234, 243
- Exartikulatio mediotarsea 251,257
- Exartikulatio pedis 253, 257
- tarsometatarsal 246, 250, 256
- transmetatarsal 246, 249, 256
- Zehen 246, 248, 255
Anbohrung, retrograd 175
Apophysitis calcanei 38
Arthoskopie, OSG 157, 158, 159, 168, 171, 175
- Komplikation 161
Arthritiden 19
Arthritis urica 151
Arthritis, rheumatisch 182
Arthrodese 142, 184,
- PIP 33
Arthrodese 160
Arthrographie, OSG 83
Arthrolyse, plantar 33
Arthropathie, Hämochromatose 211
Arthropathie, metabolisch 199
Arthrose, OSG 57, 177
Arthrose, USG 53
Arthrosezyste 18
Artikulosynovektomie 184

Artikulosynovialitis 171, 181
Arthrolyse, dorsal 33

Ballenhohlfuß 32, 189
Bandersatz 104
Basisosteotomie Metatasale I 136
Belastung 28
Belastungsasymmetrie 28, 26
Beugesehnentransfer 193
Bewegungstherapie 176
Blockierung
- nach Chopart 51
- metatarsal 50
- tarsometatarsal 50
- tarsotarsal 51
bone bruise 19
Bursitis achillea 182
Bursitis subachillea 43

Calcaneocuboidalgelenk 185
Calcaneus-Boden-Winkel 14
Calcaneusentlastungsorthese 213
Calcaneusfraktur 213
Calcaneus-Trümmer-Fraktur 16
Charcot-Fuß 226, 227, 263
Cheilektomie 141
Chevron-Osteotomie 137
Chondrocalcinose 209
Chondromatose 171
Chondrozytentransplantation 173
Chopart-Amputation 251, 252, 257
Chopartgelenk 4, 51
Coalitio calcaneonavicularis 11
Coalitio talocalcanealis 15
Cock-up-Deformität 193
Computertomographie 14, 16, 170
continous passiv motion (CPM) 176

Debridement 246
Diabetes mellitus 31, 218, 229, 234, 260

- Fettgewebsarthropathie 221
- Myoatrophie 220
- Neuropathie 219, 229, 230, 232, 234
- operative Therapie 224, 232, 234
- Osteoarthropathie 219, 229
Diabetisch Neuropathische Osteoarthropathie (DNOAP) 234, 235, 238
Diabetischer Fuß 27
Differentialdiagnostik 171
Distorsionstrauma 103, 164, 169
Druckmeßplatte 230
Druckverteilung 28
Druckverteilungsmessung 23
Druckverteilungsmuster 25
Durchleutungskontrolle 175

Einlagen 41, 183, 232, 262
Einzelsensoren 24
Endoprothetik 186
Engpaßsyndrom (s. Tarsaltunnelsyndrom)
Enthesiopathie 202, 203, 206, 208
Epiphysenverletzung 83
Ermüdungsfraktur 39
Exostose 206
- dorsaler Fußrücken 52
- Haglund 43
Extensorenverlängerung 33

Fasciitis plantaris 39
Fasziitis 236
Ferse 4
Fersenbeinvalgisation 104
Ferseneinlage 113
Fersenfettpolster 37
Fersenschmerz 19, 36, 203
Fersenschwiele 265
Fersensporn 36, 39, 58, 182
Fesselungsoperation 106
Fibrinkleber 118, 173
Flakefraktur 83, 160, 163
Flexor-hallucis-brevis 47
Flexorsehnentransfer 33
Frakturen, osteochondral (s. Flakefraktur)
Fußalignement 5
Fußbettung 260, 266
Fußblock 70, 71, 73, 79
Fußgymnastik 32
Fuß-Teilentlastungsschuh 261
Fußuntersuchung
- allgemeine 1
- speziell 3

Ganganalyse 23, 24, 229, 230, 231
Gangdynamik 24
Ganglien 20
Gicht (s. auch Podagra) 206
- chronisch 207
- Röntgenbefunde 208
- Therapie 209
Griffelschachtplastik 118
Großzehenendgelenk 208
Großzehengrundgelenk 184, 185, 186, 206
Grundgelenksarthritis 47
Grundgelenksarthrose, Großzehe 46

Haglund-Deformität 43
Hallux rigidus 31, 46, 139, 140, 182, 231
Hallux valgus 6, 27, 31, 131, 182, 189, 231
- Basisosteotomie Metatarsale I 33
- distaler Weichteileingriff 33
- konservatve Therapie 132
- operative Therapie 132, 135, 136,
- - nach DuVries 133
- - nach McBride 133
Hammerzehe 47, 188, 189
Hammerzehendeformität 192
- Arthrodese 192
- Resektionsarthroplastik 192
Hämochromatose 211
Hoffmann-Tinel'sches Perkussionsphänomen 150, 156
Hohlfuß 31
Hyperkeratose 31
Hyperlipoproteinanämie 205
Hyperparathyreoidismus 203
- primär 203, 204, 205
- sekundär 203, 204, 205
Hyperthyreose 201, 202
Hyperurikämie (Gicht) 206

Impingement 159
Infektion 236
Infiltration, MTP 32
Injektion 118, 183
- intraartikulär 32, 41
Injektionstechnik 45
Injektionstherapie 183
Innenschuhorthesen 227, 228
Instabilität, MTP 31, 34
Interimsschuh 267
Inversion 103

Kalzinose, retrokalkaneal 38
Kamerad-Schnürschuh-Syndrom 150

Kapsel-Band-Ausrisse, knöcherne 83
Kapsel-Band-Läsion 19
Kapselbandverletzung, OSG 81, 84, 85, 87, 91, 93, 100
Kapsellösung, plantar 33
Keilresektion 241, 244
Kernspintomographie 17, 84, 111, 118, 158, 168
Kesslernaht 118
Kirchmaiernaht 118
Klauenzeh 188, 189
Klauenzehendeformität 195
- Gocht 195
- metatarsale Verkürzung 195
- Operation nach Weil 195
- Operation nach Helal 195
- O'Connell 195
- Z-Plastik 195
Kleinzehe 8
Kleinzehendeformität 9, 188 189, 190
- operative Therapie 191
Klumpfuß 27, 31
Knickplattfuß 182
Knicksenkfuß 14, 182
Knochenbiopsie 213, 216
Knochendichtebestimmung 213
Knochenmarködem 18
Knochentumor 17, 39
Knopflochphänomen 31
Konfektionsschuh 183, 222, 260
Konfektionsschuhzurichtung 262
Korrektursicherungsschuh 261
Kraftverteilung 23
Krallenzeh 31, 182, 188, 189
- flexibel 33, 193
- kontrakt 194
- - Arthrodese 195
- - release Zehengrundgelenk 194
Krallenzehendefomität 193
Krankengymnastik 113, 121, 172, 176, 182,
Kunststoffdoppelschale 263

Läsion, tumorähnlich 171
Lig. deltoideum-Tendinose 56
Linhart-Amputation 254
Lisfranc-Amputation 246, 250, 256
Lisfranc-Gelenk 50
Luxation, MTP 31, 33

Magnetresonanztomographie (MRT) 170
Malleolusosteotomie 173

Malum perforans 223, 224, 229, 231, 236, 238, 263, 264, 265, 266
Maßschuh 184, 222, 232, 260, 261
Maximaldruck 231
Meniscoid-Syndrom 21
Meßplattform 23
Meßprinzipien 24
Meßsohlen 24
Metatarsale-II-Köpfchen 49
Metatarsalgie 8, 31, 48
- Operation nach Helal 33, 34
- - nach Hohmann 33
- - nach Weil 34
- - nach Wolf/Uhthoff 33
Metatarsalgieköpfchen, Überlastung 31
Metatarsalgieköpfchenparabel 34
- nach Maestro 34
Metatarsophalangealgelenk 47
Morbus Paget 215, 216
Morbus Sudeck 19, 161, 216, 217, 223
Morton'sche Metatarsalgie 9, 19, 20, 150, 151
Morton'sche Neuralgie 32, 48
Mosaikplastik 173
MRT (Magnetresonanztomographie) 168, 170
Muskelkräftigung 172
Muskelnekrose 236
Muskelschaden 17

Nachamputation 246, 255
Nahttechnik, perkutan 119, 120
Nekrose, aseptische 49
Nekrose, avaskulär 18
Nervenblockade 70
Nervenschaden 161
Neuroangiopathischer Fuß 27, 260
Neurom (s. Morton'sche Metatarsalgie)

Orthese 85, 92
Orthesenversorgung 260
Orthopädieschuhtechnik 112, 120, 183, 185, 211, 213, 225, 232, 255, 260
Orthopädietechnik 41, 255
Os tibiale externum 61
Osteitis deformans 215
Osteoarthropathie 263
- diabetisch 219
Osteochondrale Läsion 18, 160
Osteochondrosis dissecans 160, 163, 164, 168, 169, 171
- Diagnostik 170
- tali 54

– Therapie   171, 172, 173, 173, 176
Osteodensitometrie   212
Osteoidosteom   19
Osteoid-Osteome   171
Osteomalazie   213, 214, 215
Osteomyelitis   19, 237
Osteopathie, endokrin   201
– renal   201
Osteoporose   202, 203, 211, 212,
Osteotomie der Grundphalanx   137

Patienteninformation   78
pAVK   31
Pedobarographie   23
Pelotte, subcapital   32
Periarthritis calcanea generalisata   210
Periostlappenplatik   104
Peritenonitis achillea   64
Peronaeus-brevis-Ansatztendinose   62
Peronaeus-brevis-Plastik   118
Peronaeus-longus-Tendinitis   62
Peronaeustendinitis   61
Peronealsehnenluxation   63, 105, 106
Pes planoabductovalgus   12
Physikalische Therapie   32, 41
pied rond   182
Pirogoff/Spitzy-Amputation   252
Plantarfaszientendinitis   39, 58
– Operationsverfahren   42
Plantarisdurchflechtung   118
Podagra   151, 206, 207
Podalgia paraesthetica   150
Podalgia paraesthetica dorsalis   150
Podalgia plantaris   150
Polyarthralgie   202, 203, 205
Polyarthritis   207
Polyneuropathie   151
Pronationstrauma   166
Prophylaxe, OSG, Distorsion   95, 96
Propriozeption   87, 172
Pseudogicht   210
Pseudopodagra   210
Pufferabsatz   184
Push up-Test   8, 191, 193, 194

Rachitis   200
Radioisotop   183
Radioisotopen-Synoviorthese   183
Regionalanästhesie   70
Resektion   238, 256
Resektionsarthroplastik   138, 141, 185, 196
– nach Hoffmann   185

– nach Hueter   185
– nach Keller-Brandes   138
– nach Mayo   185
Retinaculumnaht   106
Rheumatischer Fuß   27, 181,
– konservative Therapie   182
– operative Therapie   184
Röntgen   83, 212
Röntgendiagnostik   10, 11, 158, 165, 167, 168, 170, 175, 191
– Aufnahmetechniken   12, 13, 14
– Einstellungen   11

Schmerzanalyse   45
Schmerzdisposition   45
Schmerztherapie   45
Schmetterlingsrolle   32
Schuhversorgung, protektiv   225
Schwermetallvergiftung   215
Scraft nach Weil   197
Sehnenschaden   18
Sehnenxantom   205
Sensoreigenschaft   24
Sesambeine   31, 32, 185
Sesamoiditis   46
Sharp-Amputation   246
Silastik-Platzhalter   186
Skleroseausräumung, retrograd   175
Skyline View-Aufnahme   32
Sog-Zeichen   103
Sonographie   20, 83, 110, 118
Spiegelpodometer   2
Spitzfuß, spastisch   28
Spongiosa   175
Spongiosaplastik   175
Spreizfuß   47, 182
Sprunggelenk, oberes (OSG)   81, 103, 157, 163, 184, 185, 186
– chronische Instabilität   103, 104
Sprunggelenk, unteres   4, 185
Sprunggelenksdistorsion   103
Stabilisationsschuh   261
Stabilitätsprüfung   157
– OSG   81, 103
– – Talusvorschub   82, 103
– – vordere Schublade   82, 103
Stoffwechselerkrankung   199
Streßreaktion   19
Supinationsbewegung   165
Supinationstrauma   165
Syme-Amputation   253, 257
Syndesmosentendinose   55
Synovalitiden, rheumatische   171

Synovektomie 160
Synovialektomie 33
Synoviorthese 183
Szintigramm 216
Szintigraphie 19, 158, 170, 213,

Talofibulartendinose 56
Talonavikulararthrose 52
Talonavikulargelenk 184
Talus 163
Talus bipartitus 15
Talus-Metatarsalgie-I-Winkel 14
Talusnekrose 171
Tapeverband 86, 122, 124, 125, 126
– Prävention Sprunggelenksverletzung 127
– sportliche Leistungsfähigkeit 128
Tarsaltunnelsyndrom 19, 38, 66, 67, 146, 150, 202, 203, 216
Teilentlastungsschuh 268
Tendinitis achillea 64
Tenodese 104
Tenosynovektomie 184
Tenosynovialektomie 184
Tenosynovialitis 181
Therapieschuh 261
Thompson-Test 118
Tibialis-anterior-Ansatztendinose 65
Tibialis-anterior-Insertionstendinose 65
Tibialis-anterior-Tendinitis 65
Tibialis-posterior-Ansatztendinose 60
Tibialis-posterior-Tendinitis 59
Tophus 207, 208
Training, propriozeptiv 121
Transmissionsphänomen 3
Triple-Arthrodese 185
Tumoren, synoviale (s. Weichteiltumor)

Überlänge, metatarsal 33
Überlastung 28, 31
Ulkus 263
Ulkusrisiko 230
Ultraschalldiagnostik (s. Sonographie)
Umkipp-Plastik 118
Uratkristalle 207

Variostabil-Schuh 110, 112, 114, 120
Verbände, funktionelle (s. auch Tapeverband) 86, 122
Verbandsschuh 261, 268, 269
Verkalkung, peritendinös (s. Weichteilverkalkung)
Verkürzungsoperation, metatarsale 33
Verschließlappen 242
Vibrationssinn 230
Viernstein/Kelly 104
Vitamin A-Hypervitaminose 201
Vitamin C-Mangel 201
Vitaminmangelosteopathie 200
Vorderfußschmerz 31
Vorfuß 6
Vorfußkorrektur nach Tillmann 185

Weichbettungseinlage 260
Weichteileingriff, distal 133
Weichteilinfekt 235
Weichteiltumor 17, 20, 171
Weichteilverkalkung 171, 203, 204, 205, 206, 210, 211, 227
Windmühlenfuß 182

Zangengriff 32
Zehengangrän 243

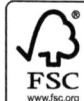

MIX
Papier aus verantwortungsvollen Quellen
Paper from responsible sources
FSC® C105338

If you have any concerns about our products,
you can contact us on
ProductSafety@springernature.com

In case Publisher is established outside the EU,
the EU authorized representative is:
**Springer Nature Customer Service Center GmbH
Europaplatz 3, 69115 Heidelberg, Germany**

Printed by Libri Plureos GmbH
in Hamburg, Germany